JN120255

川嶋みどりコレクション　Kawashima Midori Collection

生活行動援助の技術

改訂第3版

川嶋みどり 著

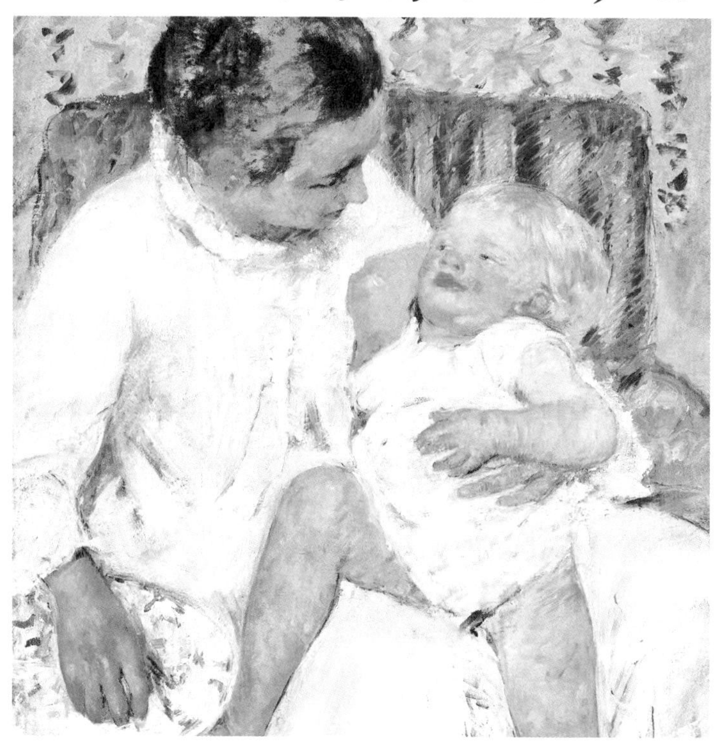

看護の科学新社

「川嶋みどりコレクション」について

―― 人生の大半を看護とともに歩んできた私は，何かにつけて看護とつなげて考える習性が身についてしまいました。(川嶋みどり，2021)

そう語る川嶋みどり氏の著作を読みつぐことを目的に，本コレクションはスタートします。

川嶋みどり氏が著す膨大な著作を通して，わが国の看護が歩んできた道程をとらえるとともに，同時代が直面する問題を考えるときのヒントにつながることを期待します。

2022年３月

株式会社看護の科学新社

編集協力（順不同）

宮城恵里子　前・医療法人財団健和会臨床看護学研究所
山口みのり　静岡県立大学看護学部
大宮　裕子　目白大学看護学部
杉村　智子　医療法人財団健和会みさと健和病院
中山久美子　医療法人財団健和会臨床看護学研究所

第3版の改訂にあたって

『生活行動援助の技術 第1集』の初版は1976年,『同 第2集』は1978年に出された(これに先立って「看護実践の科学」で連載を続けた)。その当時から既に医療技術の進歩の過程と看護要員不足から,日々の看護業務が次第に簡略化され,保助看法における二大看護業務のうちの療養上の世話の比重が次第に軽くなっていく状況があった。この療養上の世話が,看護本来の役割であると自覚したのは,1960年代の初頭に紹介されたヴァージニア・ヘンダーソン『看護の基本となるもの』を通してであった。同書を通して看護独自の機能に目覚めて,この面での仕事の価値を追求しようとする教育や現場の看護師たちの中に,「本当はこうあらねばならない」との思いが強いにも関わらず,現実にはなかなか実践できないジレンマが多くあった。

1971年まで臨床現場に身をおき,その後,求めに応じて全国で事例検討や看護記録,臨床看護研究などの学習会や研修会に招かれた私は,そこで見聞する事象から,療養上の世話がいつしかなし崩しになってしまうことへの危機感を持った。人間が生きていくために欠かせない基本的な営みを再考し,その援助のあり方について前記雑誌への連載を始めたのはそのためである。未だ「生活行動援助」という言葉は,一般には馴染みの薄いものであったが,第1集,第2集が出版されてからは,次第に看護教育の準教科書として採用され,用語自体も普及し始めた。日本看護協会の学会でも,メインテーマに生活行動援助が取り上げられた年もあった(1978年,第9回成人看護)。

1980年代に入り,人口の高齢化のテンポが急速になり,看護の本質という点からみても,この面での理論的な構築がいっそう重要であることを認識した。だが,現場の看護は,第二次医療技術革新とも言われる高度医療の進歩に添いながら,看護師の関心も業務内容も医療(狭義の)にますます傾いていったことは厳然たる事実である。常に建前として「本当は大切だけど」「本当はしなければならないけれど」という言葉の一方で,無資格者や家族にこの面での仕事を委ねる状況が続いた。医療の効率化だけではなく,看護の効率化が生活行動援助の技術をいっそう歪めてきたことも否めない。

こうして『新訂 生活行動援助の技術』が出版されたのは1987年であった。人間がただ,生きている存在としてあるだけではなく,人間として生きてゆくことの価値を問い,生活行動援助と並行して理解しなければならない看護の基本を加筆した。こうして新訂版は,これまでの成果をふまえた上で,看護が看護として社会的な承認を得る上でも幾許かの貢献を果たしてきたと自負する。「生活の援助」という言葉と「生活行動援助」という言葉の関係と差異を明らかにしたのも本書刊行以後である。

その後，介護福祉法，公的介護保険制度とともに介護専門職が誕生した。生活と生活行動の差異を知れば，生活上の支援（主として家事援助サービス）は介護職が，生活行動の援助は看護職がという分業も成立するかも知れないが，生活と生活行動は延長線上にあり，両者はオーバーラップしながら機能するため，意識の上でも理論上でも厳密な区別がつきにくい。看護･介護のルーツからも，利用者，患者の視点からも，両者の統合は重要であると思われる。

2011年３月11日，第二次世界大戦に匹敵する国難とまで言われた大震災と引き続く原発事故が発生した。日々の暮らしそのものが流され奪われてしまったことに目を向けると，人間らしさを回復しその人らしく生きていくために欠かすことのできない生活行動を元の状態に回復することこそ看護専門職者としての急務であると受け止めた。

一方，新訂版が刊行されてから約25年の歳月を経て，その改訂作業に着手しかけて中断していたともあって，急遽その見直しを再開することにした。今回の改訂のコンセプトは，人間の暮らしを整える視点から生活行動援助をとらえ直すことにあるとした。そして，この間の社会環境，医療の変化，看護教育の高等化の推進，他職種との協働などを頭に入れながら，研究成果を取り込むことも当然計画した。だが，看護学研究1つ見ても，その成果が実践的に検証されて看護界全体に共有されているとは限らないことが明らかとなった。そこで，今回は次の改訂へのステップと位置づけ，部分的な改変にとどめることにした。また，生活行動援助を看護の専門性であると意識しながら，何故この面での役割遂行への熱意が薄れているのかを考えるとき，生活行動自体が，余りにもありふれた営みゆえであることにも影響されているのではないかと考え，書名に反映させた。本書を，新しい『生活行動援助の技術』を構築するヒントとしてお読みいただき，ご意見を賜りたいと願っている。

今回の改訂にあたっては，下記の方たちにお世話になった。精力的に旧版をチェックし，時代や社会の実情にそぐわない記述をカットし，新たな知見を加筆するなど種々尽力をして下さったことに感謝する。

宮城恵里子　山口みのり　大宮裕子　杉村智子　中山久美子

また，看護の科学社の赤塚静子社長ならびに最後まで力を抜かずに編集の労をとって下さった濱崎浩一さんに謝意を表する次第である。

2014年１月

川島 みどり

新訂版のまえがき

臨床看護の領域で，生活行動援助の重要性を示唆したのは，ナイチンゲールである。彼女は，『看護覚え書』の中に次のように述べている。「病気というものを注意して見つめているとき，それが個人の家であっても公共の病院であっても，経験豊かな観察者を強くひきつけることがある。それはその病気につきもので避けられないと一般に考えられている症状や苦痛などが，実はその病気の症状などでは決してなくて，まったく別のことからくる症状――すなわち，新鮮な空気とか陽光，暖かさ，静かさ，清潔さ，食事の規則正しさと食事の世話などのうちのどれか，または，全部が欠けていることから生じる症状であることが非常に多いということなのである」。

わが国の看護の考え方に影響を及ぼしたヘンダーソンもまた，看護の独自の機能として，患者の基本的ニードを満たすための援助を主張した。

こうした先達の教えを知識として理解し得ても，また，現場の患者の状態から共感できても，実践できない実情があることを憂いて，生活行動援助の技術の第１集を出版したのは，1976年のことである。当時は生活行動援助という言葉そのものが馴染みのないものであったが，看護基礎教育において準教科書として採用され，臨床現場でも活用されるに及んで，今日では身のまわりの世話や，保助看法でいうところの，療養上の世話に通じる用語として定着してきた。それだけではなく，昨今の学会でも，この領域の研究が盛んである。その意味からも，第１集の刊行は看護の研究や実践に一定の貢献を果たしたといえよう。

第２集の刊行は1978年であり，今回その両冊を合体させるとともに，内容をさらに充実させるべく改訂を行なうに至った。だが，研究の成果とあいまって，数年前と比較して，情報の量の多さはかなりのものである。取捨選択には頭を悩ましたが，１つだけはっきりしていることは，初版を出した当時の医療技術の内容が大きく変化していることである。それに伴って看護婦の仕事の内容も著しく変化してきていることは間違いない。しかし，患者の生活行動の内容は変わっているどころか，医療の機械化が進めば進むほど，ますます，人間の尊厳を損なわず，人間らしく生きてゆくことへの要求は高まっている。にもかかわらず，看護レベルの向上が伴っているとはいい難い。

この数年来著者が行なってきた一連の“日常ケアの見直し”によっても，生活行動援助の大切さを理念として持っている看護婦の増えているわりには，その実践がきちんとされていない実情があることを認めないわけにはいかない。むしろ，看護の専門化への模索によって後退している面もないとはいえないだろう。

『病院において果してわれわれは患者をケアしているであろうか』
ナイチンゲール　1880年

このずしりと重い問いかけに，目をあげて肯定的な答えのできるためにも，患者の生活行動に目を向けた看護独自のケアの内容の質を高めていくことが急務の課題である。

そこで，今回の改訂では，今一度現実をしっかり見据えた上で，過去に先輩たちのあみ出した方法を正しく継承し，非言語的な実践の言語化をはかるとともに，科学的に明らかとなっている知識を取り入れて，この面における確かな技術の確立への一里塚としたいと考えた次第である。

今回の改訂にあたり，多くの看護婦諸姉の臨床での研究の成果を取り入れさせて戴いた。また，示唆を受けた実践例も多くあった。資料の収集にあたっては，いつも，新鮮な発想で著者を刺激してやまない古くからの友人，長谷川美津子さんの助力に負うところが大きい。厚くお礼申しあげる。また，いつものことながら，看護の科学社の赤塚静子さんには，改訂の作業の労をわずらわした。また，みずから病人の体験をされつつ，改訂作業を見守り待ち望んでくださった栗原弘社長が，上梓を待たずして旅立たれたことは本当に残念である。心からご冥福を祈りたい。

1987年３月

川島 みどり

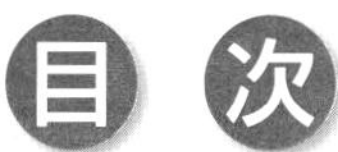

第2部　生活行動援助の技術

第8章　患者の精神面を尊重し要求や意志の表現を助ける …… 236

第9章　性の理解 …… 263

はじめに―生活行動とは

生活と生活行動という言葉が区別されて用いられるようになってきたものの，教育や臨床では未だに同義として用いられていることも少なくない。V. ヘンダーソン[1)]は，人間の基本的ニードとして14のカテゴリーに分類し，それらの営みについて，「日々健康であったときと同じように」患者を援助する看護師の役割を明らかにした。マリー・コリエール[2)]は，この基本的ニードの充足について，「生命を維持する日常的習慣的ケア」という。著者もまた，人間が人間らしく生きてゆく上で欠かせない日常的な営みを生活行動と表現してきた。

看護学大辞典[3)]を見ると，「生活の援助」の項には，「保助看法にうたわれている“療養上の世話”につながることばと理解してもよい」と書かれ，「看護の独自性を，個人の健康に関する生活上の基本的欲求をみたすための援助活動である」とある。しかし，生活ということばは古くから「生計」とか，「暮らし」とか，「暮らしむき」という意味で用いられてきたため，人間の生理的欲求を含む語としてはとらえにくい。そこで，生活と生活行動についてその違いを述べておく。

吉野[4)]は，生活という言葉の意味を，①人が生きてゆくという営み，②(生きて) 世の中に暮してゆくという営み，③その暮しかた，と述べている。松原[5)]は，人々が生きて暮らしていくという営みで，一定の社会的状況のもとで各種生活手段を用いながら，その充足をめざして各種の生活行動を選択し遂行する過程という。

すなわち，生活とは，居住空間のもとで，生活行動の基礎となる食物の調理を始め，水，火，照明の管理，生活空間の清掃，衣服の洗濯等，人間が人間らしく暮らしていく上での最低限の条件を満たすことを言う。つまり，人びとが生きて暮らしていく場合の最小単位のもとで，日々営んでいる内容で，古くからこの面での役割は主婦が担っている場合が多かった。しかし，食事はレストランや料理屋で，洗濯はクリーニング業などがこれを代行して行なうようになった。近年，家事援助サービスも社会化されて，高齢者に対する介護職の支援が行なわれるようになった。

看護の領域でも，古くはこの家事援助サービスを含む業務を行なっていたが，近年になって分業が進み，看護が専門的に行なうのは，個体レベルの生活行動援助である。

生活行動ということばについては，文化人類学の領域である人類生理学の中でも用いられている。すなわち，「すべての生きものの活動は生きることを意味している。しかし，生きる活動のうち，個体レベル以上の活動を生活行動ということばであらわす[6)]」としている。そこには脳生理学者＝時実の『生の営みの分析』からの引用と考察があり，これは看護の領域でも示唆を受けることができると思う。

すなわち，時実[7)]は，「生の営みを，“生きている”ことと“生きていく”ことの2

つに分けた。“生きている”姿は，脳幹・脊髄系で分担し，“生きていく”姿は，大脳辺縁系と新皮質系によって統合される。前者は，静的で，生命の維持をもっぱら行う活動のことをいい，反射活動とかその他の調節作用によって具現されている。後者は，意識のある積極的・動的な生命活動であり，これをさらに3つの段階に分けている。すなわち，本能行動と情動行動による個体維持と種族保存（大脳辺縁系），学習によって経験をつみ変化する外部環境に適切に対処してゆく適応行動（新皮質系）さらに，未来に目標を設定し価値を追究し，その実現をはかろうとする創造行為であって，これにより人格的存在者としてよく生きていくのである（新皮質系）」と。

人間らしく生きてゆくための要素は,「息をする」「食べる」「トイレに行く」「眠る」「からだをきれいにする」など，生命に直接，間接に影響する営みと，「身だしなみを整える」「コミュニケーションを図る」「動作や移動をする」「学習する」「趣味を持ったりレクリエーションをする」など，生命にはかかわらないが，いずれも人間らしくある営みとして具現される。これらは，国や民族の背景による差異はあっても，幼い頃から所属する集団の中で，模倣や躾によって身につけて習慣化していく。そして，いずれも他人が代わって行なうことのできない個体レベルの営みである。

こうして考えてみると，看護における生活行動援助は，生命を維持する生理学的なメカニズムの上に，より人間らしく生きようとする個人の文化的価値観や生活習慣と，その人をとりまく環境因子などの影響を配慮して行なう援助活動であるといえよう。

〈引用・参考文献〉

1）ヘンダーソン，V.，湯槇ますほか訳：改訂版 看護の基本となるもの，日本看護協会出版会，1973.
2）マリー・コリエール：看護サービスについての考察，INR日本語版，3(4)，4(1，2)，日本看護協会出版会，1980，81.
3）看護学大辞典第2版，メヂカルフレンド社，1982.
4）吉野正治：生活様式の理論，光生館，1984.
5）松原治郎他編：生活構造の理論，有斐閣，1971.
6）鈴木尚監：人類学講座13，生活，雄山閣，1981.
7）時実利彦編：脳と神経系，岩波書店，1976.

生から
生活行動へ

第1部

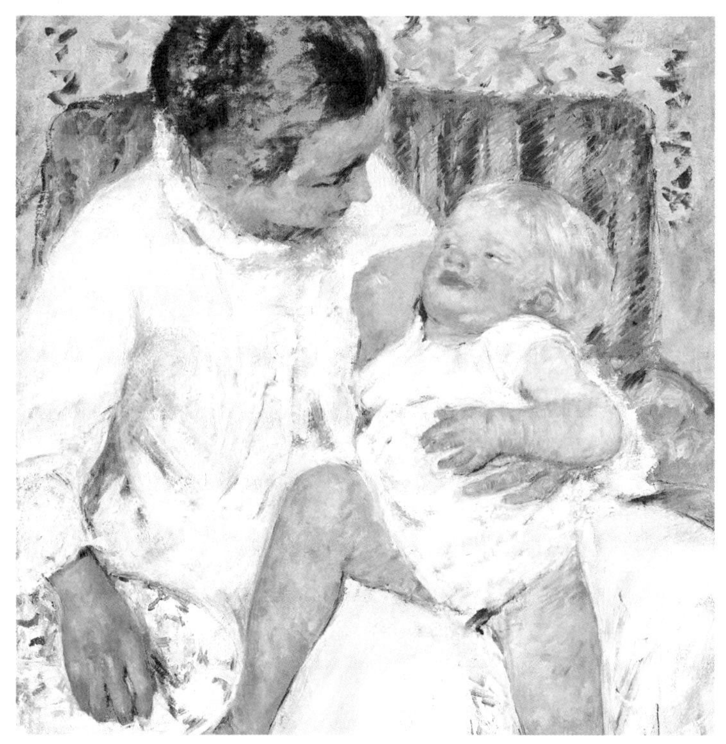

第1章 生きることから 生きてゆくことへ

いのちの限りない深みと拡がりとゆたかさ
そしてその何ものにも代え難い尊厳
ある時は仄かに
またある時は歴然と
いのちの尊厳はわが胸にその影を映す
（略）
生命の尊厳
それはわれわれ人類という生物に課せられた
第一義的命題に他ならないのだ
人類はこの命題の達成に
あらゆる努力を払うべき必然的義務を背負い
その払われる努力そのものによって
生命の尊厳は育てられ深められるのだ

細川宏遺稿詩集『詩集 病者・花』より[1)]

1 ゆれ動く生命観

古くから自然現象の中で，人間を含むあらゆる生物の生命の神秘を解き明かすことは，多くの人びとの関心や興味の対象となってきた。20世紀に入って，遂に遺伝子操作や人工的な生命の誕生さえも可能にした。“生命現象のすべては，有機物質の相互の関連による複雑な化学反応の集積である”ことが明らかにされ，生命の神秘のベールははがされつつある。しかし，個体の生物体としてのメカニズムが解明されつつあるとはいえ，人間が人間として生きてゆくことの意味はいささかも軽くなるものではない。

むしろ急速なペースでめざましい発展を遂げる科学技術の進歩に，社会のしくみが追いつかなくなっているからこそ，法的にも医学的にも倫理的にも，生命の問題がさまざまな論議をよび人びとの関心を高めているともいえる。医療の問題に目を向けてみても，ME機器の導入による生命の維持装置が普及し，臓器移植の開発が進み，従来は死を避けられなかった人びとの延命や救命に大きな貢献をもたらした。だが一方で，臓器提供者の死の判定基準をめぐる問題や，人工授精や体外受精の適応など，人間の尊厳にかかわる重要な問題があとを絶たない。

胎生期から，生命の誕生，そして病，老，死のあらゆる局面にかかわる看護師は，自己の死生観を問われ続けて葛藤している毎日を生きている。看護師にとっては，生の問題も死の問題も観念の世界で論じているゆとりはない。いつも現実の場面で，実践的な課題をつきつけられているといってもよい。医療技術が進歩すればするほど，回答のむずかしい局面が増加し，患者の状態と家族の思いのはざまで，看護師自身も苦しみ悩むことも多い。

2 生きたいと切実に願う人びとの気持を汲んで

この世で生命より大切なものはないと誰もがいう。医学や看護の始まりは，生命をおびやかし，生きている状態を妨げるものとの闘いの歴史であったといえよう。しかし，何といっても生命の極限状況にある人びとこそもっとも生への希求は切実である。看護師は重い障害を負って生きてゆく人，難治の疾患との闘病を続ける人びとの生きざまに寄り添い，それらの人びととのかかわりを通して，生命の重みや生きてゆくことの意味についての問題提起を，社会に向けて発言しなければならない立場にいることも忘れてはならない。

一方では，人間疎外を生み出す技術の批判から，人為的に生き続けること，生かされ続けることへの疑問が出され，現代医学の到達点では治癒しない患者や高齢者への，救命を意図した医療の適応は誤りであるかのような論調さえある。とりわけ，超高齢化によって高齢者人口の比率が高まるにつれ，「如何に生きるか」よりも「如何に死なせるか」という論議が拡がりつつある。だが，果たして，延命や救命の技術が悪いのであろうか。

難治の疾患と闘い，末期の苦痛にさいなまれている人びと，生理的老化に伴って行動の自立のはかれない老人や周囲の人びとの「死なせて！」「治療を止めて！」という切実な声は，機械的延命に対する死ぬ権利を求めているというより，延命に対応できない社会のあり方や制度の不備に対する悲痛な声として受けとめる必要はないのだろうか。「80代，90代近くになって，仕事をし，社会的な活動も十分に行ない，子どもにも恵まれ，人生をやり通したと思われる高齢の方で，『もう何時お迎えが来てもいい』『早くお迎えが来ないか』と言っていた方も，本当に死を受け止めて亡くなっていったかというと，決してそうではない」「死について受け止めているように見えても，あれこれを考えていないように見える方でも，人間みんな死んでいくのは大変だと思う」。これは，緩和ケア病棟を開いて４年間のあいだに100人以上の方を見送った医師の言葉[2)]である。助からないからといって，医療を打ち切る発想よりも，苦痛を軽減する努力の方に向かうべきではないのだろうか。

3 尊厳ある生への援助をこそ

社会的諸制約や現時点での技術の限界を理由に，死ぬ権利が承認されてよいということにはならない。“尊厳死”という言葉に惑わされて，対象の死に手をかすことは看護師としての道に反するものである。どのように医学が進歩しようと，医療技術が高度化しようと，看護はあくまでも，人びとの“尊厳ある生”への援助を行なうべきである。

生命を尊重し，最後までその人の可能性を見捨てないという生命観を基盤にして，人間の生きている状態についての知識を学び，その上で，よりよく生きてゆくことをめざす援助を行ないたい。つまり，積極的に生命を肯定するということである。

緩和ケアについての関心が高まり，その実践が多様な形で行なわれている。誤解してはならないのは緩和ケアといえども，現時点での医療技術を放棄するということではない。１人ひとりの個性と誇りを尊重した，個別のケアを継続させなければならない。何らかの手をうてば延びる生命の可能性を否定したり，なすべきことをしないで，死を早めるのが緩和ケアではないはずである。

4 医学の進歩を信じつつ健気に

数十年前のことになるが，著者の勤務していた小児病棟に，医療従事者の誰もが助からないと見ていた血液疾患の子どもがいた。Ｉちゃんである。このような疾患に特有の聡明さで，聞きわけよく可愛い子どもであった。診断の結果は，当時の医学では治癒不能とされ，対症療法のみで毎日が過ぎていた。度重なる出血で顔色はすぐれず，貧血と衰弱が激しくなって，一般状態が悪くなり，何回か危機状態に陥った。うつ手のない医療側の対応に影響されて，看護師もおろおろするばかりであった。だが，その子の母だけは，わが子の生命の可能性を信じ，逆に看護師を励まし続けるのであった。1日でも1時間でも生き延びてくれれば，進歩し続ける医学の力でＩちゃんは助かるかも知れないという強い信念で看病していた。

たとえ，無駄だとわかっても，何かよい手だてはないかと探し求め，お金がかかっても家がつぶれてもいいから，この子の生命を救いたいと願っていた。そして，絵本を読み新しい字を教え，明るく子どもに接し，医師の検査の申し出にも快く同意して，子どもにわかりやすく説明していた。医学の進歩の可能性に子どもを託して，毅然としていたその母の姿を今も忘れることができない。

しかしその母が，ある夜訪れた子どもの父親（夫）と廊下で話しながら泣いていたことも昨日のように目に浮かぶ。現代医学の進歩に一縷の望みを託しながらも，わが子の病気の現実から目をそらすことはできず，必死の葛藤を続けていたのであろう。おそらく，看護師をはじめ医療従事者の見離した様子を敏感に感じながらも，子どもにだけは悟られまいとして明るく振る舞われていたのであろうと思う。

子を持つ親の気持が理解できず，どんなに手を尽くしても助からない病気ときめつけて，手をこまねいていたことが恥ずかしいと気づいたのは，何年かして自分が親になってからであり，またその病気の治療の研究が進み，寛解しつつ延命可能に漕ぎつけてからである。あの子は，母の願いも空しく，6歳という幼い生命を終えたが，この母からは，たとえ短い余生であっても，その人の生命現象のあり続ける限りは，可能性を最大に発揮できるよう援助すべきであると教えられた。

5 母の信じた娘の可能性

Ｉちゃんは助からなかった。しかし，私たちの周囲には，もう助からないと判断していた患者が奇跡的に生命を維持し続けるばかりでなく，見事に社会復帰をして感激する場面も少なくない。その反面ちょっとした不注意や，観察の誤りから，助かる生命を救い得ないという悲劇の証人にならなければならないということもある。また，医学や医療技術の粋をこらして生命をとりとめたような場合でも，その後に来る遷延性意識障害をはじめ各種の後遺症により困難な療養生活が長引くことを知る医師や看護師は，ともすると，周囲の人びとの願いをよそに，早ばやとあきらめてしまうこともないわけではない。

しかし，医師や看護師が“限界”と感じ，手をこまねいているなかで，肉親の愛とひたむきな努力が“死”を生かす場合もある。「医師は横の機械を見ながら，『もう脳は死んでいます』とあなたに宣告してしまったかも知れない。でも，あなたの愛する人や愛する子供たちが，まだ死んでいない，冷たくない，息をしているとあなたが思っているうちは諦めてはいけない[3)]」という母の言葉の重みを真摯に受けとめたい。

娘（M子）は，交通事故でICUに入院していた。両親が駆けつけたとき，彼女はまばたき１つしなかった。口からは蟹のようにブツブツ泡をふき，道端で礫死した犬や猫に似ていたという。「助かるものなら，それこそ親の生命とひきかえにでも助けて欲しい。本当によくなるならM子もがんばる価値があるかも知れない。しかし，生命をとりとめても植物人間になったら……[4)]」。

そうした状況下で医師は脳死（脳死の判定基準の未確立）を宣告した。受傷後３週間，生命の危機は乗り越えたが，意識の回復は望めないといわれた。ところが，家族，とりわけ母親の思いは違っていた。医師には反論できないもどかしさのなかで「はっきり口には出していえないが，M子の中でなにかがコソッと動いている……よくなりつつある，少なくとも，なにかが起こる可能性があるというのを感じていた[5)]」というのである。

そうした中で母は必死の祈りとともに，１時間毎の体位変換，１日３回の全身清拭，そのたびに手足を曲げたり伸ばしたり，手首足首をぐるぐるまわしたり指のマッサージをしたり，動かせるところはどこでも動かしていた。そして「少しでもM子の脳に刺激を与えるために1日中話しかけているのです。生命というものは不思議なもので，そこに存在するというだけで，M子が答えなくとも，独り言をいっていると感じたことはありませんでした[6]」という。

こうして，M子の意識は回復しサインペンで字が書けるようになり，気管切開孔をふさいで発語ができるようになってゆくのである。このM子と母のなしとげたことは決して奇跡ではない。同じような経験は，おそらく無数にあるだろう。だが，もし，何もしないで放置していたらどうなったであろうか。おそらく生命の回復も，意識の回復もできなかったに違いない。まず生きている状態をめざし，その上で生きてゆく状態，人間としての，人間らしい生き方が可能となるのである。生命の可能性に向かって働きかけることの大切さ，すばらしさを感じないではいられない。

6 生命尊重の思想はその人の可能性への挑戦に

現代医学の常識からいって，もう助からないと思っていた人が，周囲の働きかけに反応して回復をしていく過程を見れば，私たちは，どのような場合にも，その人の可能性を見離してはならないということを学ぶことができる。死は単に生理学的なものではなく社会的であり，少なからず経済的な諸制約の影響を受ける。だからといって，それを肯定してよいとか，その個人の死期を他人が操作することが簡単に許されるべきではない。

“あきらめること”は可能性を放棄することである。生命を尊重する思想は，どのような小さな可能性に対しても，あきらめず，最後まで挑戦することに通じるのだと思う。予後不良であっても，重度の障害があっても，高齢でも虚弱でも，その人の可能性に向かってその人とともに闘う姿勢を失いたくないものである。病院が患者とともに闘う戦場であるとすれば，私たちは，生命をおびやかすものや，残された可能性に向かって闘う戦友を見捨てるべきではない。

ともに計画を立て，どうすれば病気や障害に打ち克つことができるかを検討し，ともに闘うのである。疲れ，気力を失いつつある人に対しては，なぐさめ癒すのである。そして生きている状態を保障して，初めて人間らしく生きてゆくことをめざせるというものである。

7 生きていることから生きてゆくことに向かう援助

脳生理学者の時実は，人間の生きる姿勢を“生きている”姿と“生きてゆく”姿の２つに分けた。そして人間の“生きている”という姿について次のように説明している。

「人間の身体は構造的に見ると，形態や性質の違う細胞や組織や器官で，一つのまとまった体型に組み立てられ，自然環境のなかで，生体膜によって境された閉じた系を形づくっている。しかし機能的にみると，外部環境との間で，細胞膜を通して物質やエネルギーの受渡しをしながら，身体の内部の状態（内部環境）をできるだけ恒常に保つよう仕組まれている外部に開かれた系である。そして，集団生活を営みながら，成長と加齢による変化を受けつつ，個体の維持がはかられている。また，遺伝情報を担うデオキシリボ核酸（DNA）やリボ核酸（RNA）などを介して，種族の保存がはかられている[7]」と。

つまり生きている姿は，脳幹・脊髄系で分担し，意識のない静的な生命現象であるが，この保障の上に，“生きてゆく”という意識のある動的な生命活動が展開されるのである。意識のない生きている姿は，骨格筋を効果器にした反射活動と，内臓器官にある平滑筋と分泌腺を効果器にした調節作用によって具現されている。

そして，“生きてゆく”姿については，「個体を維持してゆくために，植物は無限にある無機物を使っているが，動物をはじめ私たち人間は，乏しい有機物に依存している。そこで，積極的に外部環境に働きかけて，よい有機物をうまく手に入れ，種族を保存してゆくためにも，うまい手を使いながらよい異性をたくましく探し求めている。ここに人間集団の中で，きびしい生存競争にうちかちながら，集団の進歩と個人の向上をはかるための姿がある[8]」と述べ，この姿こそ生きてゆく姿であり，それは，生命の保障の上で次のような３つの段階に分けることができるとしている。「第１は，本能行動と情動行動である。これらの行動によって，個体維持と種族保存をはかり，『**たくましく**』生きてゆくのである。

第2は，学習によって経験を積み，変化する外部環境に適切に対処してゆく適応行動で，これによって『**うまく**』生きてゆくのである。第3は，未来に目標を設定し，価値を追求してその実現をはかろうとする創造行為であって，これによって人格的存在者として『**よく**』生きてゆこうとしている[9)]」。

この4つの生きる姿は，「いのちの保障である『生きている』姿は，脳幹脊髄系が分担し，『たくましく』生きてゆく姿は，大脳辺縁系が，『うまく』生きてゆく姿と，私たち人間だけが具現できる『よく』生きてゆく姿は，新皮質系が分担しているのである[10)]」。

そこで，それらの知識を基礎にして，これからの看護師の役割を考えると次のようになる。すなわち，生命の尊厳をふまえ生命のより積極的な肯定の上で，対象である人びとのより人間的な営みを保障するために，専門的な援助の技術を提供するのである。いいかえれば，生命の安全の上に立って，その人が人間らしく生きてゆくことを援助するということである。

〈引用文献〉

1）小川鼎三ほか編：細川宏遺稿詩集，詩集 病者・花，p.165～168，現代社，1977.
2）土本亜理子：ふつうの生，ふつうの死―緩和ケア病棟「花の谷」の人びと，文春文庫，2007.
3）望月春江：生きるってすばらしいね―植物状態からの脱出，p.6，日本看護協会出版会，1982.
4）同上，p.14.
5）同上，p.45.
6）同上，p.53.
7）時実利彦編：脳と神経系，岩波書店，1976.
8）同上.
9）同上.
10）時実利彦：人間であること，岩波新書，1970.

〈参考文献〉

1）川島みどり編：看護学のすすめ，筑摩書房，1985.

第2章

看護における安全性

1 危険いっぱいの現場の状況

医療や看護のプロセスで，生命の安全がおびやかされるようなことがあってはならない。このように当然なことが，必ずしもそうなっていないことに，今日の医療のあり方の問題点があるといってもよいだろう。毎日の医療現場の状況を見ても事故寸前の事態や，危険な状態を多く見ることができる。直接生命の危険にかかわらないまでも，薬の誤用の頻度はかなり高くなっている。「加入や混合の薬液の種類が増えたので，毎日間違いがないのが不思議，きちんとチェックすれば，知らないところでいろいろとあると思います」とは，ある職場の師長の話である。著者らの調査[1)]によっても，薬の単位の間違い，薬品名の取り違えなど，かなり高率にのぼっていた。

また，高齢者の手術の増加は，従来のような術式による一定の経過のパターンを変え，個人の栄養状態やもともとの合併症によって，術後の対応の基準化を困難にしている。さらに，医療技術の高度化は事故の規模を大型化させている。この他，輸血による肝炎の問題や放射線障害など，長期にわたる危険性を挙げれば，医療の現場は枚挙にいとまのないほど，危険に満ちているといってもよい。

2 医療安全文化に向かって

1999年，横浜市大での手術患者取り違え事件，都立広尾病院での輸液の誤薬事件を契機に，この年を医療安全元年と位置づけて，医療安全思想を普及し事故防止を図る方策の検討が始まった。前後してアメリカのリスクマネジメントが紹介され，日本の医療機関においても，挙げてこのシステムの導入が始まり，多くの医療機関で専門のリスクマネジャーをおき，アクシデント，インシデントレポートの義務づけが行なわれるようになった。だが，本来このリスクマネージという発想は，事業上のさまざまなリスクへの対応策であって，「会社への損害危険性を評価あるいは予防し，損害の生じたときはそれを最小限にとどめる対策を立てること[2)]」にある。とはいえ，医療の立場からは，何よりも患者の生命の安全を守ることが第一であることはいうまでもない。だが，現実の医療の現場では，リスクマネジメントシステムの形だけを追う傾向がある。そこで改めて，安全性の考え方の基本に立ち返って見る必要がある。

3 モダーンな技術には高度の安全性の思想が

もちろん両刃の剣のたとえのように，危険と安全性は紙一重の側面もある。救命にとって必要な技術が，必ずしも絶対的に安全であるとはいえない。技術が高度化すればするほど，より安全性についての考え方をしっかりと持たねばならない。

「モダーンな技術には，必然的に危険が伴うものであり，それだけにより高い安全性の思想が必要である[3)]」ことを承知しなければならない。

昨今のようにチーム医療が進んでくると，また患者の疾病構造やそれに伴う技術構造が変わってくると，看護師も危険な技術の行使者にならざるを得ないという場面が増えてくる。生半可な知識や，見よう見まねの手技で事にあたると，取り返しのつかない結果を招くことも，当然あり得ることである。それは，単に看護師の資格の問題や，病院の名誉の問題ではない。患者の生命の問題であることを銘記すべきである。つまり患者が生きている状態を持続させるためには，安全性の思想が根底に必要である。

また，単に事故を起こさないことだけでよしとしてはならない。事故以前の危険な要素を排除しなければならないということである。たとえば，呼吸の困難な患者に対して，気道の閉塞するような体位や，分泌物の放置は許されないことである。だが，それ以前の問題として，健康を維持する上で必須の，清浄な空気の状態を保つための室内環境や，大気汚染等に関する関心をもつことも，人びとの健康に責任を負う看護師としてはきわめて重要である。

4 的確な観察と判断は安全性の第一歩

異常な徴候の早期発見による早期の対応も，生命の安全には欠かせない。その意味では，看護師の的確な観察は安全性の第一歩であるといえよう。また，観察したことが何を意味するかの判断も大切である。次の一文は，姉の手術の場に居合わせて，看護師の判断の誤りの危険を体験された家族のものである。文中で下の姉と呼ばれる患者は，腸閉塞と卵巣嚢腫と子宮筋腫の手術を受けた。手術室からの帰途の話である。

「上の姉がふと私をつついて，病人を指した。見ると，下の姉が右手の人差指をぴんと伸ばしてしきりに動かしている。私は麻酔の眠りの中で幻覚を追っているのだろうかと思った。『何かいいたいのではない？』上の姉がいった。私達はじっとその指先を見つめていた。指はベッドの外の空間でくるくる動き続けている。私達の様子から看護師がその指に気がついた。『酸素吸入の器具を外そうとしているのです』看護師は即座にいって慣れた手つきで病人の手をベッドにくくりつけた。エレベーターが止まり扉が開いた。扉の外に若い医師が待っていた。看護師が台を押して廊下に出ようとした時，下の姉の顔が突然蒼ざめた[4)]」この後，人工呼吸をはじめ一連の救命処置が実施され患者は回復に向かった。「退院の近づいた或る日，雑談の中で上の姉がふと尋ねた。『手術が終って運ばれていく時指を動かしていたのを知っている？』下の姉が答えた。『麻酔で力がなくなって，舌がのどの奥に落ちこんで苦しいから，指でのどと書いたの。そしたら手を押えられて……』私は愕然とした。看護師の独断的判断と物慣れた手つきが姉の生命を奪うところだったのだ[4)]」。

こうした場面は，この場だけのものとは思えない。しばしば看護師の思いこみによって，まったく見当違いの対応がされ，そのために患者が不安を感じたり，不快や苦痛を体験している場合も少なくないだろう。ましてこの事例のように，危うく一命を落としかねない局面に立たされることだって起こり得るのである。再三くり返すが，生命尊重の思想こそ安全性の考え方の大前提である。

だが，昨今，看護師自身による観察技術が後退していることも事実である。すなわち，情報の収集という言葉が先行して，自らの五感を用いた観察ではなく，医療器具や検査データ由来の数値からアセスメントする傾向である。いかに医療技術が高度化しようと，人間の営みに深く関わる看護は，看護師自身の観察技術そのものが，看護の受け手の方たちへの接点にもなることを忘れてはならない。

そして人間の生きているという状態を維持するということは，個々の手技上の問題や手順だけの問題ではない。安全性を維持する上では，チームワークを含むシステムがきわめて重要である。情報のスムーズな伝達，勤務体制や労働条件も安全性に影響する。患者の療養環境や設備の安全性，看護師の健康までが患者の安全性を左右するのである。そして，さきにも述べたように，患者の生命の積極的な肯定と，患者の人権尊重の思想が，その根底に貫かれているという意味から，決して，消極的な考え方ではないといえよう。つまり，単なる〈安全〉ではなく〈安全性〉なのである。

5 すぐれて安全な看護技術

安全性という視点から考えられるもう１つのこと，それは，看護技術そのものの安全性ということである。看護の独自の技術は，患者の可能性に働きかける技術である。また，日常的な習慣的なケアがその中心となる。看護技術の中に治療的な要素をもってはいても，その効果の発現は遅く，評価がきわめて困難であるという側面をもっている。

だが，きわめて重要なことは，他のどの医療技術と比較してみても，きわめて安全性の高い技術であるということである。自然の入眠を促す働きかけ，経口的な食事摂取による闘病の動機づけ，そして洗面器１杯の湯が患者の苦痛を緩和し，腰背部の温湿布が，便通を促すというように……。

こうしたことは，機械化の進行の著しい現代の医療施設にあって，また，医薬品の氾濫する状況下では，一見遅れた技術の感があるかも知れない。だが，もっとも人間らしく，しかも生命の危険や不要な苦痛を伴わないという点から，よりすぐれて安全な技術といえよう。確かに，今世紀の救命の技術の進歩は目を見はるばかりであるが，そうした技術の恩恵を素直に認めるとともに，一見はなやかな医療機械や，そのシステムのみでは解決できない問題もあるということを承知すべきである。

そのためにも，看護の技術そのものが患者の救命や延命に貢献できるということについて，看護師自身が，現代医療チームの中で果たせる役目についての評価をすべきである。末期癌の患者が，客観的には延命の可能性のない場合でも，家族や看護師の最後まで望みを失わない働きかけによって，経口的な食事の摂取ができ，そのことが，生きていることの実感となって明日への闘病の意欲につながるのである。「妻はレスピレーターによりおまけの生を39時間生きのびることができた。だが，気まぐれとも，わがままともいえる食欲に対応した家族（妹）の食事援助によって，実に週単位の生を延ばすことができた。このことを看護延命とよびたい[5)]」というように。

このほか全身の清潔をはかったことが，一般状態を改善し，バイタルサインを生理的な範囲にすることを可能にした例や，スクイージングや体位ドレナージ，体位変換などの一連の技術が，患者の気道の清浄化をはかり，呼吸器感染を防ぐなどである。これらは看護技術そのものが患者の延命や救命に役立つことを物語っている。つまり，看護技術そのものが安全であると同時に，生きているレベルの維持にも役立っているのである。

〈引用文献〉

1）川島みどりほか編：救命と看護，医学書院，1982.
2）研究社リーダーズ・プラス（web辞書）.
3）東京看護学セミナー：看護における安全性，p.65，医学書院，1974.
4）佐瀬本雄：看護婦，運河，2（7），運河の会，1984.
5）冨沢賢：看護本来の姿とは，p.90，看護の科学社，1978.

〈参考文献〉

1）時実利彦：人間であること，岩波新書，1970.
2）川島みどり編：看護技術の安楽性，メヂカルフレンド社，1976.

第3章

看護における安楽性

1 安楽から安楽性に至るプロセス

看護師が一般に安楽という場合，苦痛の軽減や疼痛の緩和という意味で用いているが，著者はもう少し広い意味をこの言葉にもたせている。そうした考えに至るプロセスを振り返ってみよう。

著者が，東京看護学セミナーの共同研究の過程で，看護技術の主要な条件として安全性と安楽性があるということに気づき，その定義について討論していた頃のことである。どうしても抽象的な論議に走りがちであったため，ある具体的場面で考えることにした。安楽という言葉自体がきわめて主観的であるために，そのことの意味を言葉で表現することのむずかしさを感じていたからである。

“安楽”というとき，その言葉からくるイメージとして，誰の頭にも浮かんだことは，全身清拭によってもたらされるあの感じであった。そこで，全身清拭における安楽の要素について検討した。湯の温度，タオルに含まれる水分の量，洗剤の選択，摩擦の強さ，1回のストロークの長さ，プライバシーの保持などがまず挙げられた。そして個々の技術的な検討をしているうちに，全身清拭という身体保清の技術が，われわれ日本人の日常生活に必ずしも馴染んでいないこと，つまり，古くから日本人が行なってきた保清の方法は，入浴によるものであり，広く庶民のあいだにも浸透している方法であるということであった。

その意味で，やむなくベッド上で清拭をするという場合でも，できれば入浴により近づけた方法で行なうことが安楽であるということになりはしないか，ということである。つまり安楽とは，その個人の日常的な習慣や生活様式とも深くかかわっているということである。そうすると，従来のような，苦痛の軽減や疼痛の緩和というだけの意味としての〈安楽〉ではなく，より人間らしいという意味をこめて〈安楽性〉というはばひろい言葉を用いるべきであるという考えに至ったのである。

2 人間らしく生きてゆくことを援助する概念

人間らしさという言葉の中には，いろいろな意味が含まれていると思う。本能のままに行動するのではなく，幼い頃から自制や我慢の体験をしつけられ，その人の所属する人間集団の価値規範によって生活しているという社会的な側面と，幼児期から身についた個人としての生活習慣や，様式にそった生活を保障されることなどである。また，言語を用いて人びととコミュニケーションをはかり，文字や記号を使ってその保存をはかる。家族や学校，職場での人間関係の中で，さまざまな人びとの考えを知り，自分の意見や意志を表現できる。弱い人や病人や，困窮している人びとに対しては同情したり援助の手をさしのべる。

そうした中から，個体レベルの問題をとり出して追求するのが，生活行動面での安楽性である。もちろん，その基盤にある社会的な条件は無視できないし，経済的な背景は重要である。だが，看護技術としてとらえると，その個人の問題ということになる。たとえば，プライバシーが守られた状況での入浴や排泄，自然な入眠，おいしい食事，自分の気持を率直に表現するなどである。

この習慣化された各種の生活行動が，病気や手術，高齢や障害に関わりなく支障なく行なえることこそ，人間らしさの基本であり，安楽性そのものである。リディア・ホールは，この面でのケアを身体的ケアといい，「医師の仕事がどんどん委譲されてくるにつれ……看護師が手離されなければならなかった唯一の実践領域，看護独自の熟練領域，安楽を与える身体的ケア」と述べている[1)]。1960年代のこの言葉が，今日の看護にもそのままいえるのではないだろうか。

3 生理的な平衡の維持

安楽な状態の基本は，生理的な平衡の維持である。呼吸が促迫したり，動悸がひどい状態では，不安や身体的な苦痛につながる。脱水や浮腫のある状態も決して安楽な状態とはいえない。生命をおびやかす徴候のすべては，広い意味から見て安楽であるとはいいがたい。したがって，生命をおびやかす要因を除去することは，安楽性の維持をはかる上で大切なことである。

ナイチンゲールは，『看護覚え書』の「からだの清潔」のなかで，「皮膚をていねいに洗ってもらい，すっかり拭ってもらったあとの病人が，解放感と安らぎとに満たされている様子は，病床ではよく見かける日常の光景である。しかし，そのとき病人にもたらされたものは，たんなる解放感や安らぎだけではない[2)]」として「その解放感や安らぎは，生命力を圧迫していた何ものかが取り除かれて，生命力が解き放たれた，まさにその徴候のひとつなのである[2)]」といい，したがって看護師は，身体の清潔をはかることを何かの後まわしにしてはならないと述べている。

この言葉は，安全性と安楽性の関係についての示唆に富むものであり，安全性と安楽性は相互が拮抗するものではなく，むしろ紙の表と裏のような関係であることを教えていると思う。

4 安楽性の概念

看護の受け手がどのような状態の時に，「安楽のようだ」といえるかについては，未だ研究途上であるが，仮説的に幾つかの要素について述べておく。

1）変化の概念

安楽という言葉の中には，きわめて主観的な要素が含まれていると思う。その点が評価を困難にしている側面もあるのだが，その個人の主観という点に注目するとき，“変化”という要素がとても大切なことであることに気づくのである。

仕事柄，全国各地に足を伸ばすことが多く，それぞれの地方の特色にふれる機会が多い。とくに目の前に山なみを望んだり，美しい川が流れたりしていると，それだけで，心身の爽快を感じる。都会のごみごみした環境や，コンクリートの冷たい風景と違って，こうした自然の風物が24時間を通して，身近にあるということは，何と羨ましいことと思う。ところが，こうした，都会の住民としての著者の思いも，その土地の人にとってはごく日常的なことであり，そこでの生活の不自由さや厳しさの方を強く主張されることもある。

一方，都会人である著者は，仕事を終えて再度，混雑と喧騒の大都市に帰ってほっとするのが常である。このことは，きまりきった日常の中では，あまり感じないことも，ちょっとした変化によって，楽しかったり，感動したりするということを教えている。これは病人の安楽性ということを考える上で，とても重要なヒントになると思う。

終日，天井だけ見て休んでいる病人，どんなに視野を広げて見ても，壁とカーテンくらいしか目に入ってこない生活，三度の食事も毎日同じパターンで，自分で考えたり，選択することもなくきまりきった日課の循環で１日が終わる。もし，こうした患者がいたら，その人は安楽だといえるだろうか。高齢者の場合には認知レベルが低下し，子どもであれば，成長や発育が遅れたり，退行したりすることもあろう。

小さな窓から見えるひとくぎりの雲や，ベッド柵につり下げられた，小瓶に挿した野の花も，単調な生活を余儀なくされる患者にとっては，この上ない変化であり楽しみとなる。こうした意味から考えれば，３時間毎の体位変換も，単に褥瘡を予防したり，肺炎の防止につながるだけではなく，その患者の体重による圧迫部位の変化により安楽性をはかり，視野の変化からの安楽も得られるということになる。食事の献立の工夫や目先の変化が，患者に喜ばれるのも同じことである。

興味のあることは，生理学的な合理性に反していても，変化による一時的な安楽性が得られるということである。つまり客観的には不合理でも，主観的には安楽であるということである。ただし，その安楽はあくまでも一時的で，早く合理的な状態に戻さないといけない。たとえば，人間にとっての至適温度，湿度，気流の保持されている環境に長時間いると何も感じないが，それよりも，寒い風の吹く外気に触れたとき「ああ，いい気持だ」と感じるようなことは，実際にあることである。だが，その気持よさも，瞬時のことで，すぐに「寒いから，室内に入ろう」ということになるであろう。しかし，何時でもこの変化という概念を忘れてはならないと思う。

最近の学生や若い看護師たちがよく“環境の整備”という言葉を用いるのを耳にする。その言葉自体が悪いわけではないが，実際の行動と対比してみて矛盾を感じることが少なからずある。つまり患者にとって，客観的にも主観的にも安楽な環境をめざすということについての意識は，必ずしも高くなく，いたずらに言葉だけが先行している感じがある。

患者にとって，快適な療養環境という場合に，看護師が考えている状態と，患者が考える状態とではギャップがあるということも承知していなければならない。一見雑然としていても，その方が落ち着くといった場合もあるし，病院のように冷暖房の完備している状態のもとでは，かえってよく眠れないといった患者もいるのである。

また，個人のそのときの心理状態によって，快適な条件が変わることもよく体験することである。いつもは，明るく話しかけてくれる看護師の声も，その日の気分によって，うるさく感じられることもあるだろう。長い夜の明けるのを待ちわびる患者にとっては，日頃は騒音と感じられる看護師の忙しげな足音さえも，朝を告げる快適な音として聞かれるのである。安楽性とは決して固定的な状態ではなく，変化と流動の状態としてとらえる必要がある。

2）段階と持続

安楽だと感じるのは，それまでの状況との比較で感じるのである。次の例を見よう。

Ａさんは，肝硬変の末期の患者であった。腹水と肝腫大による腹部膨満と循環障害による浮腫で，身のおきどころない苦痛を訴えていた。ある日，熱湯を準備してＡさんのところに行き，腹部全体の温湿布をしたところ，Ａさんは大変喜ばれた。病棟のスタッフは，早速温湿布を定時に行なうことにし，処置簿にのせた。ところが，間もなく温湿布では，満足できなくなった。看護師たちは，次にうつ手を考えながら悩んでいた。

Ａさんに最初に行なった温湿布は，Ａさんの腹部表面の循環を促進し，深部にも影響して一定の安楽につなげることができた。しかし，当初の刺激も回を重ねることによって，刺激ではなくなったのである。その後，著者の行なった方法は，両手のひらをＡさんの腰の下に入れ，５cmくらい持ち上げ支えることであった。持ち上げたと同時にＡさんは，「ああ楽ですね」といった。著者はそのまま手の位置を変えずに，娘さんにバスタオルを折ってもらい，持ち上げた空間に差し込んでもらった。その時予測したことは，Aさんは，きっとまたすぐタオルを外して欲しいと要求するであろうということである。

つまり，安楽であると感じるのは，その状態以前の状態から，段階的にせよ，よい状態にすることである。そして，そのよい状態をそのまま持続すれば，安楽ではなくなるから，できるだけ小刻みに安楽性の維持をはかりつつ，それを持続していくことを忘れてはならない。

5 無痛・無感の安楽ではなく

安楽とは？　と問いかけると，多くの場合患者の苦痛の軽減をはかることであるとか，苦痛や不快のない状態であるという答が返ってくることが多い。だが，前述したように，人間らしさということを保障する概念であるとするなら，安楽な状態とは，決して，無痛・無感の状態ではないはずである。

たとえば終末期ケアについての著書[3)]の中で，麻薬の使用を最後まで拒否した患者は，自分が癌であることを知った上で，限られた余生を人間らしく生きたいと願い，少々の苦痛には耐えようと決意する。彼女は，中心静脈栄養法によって生きる半人前の生もまた生として価値があるといい，少しでも頭のクリアな自分を，自分のあるべき姿としてモルフィン・ソルーションを拒否し，痛みを我慢したという。

トラベルビーは，『人間対人間の看護』の中で，「専門実務看護婦は，個人および家族が病気や苦難にたち向かえるよう援助するばかりでなく，これらの体験のなかに意味を見いだすよう援助することの準備がなければならない。これは，専門職としての看護の困難な課題であり，回避することのできない，また回避してはいけないことなのである[4)]」と述べている。人間らしく生きるということの哲学的な意味を，病気や障害の体験の中に見出すということである。

とりわけ，最近のような疾病構造の変化のもとでは，完全な病気の治癒ということがむずかしくなり，慢性の病気をもちつつ生活しなければならない人びとが増えている。したがって，こうした考えがとても大切であると思う。また，重症者や老人患者の看護にあたって，“人間らしく生きること”の意味を問うことの重要性とむずかしさを，よくわきまえておかなければならないように思う。

これまでの看護教育では，どちらかといえば，安楽をはかるということは，即，苦痛の除去や軽減であった。しかし，自立への援助という視点から見れば，耐えられる苦痛にはある程度耐え，不安や心配さえも，生きている人間のあかしであるというとらえ方はぜひ必要である。遷延性意識障害患者や認知症の高齢者が，看護ケアによって人間らしさを回復して，外界に関心をはらい，人びとの目を意識していく過程を見れば，そのことがよく理解できると思う。

Ｒさんは，かつて外国で生活をしたことのある教師であった。乳癌の再発で多床室に入院していて，若い患者の心配の相談相手となり，自分のケアについても看護師に対していろいろな要求を持っていた。実習に来た学生に対しては，自己の人生経験を語るのを何よりの楽しみにしていた。ところがある日，実習に来た学生は，そうしたＲさんの生きがいを，すっかり奪ってしまうのである。Ｒさんに対しては患者らしさを求め，他の患者への一切の口出しができないようにしむけられたＲさんは，すっかり元気をなくしてしまった。こうしたアプローチは珍しいことではない。

他人への気遣いや，思いやりが自己啓発の手段となっている人びとの楽しみを，看護師であるからといって奪う権利はいささかもないのである。

また，終末期のケアの場合でも，耐えられない苦痛の緩和をはかることの意味は重要であるが，家族や親しい人びととの対話もできないような状況を，誰しも好むとはいえない。許容の範囲を考慮しながら，少しの痛みはあっても，それに耐えつつ，親しい家族との交流の時を持つなどして最期を全うしたい患者の気持を尊重することも，広い意味で安楽性をはかることに外ならないのである。

岸本は「肉体の苦痛は，いかにはげしくとも，生命が断たれることに対する恐怖は，それよりももっと大きい[5)]」と述べている。つまり，２つの大きな苦痛に耐えつつ，愛する肉親との永遠の別れへの悲しみ，未知の世界への旅立ちの恐怖に直面する患者の気持を，如実にあらわしている言葉である。医療従事者は看護師を含めて，ともすると身体的な苦痛の対処のみに追われがちである。だが，日野原も述べるように，「終末期の患者のところへは，鎮痛剤の注射よりも時間の注射（頻回の訪室）の方がより必要である[6)]」。

人間らしく生を全うするということへの援助者の姿勢を，如実に表現していると思う。

〈引用文献〉

1）リディア・ホール他：看護とリハビリテーションのためのローブセンター，看護の科学社，1984.
2）ナイチンゲール，F.，湯槇ますほか訳：看護覚え書第6版，p.159～160，現代社，2000.
3）沖藤典子：平安なれ命の終り，新潮社，1984.
4）トラベルビー，J.，長谷川浩ほか訳：人間対人間の看護，p.13，医学書院，1974.
5）岸本英夫：死を見つめる心―ガンとたたかった10年間，講談社，1973.
6）日野原重明：延命の医学から生命を与えられるケアへ，看護学雑誌，45(10)，1981.

第4章

人間らしく生きるとは…

前項では，人間らしく生きることを保障する概念としての安楽性について考えてきた。耐えられない苦痛の軽減をはかるということは当然であり，医療や看護を真に国民の期待に添った機能にしていくためには，この面での研究がとても大切なことはいうまでもない。とくに，癌の末期に代表される終末期のケアにおける身体的な苦痛，疼痛の軽減をはかる方法は人工臓器や臓器移植以上に，今後研究開発しなければならないと思う。看護師も患者の安楽性をはかるという意味から，さまざまな工夫を行ないたい。

しかし，許容量の範囲はあるにせよ，耐えられる苦痛にはある程度耐えるということも，患者の自立という視点と，広義の安楽性の概念から考えて見なければならない問題である。日常の営みのなかでの不安や心配さえも，生きている人間としてのあかしであるという考え方も必要である。極端にいえば，毎日の看護の中で，患者が必要なら，“悩む”ことの種を意識的につくっていくことさえしなければならないのである。

このことについて，かつて木下安子氏が著者に話してくれたことがある。それは，難病で，自分の力では一歩も外に出られない患者Ａ子さんの話であった。Ａ子の受持ち保健師は，訪問ができない日でも毎日１回必ずＡ子に電話をする。これはＡ子にとっては，愛の定期便とも思われる楽しみの１つであった。そのＡ子のところに，ボランティアの青年が来る。Ａ子を車いすで散歩させようというのだ。その時間があの保健師の電話の時間と重なってＡ子は悩むのである。「保健師さんがせっかく電話をかけてくれるとき，もし私がいなかったら……」「私は青年の申し出を断るべきか，それとも……」

この悩みこそ，変化の少ない在宅の彼女にとっては，より人間的な悩みであり，年頃の少女としての自然の姿である。だとすれば，偶然にそうしたことが起きてしまったというのではなく，看護師や保健師として，そうした演出をすることの必要をも理解しなければならないのではないだろうか，というのである。著者もまったく同感である。

人間らしい生活は，朝起きるときから就眠するまで，どちらにしようか，どうしようかと，選択の連続である。とりたてて悩みというほど大げさではないにしても，ある年齢に達したら自分で意志決定し行動に移す。「起きようか起きまいか，えい，起きよう」「朝ご飯は何にしようか」「お茶は紅茶かコーヒーか」。

家族のいる場合には，自分の考えだけではなく，家族の気持や好みを配慮した決定が下される。「おばあちゃん。卵は半熟にしますか，それともオムレツ？」「ママ，どの靴下はこうかしら」こうした日常的な小さな選択の機会は，ごく些細な変化ではあるが，毎日の生活に刺激をもたらす。こうしたことの積み重ねこそ，人間らしい営みの主流をなすものであるといえよう。

子どもの学校の心配，夫の健康への心遣い，同居の姑への気兼ね，故郷の肉親への思い，隣近所との付き合い，職場での人間関係などなど……。ふつう誰もがいろいろに気を遣い，思いをめぐらす内容も共通なものもあれば，その人の背景によって実に多様であろう。そうした日々の思いの積み重ねが大きくなりすぎて，その人のキャパシティを越えるとき，ストレスとなって病気になることもある。

だが，そうした思いわずらいを，まったくなくしてしまうというようなことで，安楽性が得られるとも思われない。むしろ入院によって，そうした感情を抑え，日常性を奪ってしまうことの弊害の方が，現代の医療機関の中では多いのではないだろうか。ある程度悩むことはよいとしても，誤解しないで欲しいのは，貧しいケアによって，あるいはケアの不足によって，患者が悩むことを認めているのではない，ということである。

また，人間らしく生きてゆくというとき，目まぐるしく変化する社会の影響も考えないわけにはいかない。科学技術の進歩による人間生活への種々の貢献，また，医療技術の進歩による成果をみとめつつも，一方で，便利さに慣れ親しんだ結果，失った物の大きさも見ておく必要がある。とりわけ，2011年の3月に起きた東日本大震災と引き続く原発事故は，進歩の一途を辿ることへの大きな反省を呼び起こした。津波被害で電源が断たれた被災地では，高度医療技術よりも，看護師や看護学生の素手のケアが，低体温で生死をさまよう高齢者を救った。電子血圧計がないために脈拍測定ができなかったというエピソードは，日々の医療現場が電源を頼りに動いていることを物語っている。

医療技術自体も，臓器移植や人工臓器を経て，iPS細胞の発見による再生医療も今後始まっていくだろう。忘れてならないのは，どのような文化のもとでも，人間としての尊厳だけは維持する看護の視点と援助である。

1 人間らしさのルーツ

人間らしさという言葉自体は，漠然としていながら，誰にも何となく理解できる言葉である。しかし，つきつめていくときわめて曖昧な言葉でもある。そこで，人間らしさを追求するためには，人間のルーツをもう１度思い起こしてみる必要を感じた。そうはいっても，人類学者たちのあいだにある論争の評価ができるわけでもないので，ほぼ定説になっていることを，生物学者や哲学者の著書から学ぶことにする。

人間が他の動物と異なる点については，生物学者，社会科学者らがさまざまに論じている。動物からヒトへの最初は，樹上生活から地面に降りて直立二足歩行をなしたこと。両手を解放して道具を作ったこと（自然物を道具にしたり，人間が与えた道具を使用するのは猿でもできる）であるといわれている。それ故に労働こそ人間の特性であると。この考えは，ダーウィンの『人間の由来』が書かれてから４年後にエンゲルスが書いた論文『猿が人間になるについての労働の役割』[1)]に詳しい。

伊藤は，樹上生活から地上の直立二足歩行へというこの移動方法の革新を“運動革命”とよび，原始哺乳類が人間に到達するについては，もっとはるかに，もう１つの運動革命が必要であったとするアメリカのウォシュバーンの説を紹介している。

それは，「第三紀食虫類がサルになっていく過程で，脳の大型化がすすみ，原始的な『嗅ぐ脳』から『見る脳』へと変った。すなわち嗅覚生活から視覚生活への転換は事実上，二次元の世界から三次元の世界への飛躍に等しい意義をもっていた。さらに，樹上生活への適応のもたらした第２の結果は腕の使用であった。腕歩行，すなわち二本の手で枝から枝へとわたり歩くこの段階で，肩関節の回転や肘の自由な屈折，そして手のひらと指の進化がすすみ，なかんずく，将来，道具を製作する基礎となったおや指の対向性が完成した。第3に，上記の進化と関連して，胴体―すなわち肩，胸，腰に変化が起こった。腰が四足歩行する原始食虫類の直角から腕歩行の接近とともに180度へと変化したことである[2)]」と述べている。

ではなぜ，われわれの祖先は地上に降りてきたのだろう。そのことについても，いくつもの説があるようであるが，前記伊藤は，「食糧問題，すなわち，個体数の増加にもとづく飢えと，つねに新らしいメニューを開拓しようとするかれらの可変的・積極的な性質とにある[3)]」と述べている。

こうした過程を経て，人間が人間であるために特有な道具の作成と使用が始まるのである。高田は，「原始的な人間の粗末な石器は，土を掘るのにモグラの前足におよばず，トラのキバよりもずっとなまくらであったろう。しかし，モグラの前足やトラのキバと，原始人の石器との根本的なちがいは，石器が人間の身体器官そのものではないというところにある。だからこそ，それはどこまでも，そして多方面に進歩させていける可能性をもつ。それは，身体器官そのものの場合には，不可能である。いくら前足をシャベルのように変えていっても，パワーシャベルのような強力なものにそれを進化させることは不可能であり，また，土掘り専門に進化した前足は，土掘り以外の役にたつことはできない。動物一般の進化と人間の進歩との質的なちがいは，ここに由来する[4)]」と。

しかし，道具を用いて労働をするということだけでは，人間が人間たり得る条件にはなり得ない。なぜなら，アフリカの野生チンパンジーが，道具の製作･使用による“アリ釣りの文化”をもっていることが観察されている。彼らは樹皮をはいだ小枝や，ひきさいたつる，木の葉から葉肉をとりさってとり出したスジなどを，樹上性のアリの穴にさしこみ，それに噛みついてくるアリを釣り出して食べる。このことは，労働手段を用いてなされる外界への能動的なはたらきかけであるという“労働の定義”に立派にあてはまるのである。だからといってチンパンジーが人間であるということにはならない。

この点に関しての説明を聞こう。つまり，「人間における道具使用とチンパンジーにおける道具使用の決定的なちがいは，チンパンジーにおいては，それが彼らの生活のなかで本質的な意味をもつものとなっていない，という点にある。彼らの労働は，一時的・偶然的なものにとどまっている。しかも，彼らの労働はこの数十万年間，ほとんど進歩がなかったということになる。同じ期間に人間の労働手段におこった進歩と，これはいちじるしい対照をなすものである[5)]」。

一時的な偶然的な道具使用から，つねに道具に依存する生活への移行，いいかえれば労働なしですむ生活から，労働なしにはすまぬ生活への移行――そこにこそ，サルからヒトへの転換点があり，その転換点の指標になるのが，道具を作るための道具の出現であり，チンパンジーの使用するような，一時的な使い捨ての道具ではなく，また，作った人だけが使用するのではなく，仲間の共同文化財として育てられる道具である。

これに伴って，人間の意識も，動物のような本能にもとづく現在の出来事の直接的な反映だけのものではなく，“新しい質”に向かって進むのである。新しい質とは，未来を認識し得る人間的意識の特質をなす思考の働きである。それはその手段としての言語とともにあらわれる。

未来を認識できるということは，人間に固有のものであり，人間を人格的な存在たらしめる要(かなめ)である。そうしたことが何によって培われたか。それこそ労働によってである。

また，「人間は生理的に生まれただけではまだ人格的存在ではない。可能的にはどんなに人間であっても，それだけでは，現実的に人間であるとはいえない。人間は人間仲間のなか，人間社会のなかでのみ人間に――人格的存在に――なる。ここに，人間が社会的存在であるということの特殊な意味がある[6)]」。

「われわれの大脳皮質は，ほかの人たちと共通の信号系によって結ばれているときに，人間の大脳としての生理をいとなむ。けっして“生理的”な人間，“生物学的”な人間の上にホットケーキを重ねるみたいに“社会性”が乗っかるのではない[7)]」。

以上ごく簡単に人間のルーツを見てきたが，人間が動物と明らかに異なる点は，生活のための道具を作ることであり，作った道具を用いて労働を行ない，労働が脳髄の発展に寄与し，仲間同士の連絡のための言語を生み出したということである。これが単なる推測ではなく，発掘された化石や石器の考証によって明らかにされたのである。このことが，今私たちの前にある人間らしさを解く鍵にはならないだろうか。

2 病人であっても労働の延長としての何かを

『医療の倫理』[8]という書物がある。小説や手記に描かれた生と死の問題を中心にして，医師と作家の対談で進められているが，この中に，先の問題意識を解く鍵があったので参照してみよう。本著では，まず正岡子規の『病牀六尺』[9]が取り上げられている。

病牀六尺，これがわが世界である。しかもこの六尺の病床が余には広すぎるのである。僅かに手を伸ばして畳に触れることはあるが，布団の外へまで足を伸ばして身体をくつろぐこともできない。甚だしい時は極端の苦痛に苦しめられて五分も一寸も身体の動けないことがある。苦痛，煩悶，号泣，麻痺剤，僅かに一条の活路を死路の内に求めて少しの安楽を貪る果敢なさ，それでも生きていればいいたいことはいいたいもので，毎日見るものは新聞雑誌に限っていれど，それさえ読めないで苦しんでいる時も多いが，読めば腹の立つ事，癪にさわる事，たまには何となく嬉しくて為に病苦を忘るるような事がないでもない。年が年中，しかも六年の間世間も知らずに寝ていた病人の感じは先ずこんなものですと前置きして。（正岡子規：病牀六尺より）

山代：東京拘置所時代（昭和15年12月末～18年９月半ばまで）絶えず病気に苦しめられていたので，拘置所の官本で『病牀六尺』を読んでたいへん励まされました。これだけの言葉（上記）も生きては帰れぬと思う，捕われの病人には涙をしぼる程の感動だったのです。こんど読み直しながら，なる程これが20代の私の心をとらえたんだなと思うのは，子規が激痛の中で七転八倒しながらも生ある限り，自分で問題を見出し，考え，分析し，解決していく姿勢を貫いていることです。

（略）……こういう，高い科学的な姿勢が慶応三年（1867年）生まれの俳句読みの，死期に近い病床に貫かれていることは，闘病の古典といってもいいのではあるまいか。

川上：重症患者の問題を解決するには，原則的ないい方をすれば，患者が社会との交渉を持つことだ。労働から疎外されたとしても，なんらかの形で接触をもたなければならない。そうはいっても現実に疎外されているのですから，労働との関係をどうのこうのいってもだめだ。それで僕も病気をした経験から自然と自分との関係をもう一回取り直すということに相当意味があるんじゃないかと考えました。自分で働いていることをどうやってつかむか。健康であれば，世の中に出て，それが知的労働であれ，肉体労働であれ，スポーツであれともかく動いているということを肌で感じるわけです。しかし重症者の場合はほとんど動けない……日本の有利な点は季節の変動が相当あるから，自然の変化に注目してもらうということは非常にいいんじゃないか。団地の一部屋ぐらいのところでも木の動きや雲の動きで四季を感じることができるのではないか。

小池：子規は医学や医療がまだ無力だった時代に闘病しなければならなかったのですが，私たちが現在見ている患者と比べると，何か幸福だったみたいな気もするんです。非常に悲惨な苦しい日々を過ごしているのだけれど，今の患者より幸福だった感じがします。それは仕事があったからだと思う。自分で意志をもってやることがあったということと，仕事をするために回りの人たちみんなが協力してくれるような環境にあったということ，その苦しみを（文学を通じて）わりと客観的にもう一ぺん表現できたこと。

山代：子規は今，小池さんが見ている患者より幸福だったと感じること，私にも思い当たることがあります。子規は自分で意欲をもやして切り開いていく仕事を持っていた。闘病に協力してくれる環境も彼の仕事が作ったものだし，苦しみを客観的に表現することも彼の仕事が土台になっている。いわば彼の幸福は彼が作ったものでしょう。

（略）……人間の主体を大切にするということが，言葉や形式ばかりで厚い煙幕を作って実際には全身を傾けて開拓する道を閉ざしている。そういう現代社会のあり方が，患者の闘病にも反映しているのではないだろうか。主体が生き生きと新しい道を開拓していける時代なら，与えられるものが貧しくてもそれは生き生きと闘病に活用される。

（略）……子規は激痛のあいまに毎日手に持っているごく下等なうちわの浮世絵なども，しげしげと眺めて批評したり，痛みどめのモルヒネを飲んで写生するのを楽しんだり，死ぬまで自分の人生を深め，高め，伸ばしている。これは彼が健康なときの社会生活の延長だと思う。世にもみじめな病人なんだけれども，実に生き生きといつも未知の世界を切り開いている感じですね。

③ 患者の自立の条件

どんな苦痛があっても，人間らしく生きることを患者とともに追求すること。そのようなことが，たやすくできるとは思わない。しかし，人間の生の過程のあらゆる場面にかかわる看護師として，一生かけても追求しなければならない課題かも知れないと思っている。

さて前に，人間らしさを維持する援助を考えるとき，病気や障害をもっていても，人間本来の姿である労働からの疎外を，どうとらえるかということに意味があるのではないかと述べた。この点をもう少し展開して見よう。病気で起居動作が不自由になり，すべてを他人に委ねなければならないということが，病気以上に苦痛であるということは，病気の体験者からよく聞くことである。そこで，看護師の生活行動援助の技術の重要性がクローズアップするのだが，ここでは，自分の意志では動くことのできない患者の自立について考えてみよう。

患者の自立というときに，排泄を例にとっても，自分で尿意や便意を訴えることができ，自分でトイレに行くことができる状態をイメージしがちである。とかく何でも自分で判断でき，自分でピンシャンとできることが自立であるとの考えは，患者にとっても看護師にとっても負担が重すぎる。それは本当に自立の第1条件であるに違いない。だが，たとえ自分で自分のことが処理できなくとも，世話を受けるときの気持から自立を評価することもできるはずである。たとえおむつの世話になっていても，おむつ交換のときに腰を浮かすことができなくとも，世話を受けていることを認識し，腰を浮かそうという気持があれば，それは，おむつで排泄をしなければならない病人や障害者にとっての自立の第一歩である。

大分以前のことであるが，私の関係していた病院の看護師が，高齢者の看護の過程を振り返って，高齢者も発達するという仮説を展開したことがあった[10)]。その老人は，まったく自分からは動こうとしない，外部の環境に関しては，自然環境も人的環境にも関心を持たない状態が長く続いた患者であった。看護師と老人の根くらべともいうような毎日のケアの連続で，老人は少しずつではあるが心を開き，自分で食事をしようとする様子が見えてきた。しかし，依然としてベッド上の生活を続けなければならないことは目に見えていた。

この事例を分析して，看護学会で発表したとき，フロアから批判的とも受けとれる発言があった。それは，「老人のADLの状況から見て何が進歩であり，何が発達なのか」という意味のものであったと記憶している。

この事例の場合，長い療養経過から関節は拘縮・変形し，機能障害も強く，恐らくこれから先も，他人の手を借りずに，自分の身の回りのことができるようになるとは考えられない。しかし，何をして欲しいという意思表示はでき，上手にできずとも自分で何かをしようという気持が生まれ，世話をする看護師に対して，ごく自然に感謝の気持を表現するようになった。ベッドの中で物もいわずに，じっと暗い顔をしていたときに比較すれば，明らかに自立できているとはいえないだろうか。また，そうした看護師の評価の目が刺激となって，テンポは遅くとも機能回復への意欲もでてくると思われる。自立にはさまざまな段階があり，対象の状況によって，現象として現われる面は多様であるということである。

4 主体的な療養生活のための世界を患者とともに創る

正岡子規は，カリエスの膿汁にまみれて，自分では身動きもできずに苦しんでいた。しかし，彼は，動けないことを自覚しながら，家族の介抱に注文をつけ，社会の動きに関心を持ち，自分の苦痛を普遍的な病人の生活におきかえて表現しようとした。まさに，彼の精神は自立していたのである。

彼の症状と苦痛は，彼の言葉を借りれば次のようである。

「病気は表面にさしたる変動はないが次第に身体が衰えていくことは争われぬ。膿の出る口は次第に増える，寝返りは次第にむつかしくなる，衰弱のため何もするのがいやでただぼんやりと寝ているようなことが多い。

腸骨の側に新たに膿の口が出来てその近辺が痛む，これが寝返りを困難にする大原因になっている。右へ向くも左へ向くもあおむけになるもいずれにしてもこの痛みどころを刺激する，咳をしてもここにひびき泣いてもここにひびく。(略)[11]」

また，看護者への期待を次のように述べる。

「病気が苦しくなったとき，又は衰弱のために心細くなったときなどは，看護の如何が病人の苦楽に大関係を及ぼすのである。殊に唯々物寂しく心細きやうのときには，傍の者が上手に看護してくれさえすれば，すなわち，病人の気を迎えて巧みに慰めてくれさえすれば，病苦などは殆ど忘れてしまうのである[12]」。

ここからの学びを，毎日の看護ケアに生かすとしたらどういうことができようか。それぞれが考えて欲しい。私はこのように思う。それは，ベッドに横臥していても，患者との会話を通して，広い世界を患者とともに創ることである。

「目を閉じてごらんなさい。畑の真中に素足で立っているのです。黒土が足の指に触れています。土の匂いがしませんか。ほら，あの道端の黄色のかたまりはタンポポのようですよ」

患者はいながらにして，春の畑の情景を思い浮かべることができる。畑といってもその患者にとって，心地よい思い出ばかりではないかも知れない。しかし，社会と隔離された病室の空間で横になっているより，はるかに気分がよくなるであろう。あわせて，尖足予防のマッサージを行ない，足浴をしてさっぱりするとなおよい。

同じようにいろいろな情景の中に患者を引き込んで，想像の世界の中に浸ることによって，生理的にも何らかの変化が体内に起きるはずである。神山は，生気象学の立場から，環境の人体の生理に及ぼす影響について述べている。たとえば，「ひろびろとした空間に身をおくと血流の量が増加する」「海岸に行くだけで，新陳代謝は高まり，酸素の消費量は増大し，呼吸も深まり脈拍も増加する[13)]」。こうした，環境の影響を無条件反射としての生理的変化にとどめず，条件反射にするのである。

上記神山は「メトロノームの音を聞かせながら，犬に新鮮な空気を吸わせていると，やがてメトロノームの音だけで，酸素を吸わせたと同じ効果があり呼吸の落着が現れる[14)]」という。これを，人間に特有の大脳の働きと言語機能を利用して条件反射にしていくのである。さきのように言葉による情景描写から，目の前に黒土はなくても，はだしの足の裏に黒土を感じ，土の薫りを嗅ぐような体験をすることによって，患者の周囲の世界を外界につなぐのである。このとき，足浴や下肢のマッサージとあわせて行なえば，患者の安楽感と一致し，なお効果的であろう。

5 患者の貴重な1日

「如何にして日を暮すべきか，如何にして日を暮すべきか」
「誰かこの苦を助けてくれるものはあるまいか，誰かこの苦を助けてくれるものはあるまいか」

正岡子規『病牀六尺』[15)]

わが国では病気や入院を，人生の途上での挫折ととらえる場合が多い。健康な人よりも損をしたという感じが強い。ヨーロッパでは，昔から病気で療養することは“神が与えてくれた休暇”という考えがあったという。宗教的な背景の相違によるものであろうか。

かつて，短大や看護学校で3年生を対象とした看護論のゼミで取り上げたテーマは“患者にとっての貴重な１日を援助するとは”ということであった。このテーマを理解するために，まず“自分にとっての貴重な１日とは”ということで討論するのだが，生のもっとも充実した時期の健康な学生にとっては，かなり現実味の薄いものであるらしい。しかし討論をすすめる過程で学生なりに自分の真剣な生き方が，患者のケアに反映するということに気づいていく。

「患者と接していく以前に，自分自身も人間として豊かで，向上心を持ち続けているようでありたい。自分自身が貧困では相手の心を思いやることもできない。豊かでなければ，相手の気持を思ったり問題に気づくこともないだろう。自分自身を人間としてふだんからみがきあげていくことが大切である[16)]」。

ある学生のレポートの一節である。

「患者がよりよく生きていくというのは１日１日を大事に生きるということである。沈んだ気持よりは治るぞという意欲をもって生きることであると思う。そして私はまだ経験がないが，死が迫った人では，残された日々をどう生きるかということであると思う[17)]」。

続いて，次のような臨地実習の経験を述べている。

「精神科の病棟だった。そのとき受け持った患者は器質的には異常がないのに腹部の異常を訴えていた。開腹手術を受けた程である。その患者は腹部がつっぱるといっては，いつもベッドに臥床していた。どんなに体操や手芸などの日課に誘っても拒否し，入浴や洗髪も気のりしない顔なので，私もいら立ちを覚えたこともあった。しかし，あるときふと思った。この患者は何の病変もないのに，こんなに苦しんでいるのだと……。そして患者が『この痛みは誰にもわからない』といったとき，ほんの一瞬でもいいから私も同じ痛みを感じられたらいいのにと心から思った。そうしたら，どうすれば楽になるのか考えられるのに，そして自分しかこの痛みはわからないなどという孤独感を味あわせずにすむのにと思った。

たしかに私にはその痛みがわからない。そして病変にではなく，自らの精神障害として見えない原因に苦しめられている患者の気持を考えた。その場は，『そうですね。あなたの痛みはわからないけど，あなたが痛いといっていることはわかります』と答えた。結局痛みをわかってもらえない患者と，わかることのできない私のあいだで，一瞬その人の『自分の痛み』をわかってもらえない悲しさが私に伝わってきた[18)]」。

学生は自分の行動を振り返り，純粋に悩む。先輩の看護師たちは，こうした学生の思いをどう受け止めているのだろうか。どんなに経験を重ねても，このひたむきな学生時代の気持を忘れないようにしたい。もし，病気や障害のために入院している患者のケアがきちんと行なわれなかったら，患者の気持に近づく努力をしなかったら，その患者の貴重な１日は，大きな損失を受けるだろう。たとえ１日でも，限られた一生にとっては大切な１日である。そうした意識を持ち続けたいものである。

6 その人の健康であったときの生活に

ヘンダーソンの言葉を引用するまでもなく，その患者の健康であったときの生活に，より近づけた生活リズムを，入院中もできるだけ維持することを心がけたい。そのための看護歴聴取といってもよいのだが，入院時のインタビューで聞かれた情報が，本当に生かされている場合は少ないのではないだろうか。

情報の収集の大切さを強調する人は多いが，情報の活用の仕方については，なおざりにされていることが多い。極端ないい方をすれば，看護師の満足感のための情報収集であるといってもよいくらいである。多面的な情報であることはよいとしても，多ければよいというものではない。入院時の心身の状態をベースにしながら，看護的な視点は，その患者が入院という事態にどう処しているか，何に当惑し，何を不安に感じているか，患者の健康なときのおよその生活のパターンとリズムについて知ることが中心となろう。

しかも，聴取した情報は，入院後の生活に生かされなくてはならない。健康上の問題と病院の日課との関係で，ストレートにそのままの生活の継続がはかれないとしたら，その理由と見込みについての説明が必要となろう。また，人びとの暮らしの日常はありふれているという言葉に示されるように，とりたててドラマチックではない。だが，それぞれが生きてきた過程で，さまざまな人びととの出会いや別れ，家族や友人たちとの語らいや関係，動物や物への愛着，仕事への思いなどなど，初対面の人になど到底言葉では語り尽くせぬ個別の背景を背負っていることを承知しておこう。

そうした患者の生きてきた背景や，生活の土壌をしっかりと見ながら，看護に生かしていくことが患者の人権尊重につながるのである。

「何々病患者という名目で呼ばれる数の１人に見なされてしまうということは，人間としての尊厳をひどく傷つけられている感じですね。だからその１人１人が自分を表現することを覚えなければ，数として見られることに抵抗できないのではないか。（略）だから患者の人権の中身は，医者の知らない，その人の生きたしるしと，医者はおろか，その人さえも知らない未来が内包されているものということもできるでしょう[19]」。

患者を理解するとか，全人的に把握するとかいっても，知り得たことは，ごくごく一部の，ある断面に過ぎないということを知った上での理解である。とくに，人間の気持や感情はたやすく表現できないし，表現した言葉の内容は受け取る人によってもさまざまな受け止め方があることを知って理解に１歩近づけるのである。

7 前向きの闘病それ自体が人の役に立つということ

山田哲也君は，目の美しい，きりっとした顔立ちで，こよなく芸術を愛する筋ジストロフィーの少年であった。この少年が若くしてこの世を去るまでの交流について，ノンフィクション作家の西村氏が毎日新聞に書かれたことは，まさに病人として，病気の中に意味を見出すという点で教訓的である。

「『人の役に立てる人間でありたい』というから『車椅子のキミが？』と聞くと『この病気は原因不明のもので，親の不注意でなったものではないけれど，親というものはやはり，こどもがふびんで，責任を感じているのではないだろうか。この上，ぼくが生まれなきゃよかったなどといえば，ただでさえくるしんでいるところへ余分なくるしみをあたえることになる。せめてその余分なものだけでも排除したいので，ぼくはグチはこぼさない。生きているうちは勉強だからシッカリ勉強もするし，その日その日に希望をもって明るく生きるのです』といい，人の役に立つということを，ボランティア的なものとしてしか考えていなかった私を赤面させた。人の役に立つということは，日常の中でなにかに耐えることだったのである[20]」。

また，平和と子どもをテーマとして書き続ける氏の最高の理解者であったとして，次のような少年の言葉を紹介している。

「ぼくはいずれこの病気で死ぬだろう。怖くないとはいわない。でも西村さんの本の中には戦争で殺されてゆく人がいっぱい出てきます。それにくらべたら，たとえ難病でも，病気で死んでゆけることは幸せだ。人はだれもがいつかは病気で死ぬのだ。それが人間の尊厳というものでしょう？[21]」これ以上の平和論を私は知らないと，西村氏は述べている。

何よりも，平和こそ人間が人間らしくあることを保障する最低の基盤である。看護が看護を語れるのも平和あってこそである。人間が人間らしく生きていくということの意味について考えてきた私は，この少年が短い人生の中で，限られた生を知りつつ難病と闘い，彼の勇気ある生き方に励まされた彼の周囲の大人たちを思う。そして，彼の生前に会うことはできなかったが，病人の日常に直接かかわる看護師として，実にすばらしい宝を授けられた思いである。

8 援助の基本は患者の人生の時と場を共有すること

部分的であれ全面的にせよ，その患者が日常的になし得ない生活行動を援助するのが看護師の第一義的な役割であるとするなら，その援助についての姿勢や方法についても考える必要がある。対象の状態によって援助の方法はさまざまであろうが，その基本はその患者の人生の時と場とを援助者である看護師が共有することであると思う。

看護学生の頃，患者の回復は看護師にとっての最大の喜びであると教えられたが，そのことの意味を確かなものとして受け止めることのできたのは，大分後になってからである。ごく初期の頃は，自分自身に言い聞かせたものであった。「看護師として今が一番嬉しいはずなんだ」と。しかし，経験を重ねるうちに，心から患者の回復を喜ぶ自分に気づくようになった。

また，患者の病状が悪化しつつあるときの家族の思いに，心から共感できるようになったのも，患者の死に出会って，スタッフや医師ともども泣きながら，遺体を送ったのも，まだまだ新鮮な思いで看護の仕事にうちこんでいた頃であった。だが，それすらも，真に悲しんでいる人の悲しみを共有するレベルではなかったことを，著者自身の個人的体験から省察することができた。それは，20歳になる長男を，何の前ぶれなしに事故で失った悲痛な体験に由来している。悲しみのどん底にいる人にとっては，どんな慰めの言葉も無益である時期がある。

したがって，本当に喜びや悲しみを患者や家族と共有することのできるためには，その患者の闘病過程のなかで，いかほどにその患者とかかわりあったかによって決定するといえよう。その上で考えなければならないのは，職業人として働く以上，深くかかわりながらも，その患者にとっては，人生の途上の通りすがりの１人に過ぎないということの自覚であろう。つまり，患者と深いかかわりといっても看護師が感情移入して，客観的立場を忘れるようなことがあってはならないということである。

誰でも人生を幸福に生きたいと願う。幸福についてもそれぞれの価値観によってさまざまであろうし，人生の終焉を迎えてみないと，その一生が幸福であったかどうかの評価を下すことはできないと思う。だが，少なくとも病気や障害によって入院しているあいだだけでも，幸福であったといえるような日々を創り出すためのケアを実施したい。それは決して抽象的なものではなく，きわめて現実的な患者の生活の中にあるということである。

“生から生活行動へ”ということは，前にも述べたように生命を維持することを基本にして，人間らしく生きてゆくことの追求であった。このことは，生命維持の原則をいささかも軽くするものではない。生きている状態を最良に整えることの第一歩は，医学的な知識を駆使して，病気の治癒や症状の軽減をはかることである。それがたとえ小さなことであっても，対象の生きることを妨げることにつながるものであるなら，全力でそれを排除する方向に向かうべきである。

たとえば，主病以外に感染症が病名としてついている患者はいないだろうか。尿路の感染，呼吸器の感染のためリハビリが遅れたり，本来の治療に支障を来たしていることはないだろうか。「生命力の消耗（しょうもう）を最小にするように整える[22]」というナイチンゲールの言葉を引用するまでもなく，人間らしく生活を保障する前提は，闘病の過程を妨げる諸要因を取りのぞくことにある。

どのような知識があっても，看護師の技術のまずさや，体制の不備によって患者の回復を遅らせたり，病状を悪化させるようなことがあってはならない。たとえば，感染の予防についての方法を知っていても，それが日常のケアの中で生かしきれなければ全く意味のない知識になろう。ところが，看護計画の記述の中に見られる“二次感染の予防”という言葉が形骸化されていることをしばしば見ることがある。

排泄の世話を全面的に看護師に委ねている患者の場合，たとえそれが，尿道留置カテーテル挿入下であっても，ベッド上での尿・便器を用いたものであっても，人間の尊厳という視点からの援助の前に，科学的な合理性がなくては感染症の誘因になる。膀胱洗浄やカテーテルの操作は，感染予防という視点から見て安全に行なわれているだろうか。尿器や便器の消毒は，細菌学的な合理性にもとづいて，日常的なルーチンとして確立しているだろうか。

自分で体動のできない患者の体位変換が，呼吸ケアが，きちんと日課の中に位置づけられているであろうか。そして，誰がどの勤務帯になってもまごつかずに，実施できるシステムがあるだろうか。そうした日常的な基本のケアのあり方が確立していることをぬきに，患者の人間性の尊重や，精神面での援助などあり得ないということを肝に銘じておく必要を痛感する。

つまり，その患者にとって必要の優先度を，看護師の一方的な思い込みではなく，客観的な判断を通して決定し，確実に実行に移すということである。しかも，交替制勤務のもとで１人の患者に複数の看護師がかかわりあう現状の体制下では，共通な援助技術の実施が必須の条件となろう。対象の個別性を尊重することはもちろんであるが，その個別性に適した援助技術のありようが，いつでも，看護師の個別性によって異なるのではなく，どのような問題のときに，どのような援助の方法があるかを明らかにし，統一した方法で援助する必要がある。

9 その人の可能性を引き出す援助と動機づけの技術

患者と人生の場を共有するということは，そんなに容易にできるとは思えない。なぜなら，患者の立場と看護師の立場は全く違うからである。しかし，立場は違っても連帯は可能である。その条件は，看護師が自己の職能を全うするということである。職能を果たすということは，その患者にとっての必要を満たすということである。すなわち，その個人にとって心身および社会的な側面から必要とされる事柄が，患者その人に自覚されているものだけではなく，潜在的に必要とされているものをも含み，加えてこれを専門的な立場から客観的に評価して，その必要を満たすことになる。たとえば，栄養の必要とその当事者の食欲とは必ずしも一致するものではない。また，運動や体位変換などについても同様である。だが，その際，その患者自身が必要であると考えられるように，専門職者が情報提供を行ない助言することによって，患者の主観と客観的必要が一致することになる。

さらに，患者自身の意志によって，積極的な闘病の姿勢が生まれるように動機づけられれば，やがて自立の方向が見出されるだろう。ウィーデンバックは，「援助とは，その個人が自分のおかれている状況とのかかわりの中で，機能を果たせる能力を妨げているものを克服できるようにする何らかの方法または行為[23)]」であるという。

つまり一方的な押しつけではなく，患者自身が問題に気づき，健康な方向，自立に向かう行動ができるような援助こそ，めざすべき看護援助の方向である。そのプロセスを患者とともに共有するということである。

患者の自立への喜びと，看護師の看護実践の成果への喜びが一致したとき，患者と患者の人生の時と場を共有できたといえるのではないだろうか。そうした場面は無数にあると思う。生命の危機的状況を医療チームの必死の奮闘で乗り越えたとき，触れにくかった脈拍を指先に感じることができ，閉じていた目が開かれ，呼びかけに反応が現われたとき，その患者を見守る家族の喜びを，心から共感できるであろう。

⑩ 立てた！ 歩けた！ 学校にも行けた！

その少女は,原因も明らかでないまま,突然歩行不能となった。中学３年という高校受験を前にした発病であったから，本人はもとより，家族の心痛もはかり知れなかった。脊髄の疾患によるものか，何らかの難病の類か，医師による検査が一通り行なわれたが，特に明らかな器質的な異常は証明されなかった。

看護師たちは，少女の身体的な苦痛に対しては，温湿布をしたりさすったりしながら，一方で心因性の場合もあり得るとして，どんな場合でも少女の訴えや気持をありのまま受け止めようと話し合った。しかし，症状はなかなか好転せず，入院３か月目に，ある医師は家族に「もうこのままの状態を一生続けなければならないかも知れない」と話している。

入院が長びくにつれて，看護師たちは，このままの状態を持続させることは，この年代の少女にとって決して自然でないこと，たとえ移動や歩行が不自由であっても，何とかして登校はできないものかと思い，少女に学校に行きたくないかを尋ねた。少女は目を輝かして，行きたいといった。早速，理学療法士と看護師が少女の学校に行き，少女が現在の運動制限のまま，学校生活をするにあたって不自由なことは何かを点検している。校長や担任教師と会い，少女が松葉杖で登校しても受け入れられるように，また学校の階段やトイレが少女の使用にふさわしいものであるように働きかけた。同時に，学校生活に支障のない動きができるよう病院のリハビリプログラムの修正がはかられ，実際に直面して戸惑わないような訓練が開始された。

こうして少女は，母親の自転車のうしろに乗って登校をはじめた。学校の友人たちも少女を歓迎してくれた。５か月ものあいだ病院生活をしていた少女にとってやはり学校は楽しかった。同年齢の友人たちとの交流で少女は大変明るくなった。ある朝のことである。申し送りをしている看護師室に早番の看護師が息せききって入ってきた。「ちょっと見てください，Ｈちゃんが歩いています！」申し送りが中断することを誰も不審に思わず，みんなで廊下に出た。思わず,「歩いている。歩けた。よかったね」と顔を見合わせた。涙ぐむ師長。みんなも口々によかったを連発していた。

この経験は少女だけのものではない。母も，看護師も少女とともに今の時を共有しているのである。退院後少女は書いた。「今元気になって，入院中のできごとを考えてみると，苦しかったこともあるけれど，それ以上に病院で得たたくさんのことが強く心に残っている。第1に，多くの人と出会えたこと。同時にいろいろな病気のあることを知り，リハビリに来ている人たちと深く話ができて，いろいろな人の気持や考え方がわかった。第2に，医師や看護師がとても親切で時には入試の勉強まで見てくれた[24]」と。

障害を克服する過程で，この少女が得たものは大きく，6か月のブランクをプラスに転化して成長の糧にしている。母は，「親の願いはただ歩ければよいと祈るだけでしたが，高校入学というおまけまでつき，この上ない幸福」という。看護師たちも自分のことのように喜んだことはいうまでもない。そのプロセスで少女とともに苦しみ悩んだからこそ，今，少女とともに人生の時と喜びを共有できたといえよう。

11 “よりよく生きてゆく”のは患者その人である

どのような患者であれ，看護師としてまず見なければならないのは，その人の可能性ということであろう。たとえ，脳外傷後の遷延性意識障害であっても，見当識の低下している老人であっても，可能性をアセスメントすることが援助の方法を決定することにつながる。残念ながら，この領域の技術はまだ確立していない。医師が改善は期待できないといえば，黙って引き下がらなくてはならない状況もまだある。

しかも，可能性に働きかける技術は，忍耐と持続性とチームワークが必要であり，目に見える変化を，早急には期待できない。したがって，看護部門の意志統一や，看護師相互のあいだで，その患者をめぐる看護観の交流，討論が必要となる。そうしたことの積み重ねの努力があってはじめて，可能性に働きかける実践が可能になるといってもよい。まさに，骨身を惜しまず患者の可能性と格闘するようなつもりでの実践が必要である。

また，現代医療の中核が高度急性期医療であることを受けて，看護学の内容も急性期に比重をおきがちであるが，今後の人口問題から予測される疾病構造上からも，病院医療そのものが，症状固定期や慢性期にシフトする地域（在宅）を視野に入れた変更がせまられることになる。看護援助の中には，直接的なケアに代表される支援活動と，患者自身が自分の健康問題に気づくよう働きかける指導，そして，問題に気づいた患者の療養や健康増進に関する相談という３つの方法に分類される。

いずれも患者が自分の健康問題を解決するための治療方針を受け入れるような働きかけが必要である。そして患者自身が行動するには，それなりの動機づけが必要なことはいうまでもない。ところが，その動機づけの技術もまだ曖昧である。重症で救命を第一義に考えなければならない段階では，患者の意志や動機はさして重要ではないとしても，比較的病状が落ち着いた段階では，何よりも患者の意志や闘病姿勢は重要である。

とくに“よりよく生きてゆく”のは患者その人であり，その人自身の意志と動機が第１であるということを，しっかり認識する必要があろう。現行の診療報酬は，患者個人の可能性に働きかける技術を評価しない。患者の動機づけに至る看護師の苦労など問題にしない。したがって，ともすると，医療行為の方にウエイトがかかりがちである。しかし，患者の人間性を尊重して，患者自身の可能性に働きかけ，健康に向かう動機づけの技術は今後ますます重要であることは違いない。個々の看護師の貴重な経験を大事にしながら,臨床で患者から学び続ける努力を続けたいと思う。

〈引用文献〉

1）大月書店編集部編：猿が人間になるためについての労働の役割，国民文庫，1965.
2）伊藤嘉昭：人間の起源―サルと化石人類の生物学，p.95～100，紀伊国屋書店，1978.
3）同上，p.121.
4）高田求：人間の未来への哲学，青木書店，1978.
5）同上.
6）同上.
7）いぬいたかし：私の中の私たち，p.33，いかだ社，1970.
8）川上武・山代巴：医療の倫理―医師と作家との対話，ドメス出版，1970.
9）正岡子規：病牀六尺，p.7，岩波文庫，1984.
10）小谷順子：固定した症状と苦痛のため動こうとしなかった患者の自立への働きかけを通して，第７回日本看護学会集録，日本看護協会出版会，1976.
11）正岡子規：仰臥漫録，p.124，岩波文庫，1983.

12）　9）のp.107.
13）　神山恵三：健康の設計，大月書店，1975.
14）　同上.
15）　9）のp.68～69.
16）　苫米地規子：日赤女子短大３年生看護演習レポート（未発表）
17）　滝沢由美子：日赤女子短大３年生看護演習レポート（未発表）
18）　同上.
19）　8）に同じ.
20）　西村滋：毎日新聞，昭和60年３月６日夕刊.
21）　同上.
22）　ナイチンゲール，F.，湯槇ますほか訳：看護覚え書第６版，p.15，現代社，2000.
23）　ウィーデンバック，E.，外口玉子ほか訳：臨床看護の本質，p.99，現代社，1974.
24）　村上みどりほか：突然歩行困難を来たした思春期少女の看護，東京民医連看護研究発表会資料，1985年３月.

〈参考文献〉

機関紙 健康のひろば，みさと健和病院友の会，1985年４月15日号.

生活行動援助の技術

第2部

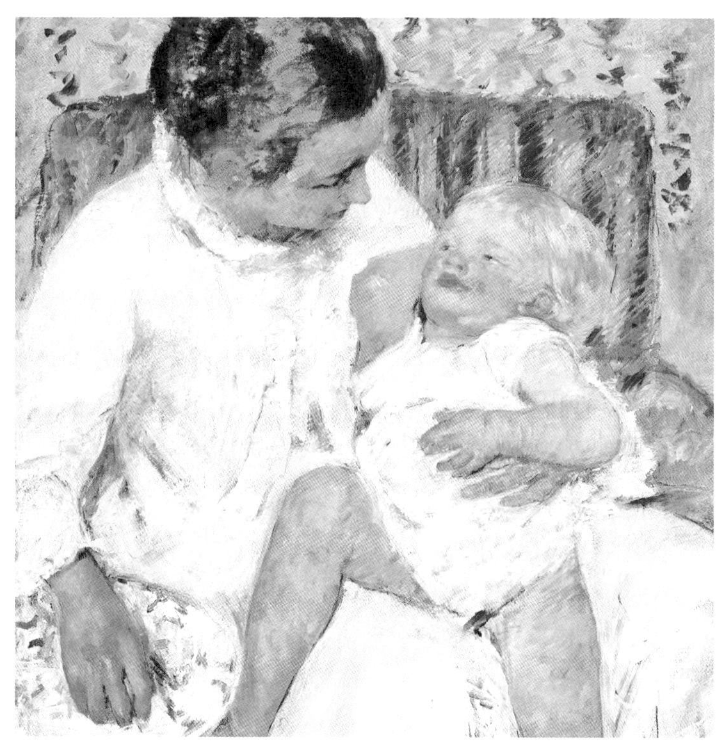

第1章

安楽な呼吸を助ける

はじめに

“呼吸”は，組織での物質代謝に必要な酸素を外界から肺に取り入れ，動脈血を通じて組織に送り，一方では物質代謝の結果，組織に生じた二酸化炭素を静脈血および肺を通じて外界に排出する全過程[1]である。

呼吸は生命維持にとって本質的なものであり，〈空気３分，水３日，食物３週〉といわれるように，呼吸停止して放置すれば数分以内で生命は断たれるのである。健康人は通常，呼吸を意識せずに行なっているが，ひとたびその過程の一部に障害がおきたり，外界の空気そのものに異常がおきると，そのために苦しむばかりではなく，死に至ることさえある。安楽な呼吸とは，〈呼吸に関する不安が全くなく，無意識に呼吸を行なっている状態〉であるといえよう。

1 呼吸の過程

呼吸を安楽にする看護技術を考えるとき，生理的な側面から**図１**の呼吸過程のどの部分に〈もっとも直接的に関与できるか〉を考えてみると，第１に，外気と肺胞との交通の部分，すなわち〈気道の確保〉とか，〈酸素の補給〉といわれるような部分に関してであり，次に，呼吸運動の援助である。いずれにしてもまず，生体のもっている生理的機能を十分発揮できるように援助することが大切である。外界（空気）の条件を整えるとともに，呼吸に影響を及ぼす心理的な側面をも考慮しなければならないであろう。

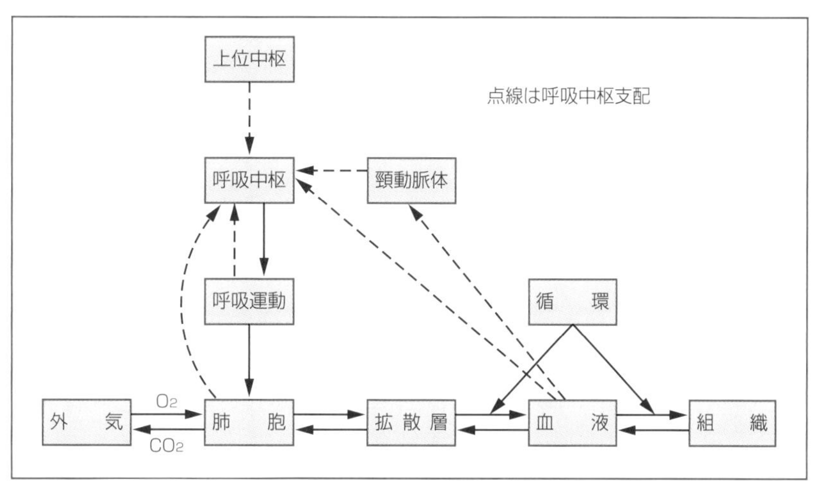

図1　呼吸の過程（朝比奈による）[1]

2 呼吸の援助にかかわる看護師の姿勢と視点

呼吸は，人間が生存を維持していく上での基本である。したがって，看護師としては，生体の呼吸に関する知識を駆使して，それぞれの人にあった援助を行なわなければならない。正常な呼吸を営んでいる場合には，感染による呼吸機能の低下を極力さけなければならない。また呼吸機能の低下している場合には，残された機能を最大に発揮できるように援助すべきである。

そして，何時でも正しい情報の提供ができるよう観察の技術のトレーニングが必要なことはいうまでもないことである。それは，単に呼吸の性状やタイプだけでなく，患者が正常な呼吸のための努力を行なう意志と体力があるかも含まれる。また，呼吸の異常を発見した場合には，速やかな対応ができなければならない。発見者が自分の能力にあまると感じたら，直ちに助けを求めるべきである。人工的な呼吸運動を行なっている人や，人為的な呼吸の通路を作成している人への援助に際しては，それぞれの機械や用具の正しい使用法について熟知するとともに，その操作が的確に行なわれなければならないであろう。

さらに，呼吸の援助を行なう上で忘れてはならないのは，環境の問題である。今日の大気汚染の実情と，汚染物質の健康に及ぼす影響を知るとともに，人びとの健康に責任をもつ看護師として，健康上からみて問題となる情報を提供し，必要あれば積極的な発言を社会に対して行なわなければならない。

3 呼吸運動

呼吸運動とは，肺を伸縮させて空気の出し入れをする運動であるが，これは肺の自動運動ではなく胸郭を構成する肋骨をつなぐ肋間筋と横隔膜の運動によるものである。したがって，この胸郭と横隔膜の運動を抑制したり妨げたりするような条件を排し，もっとも効率的な呼吸運動をはかるための援助が必要である。

平静な呼吸の場合には外肋間筋が吸気に際して収縮し，肋骨弓を上外方に持ち上げ，同時に横隔膜も収縮して下降するため，胸郭が広げられそれに伴って肺（肺胞）が拡張し，外気が入って来ることはよく知られているとおりである。また,呼気に際しては,横隔膜は弛緩上昇し，外肋間筋も弛緩して肋骨弓は下内方へ引き下げられる。そのため胸郭は縮小し，肺（肺胞）もちぢまって肺胞内の空気は吐き出される。この吸気と呼気の反復が呼吸運動である。

深呼吸に際しては，この肋間筋と横隔膜の運動のほかに胸鎖乳突筋や斜角筋（頸椎の横突起→第１～２肋骨），小胸筋（大胸筋の深部，第３～５肋骨→肩甲骨烏口骨突起）の収縮，および腹筋の収縮による運動がある。とくに，腹筋は努力呼吸や咳をしたり，腹圧をかけるときなどのような強制的な呼気をするときに働く。したがって，これらの胸郭および横隔膜，腹筋の運動を妨げないようにすることは安楽な呼吸援助につながる。ゆったりした衣服，帯やベルトをゆるめたり，ふとんや毛布の圧迫をさけるなど，いずれもこれらの呼吸補助筋の働きを高める上で重要である。

また，これらの呼吸運動を支配する神経についての理解も必要である。呼吸中枢は延髄と橋に存在しているが，それらの個所のうち，一部の神経細胞群を指すにすぎない。吸息中枢と呼息中枢が交互に働いて呼吸が営まれる。また，肺胞の拡張や収縮の刺激によって，頸動脈，大動脈の血圧上昇によって反射的に中枢を抑制する。中枢性呼吸麻痺は，頭部外傷，脳出血，脳腫瘍，中毒性物質による中枢麻痺，手術時の麻酔のときなどにおこる。ポリオや脊髄麻痺による呼吸障害は,末梢性呼吸麻痺によるものである。横隔膜神経の切断や麻痺により，横隔膜運動が停止しても，通常は肋間呼吸筋の代償活動のため，呼吸運動は障害されないが，老人性胸郭硬化や，高度の脊柱彎曲のため，胸郭の伸縮が制約されているときには横隔膜呼吸の依存度が高かったことによる呼吸運動障害がおこる。

以上のような呼吸麻痺による呼吸運動の停止や減弱に際して行なう〈人工呼吸〉は，胸郭を他動的に動かす必要がある。その方法についてはここでは述べない。

また，胸郭運動や横隔膜運動により，肺の換気を他動的に行なうことができるのは，胸壁と肺とのあいだに存在する２枚の胸膜（肺側および壁側）が少量の液体によって密着し，互いに平行に滑り合うことはできても，離れることのできない条件を与えられていることによる。つまり，肋間筋や横隔膜の収縮による胸郭の伸縮が，そのまま肺に連動されて換気が可能となるのである。

4 肺容量の問題

呼吸の安楽を左右する条件として肺容量についての理解も必要である。肺容量とは極大吸息および呼息をするときに肺に出入りする空気の量と，呼息のあとになお呼吸器内に残った空気量との和である。呼吸の数や深さの度合いを観察することにより，看護師は患者の呼吸の安楽度をおしはかる１つの目安とするが，数や深さの背景に肺における換気量の問題が存在しているのである。

肺容量は予備吸気量（IRV），１回換気量（TV），予備呼気量（ERV），残気量（RV）に分画される。**図２**は健康人と各種疾患患者の肺容量の分画を表わしたものである。

気道を通じて肺内に入った空気は，元から肺内にある空気と混合して肺胞気をつくるから，新しい空気と元から残っていた空気との量的割合によって肺胞気組成が変わる。また，直接ガス交換に関与しない死腔中の空気量が多いと，換気能率が低下する。したがって，もっとも本質的な呼吸ガス交換にとって，肺胞気を左右する因子としての死腔容量と機能残気および１回換気量が問題となってくるのである。

解剖学的死腔は鼻腔から細小気管支梢までの肺導入部の容積であり，この中の空気は直接血液とのあいだのガス交換を行なわない。また，もし肺胞の高度の拡張があったり空胞がある場合は，その中の空気はガス交換にあずからないし，肺胞での流血が妨げ

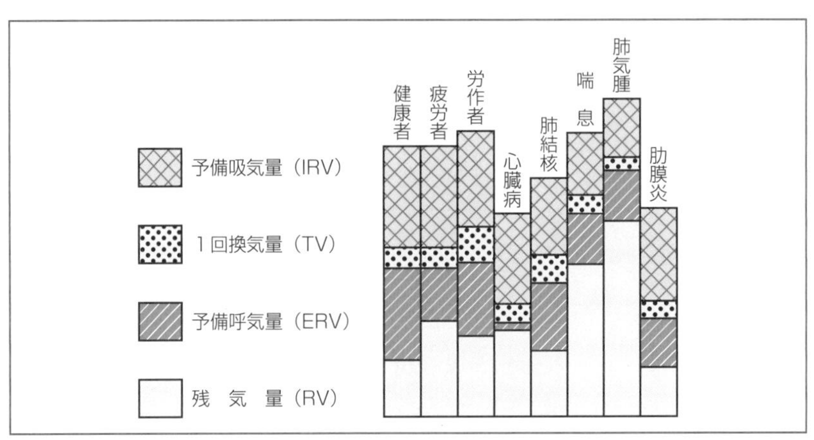

図2　各疾患の肺容量（朝比奈による）[2]

られていればその部分の空気は機能的に無効になるから，それらの部分をも含め死腔の容積となり，これを機能的死腔とよんでいる。

したがって死腔容積が増大すれば換気能率が低下する。また，その容量が大きくなくても，浅表な呼吸の場合には呼吸量が少なく，吸入した少量の空気の大部分が死腔容量となって，肺胞でのガス交換にあずかる肺胞換気量が少なくなる。死腔増大を伴う疾患には，慢性気管支炎，気管支拡張症，肺気腫，ケイ肺症，空洞形成などがある。

死腔が大きいときには呼吸量を大きくしないと，ガス交換にあずかる空気量は少なくなる。たとえば次のような関係である（死腔150mLとして）。

	頻浅呼吸	徐深呼吸
呼吸数	30/分	10/分
1回換気量	200mL	600mL
分換気量	6L	6L
肺胞換気量	(200－150)mL×30＝1500mL	(600－150)mL×10＝4500mL

つまり，呼吸が浅くなって1回の吸気量が小さくなっても呼吸数が非常に増すので，一見，換気量はあまり減らないように思われるが，有効な肺胞換気量は大きく減少していることを示すものである。呼吸能率がきわめて悪いのである。しかも，促迫呼吸では，呼吸運動が増加しているから，その仕事量だけ酸素の消費も増加するわけで，このような患者を見た場合には，代償が十分に行なわれていると考えることはできない。

また，換気が十分であるのにチアノーゼが強く，呼吸困難があるときは拡散障害があるとみてよい。

5 ガス交換のしくみ

換気作用によって肺胞に入ってきた空気は，機能的残気と混じり合って組成が変わる。酸素については大気中20％，140mmHgの分圧が吸入後には14％，100mmHgの分圧の程度となる。肺胞と接触する肺毛細管の静脈血の酸素分圧は40mmHg程度なので，肺胞膜を介して約60mmHgの圧力差で，酸素が肺胞気から血液へと拡散しはじめ，毛細管末端部に血液が約0.5秒間に流れ去る間に，ほとんど平衡状態に達する。二酸化炭素に関しては，静脈血は約45mmHgの分圧で毛細管に流入し，酸素と反対方向に肺胞側に二酸化炭素を放出し，約40mmHgの分圧に低下して流れ去る。

安静平衡状態では１分間の酸素摂取量は約250mL，二酸化炭素排泄量は約200mL，その容積交換率は約0.8，安静時の体内代謝による呼吸商の値に相当する。

肺切除後や肺気腫の場合，肺胞のガス交換面積（通常70～90m^2）が減少する。また，肺胞膜の厚さや性状の変化，貧血症によるヘモグロビン減少，肺血流量の低下によっても酸素の拡散は障害される。

6 呼吸の調節

一般に生体では，その内的環境を一定に保とうとする働きがある。これを恒常性維持機構というが，その典型を呼吸調節に見ることができる。呼吸調節の主な役割は，①体内の酸素濃度を一定のレベルに維持し生体の代謝活動の原動力である組織呼吸を可能とすること。②体内の炭酸ガス濃度を一定レベルに維持することにより，体内の酸塩基平衡を一定にし，細胞内環境の至適状態をつくり，細胞代謝を維持している。

（1）神経による調節

情動などの精神的因子による大脳および視床下部，大脳辺縁系など上位脳からの因子と，呼吸反射などによる因子がある。情動因子は，一般によく知られているように，怒りや痛みによっても呼吸が早くなることなどから理解できることである。呼吸反射には，肺迷走神経反射と，せき反射や，くしゃみ反射に代表される防御反射がある。この他皮膚や粘膜の化学的，温熱刺激などによる反射もある。

(2) 体液性因子

炭酸ガス，水素イオン濃度，酸素，エピネフリン，ノルエピネフリンなどの化学的刺激因子を感知する中枢が延髄にあり，また，体温，血圧などの物理化学的刺激因子を感知する温熱受容体，圧受容体などがある。

(3) 呼吸中枢

いわゆる呼吸中枢は，中脳，橋脳，延髄などの脳幹部に局在するといわれており，この部位で自律性のある呼吸リズムの形成が行なわれていると考えられている。ここでは，呼吸数や深さの制御も行なわれ，ここから発生したインパルスは横隔膜や，肋間筋，腹筋などの呼吸筋を支配している。

7 空気の条件

安楽な呼吸を営むためには生体側の条件，すなわち呼吸器の構造や働きのみを考えているのは片手落ちで，私たちの生活の場である地球上の空気の状況を認識しておく必要がある。どんなに健全な呼吸器をもっていても，吸入する空気が汚れていては，安楽に呼吸はできず，生命の安全にもかかわってくるからである。

「大気汚染とは，戸外の大気の中に人工的にもちこまれた汚染物質があって，その量，濃度，持続時間が，一つの地区の住民のうちのかなり多数の人々に不快感をひきおこしたり，また州の広い地域にわたって，公衆衛生上の危害を及ぼしたり，人間や，植物，動物の生活を妨害するようになっている状態」をいう。これは，WHOの大気汚染の定義である。

そこで，呼吸の必須条件である空気と，その汚染物質の状況を考えてみる必要がある。

1）空気と人間の生活

(1) 酸素

乾燥空気の化学成分は**表1**の通りであるが，この中で人間の生活にとってもっとも関係の深いのが酸素であることはだれしも承知していることである。酸素は人間の生命維持に本質的に最重要であるといっても過言ではない。全呼吸の過程で，酸素を体内に取り入れ，生体の細胞の１つひとつが生き続けているのである。もしこの酸素の供給が途絶えると，とくに脳神経細胞では，瞬時にその活動を停止し，短時間のうちに再生不能の破壊が進むといわれている。次に来るものは死である。

空気中の酸素は，生体の呼吸や燃焼で消費されるが，植物の同化作用により，空気中に酸素が排出され気流によって調節されるため，地球上の全表面の空気は同じような組成によっておおわれている。一般に空気中の酸素が15～21％位のあいだでは，人体は特別な影響を受けない。つまりわずかな酸素不足は呼吸運動の増強により補われるからである。酸素欠乏による症状の発現は14±２％の限界でおこり，濃度の低下とともに重篤となる。６～８％の４～５分間呼吸で意識不明，呼吸緩徐，停止という危機に至るが，適切な救急処置で生存の可能性はあるといわれている。この時間が６分となれば50％死亡，８分間で全員死亡という。また，無酸素空気の呼吸では瞬時にして無呼吸となり，人工呼吸をして蘇生しうるチャンスは３分以内であるという。

(2) 二酸化炭素

二酸化炭素は**表１**にあるように，空気中には0.03％しか含まれていない。人体内の燃焼によって生成されるほか，物の燃焼や腐敗によっても発生する。人の肺内空気には４～６％含まれ，呼気には2.5～４％存在する。腰かけて知的労働をしている人は，１時間12～20Lの二酸化炭素を排出するといわれている。

しかし，実際には空気中の二酸化炭素の濃度はきわめて希薄なため，狭い部室に多勢集まるようなことがあっても，人間の呼気だけで危険な状況を生み出すことはあまりない。むしろ，人間が多く集まったためにおこる温度や湿度の上昇，閉め切った部屋の

表１　空気の化学的成分

成　分	化学記号	容量(%)
窒素	N_2	78.10
酸素	O_2	20.93
二酸化炭素	CO_2	0.03
アルゴン	A	0.94
水素	H_2	微量
ネオン	Ne	微量
クリプトン	Kr	微量
ヘリウム	He	微量
キセノン	X	微量
オゾン	O_3	微量
過酸化水素	H_2O_2	微量
その他		微量

中での煙草の煙，塵埃や細菌の方が問題となる。したがって，一般室内での二酸化炭素の濃度は，有害性を示すものというより，換気の状態を示す指標として意味がある。すなわち二酸化炭素の濃度が0.1～0.15%以上になると，換気不良と考えられている。

(3) 空気中の異常な成分

①一酸化炭素

一酸化炭素は二酸化炭素と異なり，人体にとって有害な成分である。炭火，都市ガス，工場の煤煙，自動車の排気ガスなどに含まれる。一酸化炭素はヘモグロビンと結合しやすく，その結合状況は酸素の210倍といわれている。呼吸により肺胞に達した一酸化炭素は酸素よりも早くヘモグロビンと結合し，血液の酸素運搬を阻止する。その結果，低酸素血症となる。酸素欠乏にもっとも敏感なのは脳や心臓なので，頭痛，めまい，悪心嘔吐，視聴覚の減退などがおこってくる。重症になれば，意識混濁し呼吸不整，脈拍頻数，血圧降下がおこり死に至る。

都市ガスの普及により毎年冬になると，ガス中毒死や中毒患者が病院に運ばれるが，これも一酸化炭素中毒によるものである。また，必ずしも一酸化炭素を含んだ燃料でなくても，換気不良の室内でプロパンガスや石油が燃えても一酸化炭素は発生する。

②イオウ酸化物

代表的な大気汚染物質である。石油（重油）や石炭の中に含まれるイオウが，燃焼によって酸化され，亜硫酸ガスとなる。亜硫酸ガスは無色の気体で，大気中に存在するくらいの濃度では臭気はない。比重は空気の約2.2倍で地表にたなびく傾向をもっている。空気中の亜硫酸ガスはさらに酸化され無水硫酸となり，大気中の水分にとけると硫酸ミストとなる。この亜硫酸ガスと無水硫酸，硫酸ミストを合わせてイオウ酸化物とよぶ。イオウ酸化物を吸入すると，鼻や気管・気管支の水分にとけて，硫酸となって作用し，慢性気管支炎や喘息の発作を誘発する。

③窒素酸化物

燃料のなかの成分からできるのではないことが，イオウ酸化物と異なる点である。燃焼によって空気中の窒素と酸素が高温に反応してできるものであり，したがって燃焼温度が高いほど多くの窒素酸化物が生成される。はじめは一酸化窒素のかたちででき，空気中で酸化されて二酸化窒素となり，さらに無水硝酸となって空気中の水分を吸収して硝酸ミストになる。二酸化窒素は亜硫酸ガスよりも水にとけにくいため，気管支の末梢や肺胞にまで達するので，呼吸器に対する有害作用が強い。

窒素酸化物は，イオウ酸化物ほど測定されていないため軽視されていたが，大都会ではイオウ酸化物に匹敵する汚染の強さが測定されている。

④粉じん，ばいじん

いわゆる“すす”や“ほこり”とよばれ工場煤煙や自動車の排気ガス，工場の生産過程で飛び散るもの，鉄鋼石の貯蔵や運搬で飛び散るものが主なものである。したがって，そのような作業条件で働く人の場合が問題であり，社会的にもっとも注目されているのが塵肺である。塵肺には石綿（アスベスト）肺，珪肺，滑石肺，アルミニウム肺などがある。またそのような産業に直接従事していなくとも，近くの住宅に落下して問題となる場合がある。健康に対する影響からみると粒子の粗いものより細かいものの方が危険である。細かい粒子の粉じんは，ながく空気中に浮遊していて，これを吸入すると気管支の奥まで進み，呼吸器系に害を与える。

表2　空気中の塵埃の害（三浦豊彦「生活の衛生学」より）[3]

害作用	原因となる塵埃の例	備考
塵肺（珪肺，石綿肺，タルク肺，溶接工肺，その他）	珪酸塵，石綿，滑石，アルミナ，けいそう土，炭粉，その他	金属山，炭坑，採石場，窯業，研磨業，冶金業，鋳物業，その他
煙草肺 穀粉肺 綿肺 さとうきび肺	煙草のくき（珪酸が含まれているともいう） 穀粉 綿塵 さとうきびの粉塵	月曜熱ともいわれる 喘息様発作がある
急性肺炎，肺浮腫等	マンガン，ベリリウム，カドミウム，バナディウム，その酸化物	
慢性気管支炎	木綿，亜麻，その他	
中　毒	鉛，砒素，石灰窒素，マンガン等	鉛工場，肥料工場，合金工場，精錬所
皮膚粘膜の障害	生石灰，カーバイト，石灰窒素，グラスウール	石灰工場，肥料工場
アレルギー性疾患	植物性粉塵（花粉等） 動物性粉塵（羽毛，毛髪） 亜鉛等の煙	喘息は家庭の粉塵からもおこる
伝染性疾患の伝播	各種粉塵，獣毛	インフルエンザ，麻疹，猩紅熱
がん	砒素，放射性エマナチオン	肺がん

⑤放射性物質

2011年３月の地震・津波により，福島第一原子力発電所事故が発生し，大量の放射性物質が大気中に拡散された。その放射性粒子が呼吸によって体内にとりこまれると，いわゆる内部被曝による健康障害が危惧される。

この他，私たち

の生活する場でもほこりは絶えず存在している。織物の線維，花粉，かびの胞子，炭素の粒や砂の粒などである。このようなほこりは，アレルギー反応をおこすアレルゲンとして，鼻粘膜炎や喘息，蕁麻疹などのときに問題になる。はたきやほうきを使う掃除ではかえってほこりをまきちらすので，濡れ雑巾で拭きとったり電気掃除機の方が好ましいわけである。最近では病院のベッド掃除もベッド刷毛に代わってハンドクリーナーで実施する施設も増えてきた。患者と看護師の呼吸器の健康のためにも好ましいことである。

2）大気汚染と健康

大気汚染によっておこる急激な健康への影響は，いくつか報告されている。もっとも有名なのは，1952年のロンドンにおけるスモッグ事件である。これは，1952年12月５日から９日までイギリス本土の大部分が霧におおわれたが，この期間中にロンドンで多数の死亡者が出た事件である。多くの発病者たちは発熱，チアノーゼ，肺雑音が認められ，例年より多く，死亡した者の数は3,500～4,000名にも及んだのであった。そしてその死因は，慢性気管支炎，気管支肺炎，および心臓病で，70歳から80歳代のものの増加がもっとも多かったという。浮遊ばいじんと亜硫酸ガスの測定が行なわれ高い値を示している。

このような急激な影響がないとしても，大気汚染に長時間さらされておこる慢性の影響ははかりしれないものがあり（**図３**），スモッグによる紫外線不足からビタミンＤ欠乏による小児のくる病様症状の多発や，一般健康状態の低下，死亡率，罹患率の上昇，気管支炎の増加，慢性気管支炎の悪化，肺炎の罹病率や死亡率の

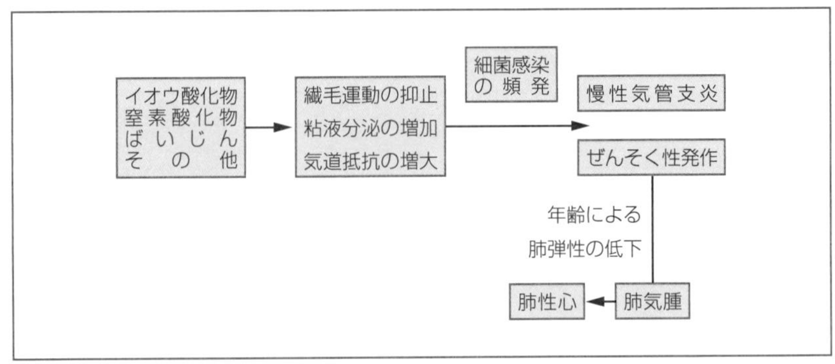

図３　大気汚染による病気のなりたち（丸屋博ほか「大気汚染と健康」より）[4]

増加，肺がんの発生などを強く主張する人もいる。

地域の住民の健康状態を疫学的に調査し，

①大気汚染がひどければひどいほど，慢性気管支炎の症状をもつ人が増える。

②その日その日の大気汚染の程度によって，慢性気管支炎や気管支喘息の患者の症状の強さが左右される。

③強い大気汚染が続くとそのために死亡する人が出てくる。

ことなどが明らかにされている。

いみじくもナイチンゲールが「良い看護が行なわれているかどうかを判定するための規準としてまず第一にあげられること，看護者が細心(さいしん)の注意を集中すべき最初にして最後のこと，何をさておいても患者にとって必要不可欠(ふかけつ)なこと，それを満(み)たさなかったら，あなたが患者のためにするほかのことすべてが無に帰するほどたいせつなこと，反対に，それを満たしさえすればほかはすべて放(ほう)っておいてよいとさえ私は言いたいこと，――それは『患者が呼吸する空気を，患者の身体(からだ)を冷やすことなく，屋外の空気と同じ清浄さに保つこと』[5)]」と述べていることは，健康に責任をもつ現代の看護師が耳を傾けて聞かねばならない言葉であろう。あわせて“外気”のもつ現代的意味についての理解も必要である。

ここでもう１つ注意を喚起しておきたいことは，空気清浄装置の問題である。近代的な病院に働く看護師の多くが，“うちの病院は空調が設備されており，空気はきれいに保たれている”と信じているようである。確かに，フィルターにより，外気よりはいくらかきれいになっているかも知れないが，空調のある建物で外気の汚染が室内にきわめて著明に影響していることもすでに調査がなされており，とくに，入気口が下部についているようなところで，近くに自動車の渋滞するような幹線道路や交差点のあるところでは，一酸化炭素の濃度の高い空気が送り込まれることもあり得るのである。

8 呼吸の観察

正常な呼吸は１分間12～24回程度の頻度で，吸息と呼息は規則的に交代する。これが呼吸中枢の条件により種々に変形して，リズム，深さ，数の変化の組み合わせとして私たちは観察するわけである。一時的な変化から生命への危険信号として現われるものなどさまざまである。正しい観察と適切な表現により病状の進行程度，あるいはアノキシアやアシドーシスの存在をおしはかることができる。時には病変部位も知ることが可能である。

〈呼吸のタイプ〉

①深さは不変であるが数が増加し，１分間24回以上，感情動揺により変化する→頻呼吸
②深さは不変であるが数が減少し，１分間12回以下となる。１回の呼吸が遅いのではなく休止期が長い。眠剤，鎮静剤あるいは脳圧上昇などで中枢の興奮性が低下したとき→徐呼吸
③頻度は不変であるが深さが増大する型→過呼吸
④頻度は変わらずに深さの浅い呼吸，したがって分換気量は低下する→減呼吸
⑤頻度，深さともに増大し，分換気量が著しく増大する→多呼吸
⑥頻度，深さともに低下。極端になると無呼吸となる→少呼吸
⑦頻度，深さのいずれか，または双方が同時に増加して分換気量が増大する。血液中からCO_2を吹出すことになり血液炭酸欠乏症をおこして，いわゆる呼吸性アルカローシスをおこす→過換気
⑧頻度，深さのいずれか，または両者が同時に減少して分換気量が低下する。したがって血中O_2減少しCO_2が増加する→減換気

以上の変型呼吸がさらに組み合わされて，病的呼吸型が特徴的に現われる（例：波状呼吸，チェーン-ストークス呼吸など）。

また，外見的に肩の挙上や鼻翼の運動，声門下の陥没の有無など合わせて観察する。そして呼吸の異常に付随しておこる症状，すなわち嗄声や咽喉痛，嚥下障害，心悸亢進，胸内苦悶の有無，不安や疲労の程度，脈拍，体温などの観察を合わせて行なう。

9 呼吸困難について

呼吸困難とは，呼吸をするのがむずかしいという感じ，あるいは息をするのに苦痛を感じる自覚症状である。本来，自覚的な感覚をもととした概念であるから，数量的な定義づけは困難であるとされている。どのように換気事情が悪化していようと，麻酔などで気を失っている場合には呼吸困難を感じることはないし，ま

た，他覚的な症状や所見がなくても自覚的に困難を訴える場合もあるわけである。一般に健康人では，換気が倍に達しないと呼吸の意識はおこらず，４～５倍になってはじめて呼吸の増加に対する不快感を感じるという。

呼吸困難の感覚は，呼吸中枢が興奮して呼吸運動が促進される場合に伴う。最終的には組織へのO_2供給が不足することを意味している。また，呼吸運動が激しければ，それだけで呼吸困難の感覚がおこるという説もある。

１）呼吸困難の程度（臨床的分類）

①安静時，またはきわめて軽い運動では無症状であるが，健常者ではなんらの症状をおこさない程度の運動により呼吸困難をおこす。

②軽い運動で呼吸困難をおこす。

③安静時でも呼吸困難がある。

２）呼吸困難の原因的分類

（1）生理的呼吸困難

①激しい運動時

②高山，高所にのぼるとき

③病後の回復期

④老年性変化を伴うもの，すなわち退行変性による胸郭の固定や肺内変化のため呼吸運動が増加する場合

⑤疼痛があるために呼吸運動を抑制しようとするとき，呼吸中枢の興奮は高まっているが，それに伴う呼吸運動が制約されていて中枢の炎症に追いつけない。また，疼痛のため反射的に呼吸停止をおこし，続いて呼吸促進が現われ，これを交互にくり返すため，呼吸困難となる

⑥はなはだしい肥胖の場合（横隔膜高位，胸郭固定）

⑦高熱，すなわち熱放散性呼吸困難

（2）肺性呼吸困難

呼吸器系疾患によっておこる。

①気道の閉塞→上気道の急性炎症，浮腫，異物の嵌入，腫瘍（頸部，上部縦隔）による圧迫，神経性麻痺または痙攣などによる喉頭部･声門部･気管の閉塞，気管支攣縮，粘膜の浮腫，分泌物浸出，

腫瘍・異物などによる気管または気管支の閉塞，気道狭窄にうちかつために呼吸筋や補助呼吸筋の激しい活動が要求され，それら筋群から送られる刺激が中枢を興奮させる。

②正常肺組織の量的不足→気胸，水胸，うっ血性心不全，広範な感染症および腫瘍，肺虚脱，肺切除，成形術など。

③ガス混和の不良→慢性肺気腫

④ガス拡散およびガス交換の不良→肺水腫，種々の感染症，線維症，広範な肺胞出血

⑤反射刺激の亢進

呼吸のタイプ　浅く速い呼吸，気管支喘息の呼吸困難は気管支の痙攣，腫脹，浮腫などにより気管支の狭窄がおこる。吸息期の困難より呼息期の方が強いのは，呼息期の気道収縮と呼息筋の弱い収縮力とに原因がある。

(3) **呼吸筋性呼吸困難**→脊髄前角炎，神経炎，筋無力症，薬剤による麻痺。

(4) **心臓性呼吸困難**→うっ血性心不全，心臓喘息，これらは流血障害のためのCO_2蓄積に代謝性アシドーシスが加わって呼吸困難をおこす。また，肺のうっ血のために肺血管が拡張し肺の伸展受容器からの刺激の増大も問題となる。

呼吸のタイプ　伸展受容器からの刺激が強いときは呼吸数は少ない。また，肺の伸展性制約のため吸息努力も大きくなり，弾性低下のため呼息努力も大となる。起座呼吸の姿勢をとる（起座呼吸については別述）。

(5) **循環障害性呼吸困難**→多量の出血が呼吸飢餓をひきおこす場合，高度の貧血の場合には，Hbの減少によりO_2運動能力は低下し，低酸素血症のための呼吸中枢が興奮する。しかし代償的に心拍出量および流血速度が増すため安静時の呼吸困難は少ない。運動負荷した場合におこる。

呼吸のタイプ　浅表促迫，脈拍も頻数微弱。

(6) **代謝異常性呼吸困難**→CO_2増加による呼吸性アシドーシス，糖尿病，尿毒症などによる呼吸中枢の興奮による呼吸困難。

呼吸のタイプ　深い型，アシドーシスが進むと浅い麻痺型呼吸となる。

(7) **中枢性呼吸困難**→脳腫瘍，脳膜炎，脳外傷，電気ショック，鎮静剤，麻酔剤，一酸化炭素中毒による。延髄呼吸中枢の障害，

中枢の局所的毛細管壁の硬化や水腫。

呼吸のタイプ　一様ではない。

(8) **神経障害性呼吸困難→**ヒステリー性，熱射病。

呼吸のタイプ　すすり泣き様（あえぎ呼吸）と無呼吸の反復。

⑩ 気道の確保に関する援助

1）鼻呼吸の意義

気道の確保というと，まず救急的な意味での確保が頭に浮かぶが，その点に関しては，いろいろな書物に書かれているので，ここでは，救命という観点からはやや消極的ではあるが，人体の防御のしくみの上から，とくに健康保持と疾病予防上，鼻呼吸の果たす役割を考えてみよう。

鼻呼吸が行なわれていることは，安楽な呼吸の一条件である，と同時に外界の異物をのぞき，刺激をさける上からも重要である。外界からの空気が肺胞に至るまでには，通過する気道の各部分で浄化作用が行なわれることはよく知られている。

この場合，鼻入口部から喉頭に至る通路は，ひだが多く曲りくねっており，粘液におおわれた表面や密生した繊毛によって，防塵や加温・加湿にきわめて有効な働きがある。すなわち，鼻孔の繊毛による粗大ゴミの捕獲はもちろん，10μ以上の大きさの粒子は，その多くが気管分岐部に至るまでにとらえられてしまい，±100℃以内の乾燥ガスも，気管支に達するまでには体温近くまでに暖められ，水蒸気飽和に達するといわれている。

鼻閉があると口呼吸を余儀なくされるために，異物はもとより，加温・加湿が不十分のまま，乾燥空気が下気道に到達する。このため，下気道の粘膜を刺激し炎症を進めることにもなる。アデノイドや口蓋扁桃肥大のため口呼吸を行なう子どもが，風邪をひきやすかったり，咽喉の炎症で高熱を発しやすいのはこのためでもある。乳児は鼻がつまっても〈口呼吸で代償すること〉を知らないから啼泣するわけである。吸啜力の悪い乳児が，鼻くそや分泌物による鼻閉により，乳首を持続的に吸啜できないこと，鼻の清掃後ミルクをよく飲めるようになることも，しばしば経験することがある。

また鼻粘膜は血管に富んでいるが，皮膚の血管とは逆の反応をする。たとえば，冷たい外気にふれると皮膚の血管は収縮するが，鼻粘膜の血管は拡張し鼻閉をおこす。入浴したり，運動をすると，鼻閉が緩和されるのはこの逆である（だが飲酒のときは，皮膚の血管の拡張に伴い，鼻粘膜の血管も拡張するので，鼻閉がおこる）。もちろん，鼻炎や副鼻腔炎などのように，粘膜の炎症や肥厚が一時的あるいは持続的に続くと，点鼻薬や内服薬などを用いたり，時には手術によって通路を広げたりしなくてはならない。

いろいろ述べてきたが，鼻呼吸によって塵埃や有機物の除去と加温・加湿がなされる結果，上気道への刺激は少なくなり，感染や炎症を予防できる。耳管経由の中耳炎もある程度防止できるのである。そして，この鼻呼吸の習慣を幼ないうちから身につけておくことが重要である。

気管切開を施行した患者の看護にあたって，鼻呼吸による調節と同じように加温・加湿をした空気が必要であることも，鼻呼吸の重要性を考えれば理解できることである。また，液状滴物質は，いったん会厭（ええん）を通過すると，すみやかに肺胞に達しやすいことや，異物除去に有効な繊毛も，乾燥空気や有毒ガスにはきわめて弱いことも知っておきたい。

2）分泌物の除去

気道は空気出入の通路としてもっとも重要であるが，同時に，上に述べたような加温・加湿，吸入空気の浄化，異物の除去による〈生体の防御システム〉としての役割をもつ。すなわち，気管・気管支の表面も多数の繊毛でおおわれ，その間に杯細胞をもっており，この細胞は常に粘液を分泌している。気道全体の分泌量は１m^2あたり10分間に0.9gといわれている。

粘液に侵入した塵埃・細菌，気道壁より遊出した食細胞および浸出液の混合物が痰である。この痰は繊毛運動（１分間1,500回）により，気道下部から喉頭に向かって搬送される（約1.5cm/min）。そして，咳，その他の吹出し作用によって口腔や鼻腔から排されるが，無意識のうちに嚥下されるものが多い。

また，煙草の煙や亜硫酸ガスなどの吸入により繊毛運動は阻害され，時に繊毛の長さが短縮し，一方，分泌物の過剰がおきてくる。このため，気道における清掃作用が低下し，二次感染をおこしやすくなる。すなわち，細菌類は細気管支から肺胞に吸入されるからである。この分泌物の貯留が気道の空気流入路を狭くし，酸素摂取量の不足をきたしてくる。したがって，医学的に分泌過多の原因となる炎症を抑制したり，刺激となる因子を排除することはもちろんであるが，貯留した分泌物を適時除去する技術が必要である。

生体の防御反射としての〈咳〉により，分泌物を排除しようとするが，咳の風速は主気管支で12〜13m/sec，声門では50〜120m/secという激しいもので，肺や気管支に与える力は強大である。そのため，びらんや粘膜上皮の剥離脱落といった障害をひきおこすので，注意しなければならない。また，高齢者や乳幼児，手術後の患者や衰弱の激しい患者は，自己の喀出力で分泌物を排出することが困難であり，援助を必要とする。

3）気道の狭窄や閉塞に対する援助

〈呼吸のしくみ〉および〈呼吸の安楽を妨げる内的・外的因子〉を理解した上で，具体的な安楽の援助技術を考えてみよう。私たちが，呼吸の障害のある患者に接したとき，まず感じることは「苦しそう」だということであり，ついで「何とか楽にする方法は？」と考える。生命の危険に及ぶような苦しみに接したときの看護師の対応の仕方は，生命の安全を守るために救急的であり，また，息切れや持続する呼吸障害のために不安を感じている患者への対応の仕方は，ある程度の余裕をもつことが可能である。

したがって呼吸の問題のある患者に接したときに，この苦しみは何から由来するものであるかをじっくり考えて次の行動に移れる場合と，一度にいくつかの予測をして反射的な行動をする場合があり，ベテランといわれる看護師は，一見反射的とも思えるような行動の中で，さまざまの呼吸障害因子を頭の中で組み立てているのである。

呼吸の安楽をはかるためには，薬剤を用いたり，呼吸補助装置や酸素吸入などの他に，体位を工夫したり空気の調整をはかるなど，その病人の状態やその状態を観察した看護師の受け止め方と，もっている技術の幅の如何によりさまざまである。その時々の技術の適用が，その患者の状態にもっともふさわしいものであるようにすることが望ましい。

異物や分泌物，浮腫などによる気道の閉塞や狭窄に対しては，酸素吸入の前にまず原因を取りのぞく必要がある。臨床的にもっともよく遭遇するのは分泌物の喀出困難による苦しみである。

体力のない患者や術後の患者は，自力で痰を排出することが困難である。そこで吸引器を用いたり，咳反射をおこさせたり，去痰剤や粘液溶解剤などが投与される。ここでは看護師の体験例から法則性を探ってみようと思う。

(1) 気道の湿潤を高める

気管切開をしてカニューレ装着している患者は，構造のいりくんだ鼻咽腔をとびこえて直接切開部位から空気を吸い込むため，しばしば乾燥による分泌物の濃縮を体験する。つまり，非常に粘稠な分泌物のため，患者はその分泌物を喀出するのに苦労し，吸引は看護上の大きな問題となる。気管切開後の患者のケアにとって，“霧の部屋”といわれるくらい，高湿度が要求されるのは以上のようなことによる。

したがって，分泌物の量が多く，しかも粘稠で喀出困難な患者に対してネブライザーや吸入が行なわれるのは，薬剤の作用ばかりでなく，気道に水分を補給する上からも重要である。水分補給の点だけから考えると，ネブライザーよりも旧来の蒸気吸入の方がその目的を達するともいえる。最近の蒸気吸入は使用も比較的簡便で，患者を安楽にする視点から再度見直す必要がありそうである。同じような目的のために，熱いお湯でしぼったおしぼりタオルを鼻と口に当てて吸い込ませるのも一方法である。ネブライザーは薬剤を微小な粒子にして，気管や気管支にまで到達させる点で有利である。

CCUに勤務している看護師が，痰の喀出困難な患者に出会い，さまざまな方法を試みたがうまくいかず，うがいをさせてみたところ実にスムーズに痰の喀出ができたという。これは含嗽の水が，咽喉の神経終末を刺激し，分泌物そのものに水分が加わって喀出しやすくなったためであろう。

また，分泌物の濃縮を予防する意味からも，分泌物の多い患者には，水分を十分に補給するよう努める。

(2) 指頭による声門下の圧迫

気道の上部にまで痰がきているのに，術後などで術部痛をカバーするために腹圧がかけられないような場合，第2，3，4指をそろえて声門下のくぼみにあて，圧迫しつつ患者に咳運動をさせることにより喀出できる。その場合，胸腹部の術創はもう一方の手で静かに押さえ固定するように保護することが肝要である。

(3) 体位による分泌物排除

気管支や肺の構造を考え，水は低い方に向かって流れるという原則にもとづいて，頭部や肩を低くする方法である。

気管支拡張症や肺化膿症の患者では，極端に頭部を下げる姿勢を数分間ずつ１日に数回行なう。ただし，高血圧や左心系の障害のある人には禁忌である。

気管支喘息や慢性肺気腫など閉塞性の肺疾患では，軽い傾斜で長時間続けて行なう方がよい（頭部，肩を低く腰を高くし15°の傾斜にする）。この体位は，単に分泌物のドレナージだけではなく，呼吸困難の緩和にも有効である場合がある。すなわち，この体位を保持しつつ腹式呼吸の訓練をすることにより，腹部臓器による圧が横隔膜の動きを大きくし，下葉の肺胞換気を増加させるといわれている。分泌物貯留部位を確認（X-P，聴診）してから，その部位に適した体位を保持することがもっとも有効なドレナージ法である。

睡眠中は同一体位を持続するため多量の分泌物がたまっているので，早朝起床時に，体位による分泌物排除をすると効果的である。実施前に，医師の指示による薬剤（痰溶解剤や気管支拡張剤）のネブライザーを行なうとか，手のひらで軽く胸をたたいたり，患者の両腕のつけ根から羽ばたくような運動をさせておくと一層効果があがる。

⑪ 呼吸運動の援助

１）腹式呼吸の練習

肺気腫や慢性気管支炎，気管支喘息の発作時などは，肩を上下させた能率の悪い呼吸を行なう。それは，肺が拡張したままの状態のため，横隔膜が下に押し下げられて，呼吸筋としての役割が制限されるためである。そうなると，横隔膜や腹筋の力も弱まってきて，胸郭も前後の幅を増し樽状となって肋骨が上がり，そのため胸郭の下部の運動が制限される。つまり上部の胸郭だけを用いて呼吸するため，肩であえぐような呼吸となる。そのことを矯正するためにも，横隔膜を厚く強くし，十分上下できるような訓練が必要である。そのために腹式呼吸を練習させるのである。

腹式呼吸は，まず仰臥位のまま膝を立て，全身の力をぬいて楽な気持にさせ，腹部に雑誌か本のようなものをのせ，その本が上に持ち上がるように息を吸い込む。そして，閉塞性の肺疾患の人は，呼気時に空気をうまく吐き出せないので，口をすぼめるようにしてゆっくり吐き出させると，気管支のなかの空気圧が高くなり，うまく吐き出すことができるようになる。

2）体位による呼吸運動の援助

呼吸困難を援助するのに，まず体位を考える人は多い。その根拠は種々の看護の教科書に記載されているように，肺活量は立位において最大であり，座位，仰臥位，腹臥位の順に減っていく。したがって患者の安楽と呼吸量との関係から半座位が好んで用いられる。とくに心臓性の呼吸困難では，肺循環で心臓へ還るべき血液が肺にたまってしまい，肺うっ血をおこして，肺の呼吸面積を少なくし呼吸困難がおこる。そこで心臓への血液還流量を減少させ，肺うっ血を取りのぞくために起座位をとらせるのである。

心臓性呼吸困難の場合にとくに起座呼吸という体位が好まれる理由については，まだ推論の段階のようである。朝比奈によれば「この姿勢が重力的に胸郭の呼息運動を容易にすること，坐位で肺活量が大きくなること，横隔膜の下降が吸息を容易にすること，肺血管の血流が低下してうっ血を軽減することが主な理由である。そのほか，臥位では肺胞換気が不十分で，健康者でもときどき深い呼吸で換気を補うくらいであるから，呼吸困難のあるときにもっとも換気能率のよい起坐呼吸を行なうという意見もあり，また，この姿勢では脳圧が低下して中枢部分への圧迫を除くのであるという意見もある[6)]」。

また，人によっては側臥位を好む場合もある。側臥位の場合では，下部になった側の肋骨は圧迫されて肋骨呼吸は制限されるが，代償的に横隔膜呼吸は増大する。一方，上になった側では，肋骨運動は制限されないが，横隔膜運動は，腹部内臓が下方へひっぱられることにより制限される。

したがって，右肺上葉に病変のある場合には，病変部の安静と，安楽な呼吸のためには右側臥位が望ましく，右肺下葉の病変の場合には左側臥位の方がよい。また，呼吸面積全体がせばめられているようなときには，両腕を上に挙げ枕で支えるなどして胸郭を広げた体位にする。いずれの場合でも，患者自身もっとも楽な体位が望ましい。

人工呼吸や人工呼吸器なども他動的に呼吸運動を援助する方法であるが，成書を参照されたい。

⑫ ある看護師の実践例より

呼吸困難の原因がわかってもそれを除去することができず，応急的な対症療法が行なわれることが多い。そしてそれらの処置が奏効するまで，一時的にでも呼吸困難を緩和し，患者の不安を軽減するために看護師は努力しなければならない。以下に紹介する実践例は横浜市立市民病院の斎藤成子氏が経験の中からあみ出した方法である。

患者にもっとも楽な姿勢（ファウラー位，側臥位，座位）をとらせ，次に手背側の示指の中手骨内側（指圧すると一番痛みを感じる部位）の部位を数分～10分間強く指圧する。その間，呼吸できる患者には，深呼吸を促し，「次第に呼吸が楽になりますよ」と話しかけ，一緒に深呼吸をしたりする。２～３分経つと軽い咳が出たり，ひとりでに深呼吸をしたくなってくる。喘鳴のある患者の場合には次第に軽減あるいは消退していく。ときにはすやすやと睡眠してしまうこともある。呼吸困難の強度のときには新鮮な空気を入れたり酸素吸入を併用する。

▶実践例１　31歳の女性。虫垂切除後イレウス反復し，４回目の術後４日目，胸部X線撮影の結果，右肺拡張不全をおこし，喘鳴強度。ストレッチャーに移すとき軽いチアノーゼが，口唇と手指爪に現われた。体位変換と背部温湿布を行なって前胸側部を両手で刺激し，喉頭下部の指圧を試みたが痰の排出量が少ない。

そこで座位をとらせ，前記の要領で手背の指圧と右背部を軽打し多量の痰排出を見た。粘稠透明泡沫状の喀痰であった。その後喘鳴消失，呼吸も楽になったようである。その間５分間，施行前血圧82～50，体温37.2℃，脈拍94，呼吸30，施行後は血圧，体温の変動なし。その後も喘鳴は時折あったが，指圧により，痰の喀出容易であり，数分で軽減した。

▶実践例2　51歳の女性。胃がんで手術不能，化学療法を行ない一時退院したが，がん性腹膜炎，右鎖骨上窩リンパ節腫脹疼痛のため再入院，心外膜がん浸潤し心タンポナーゼをおこし死亡。

呼気の困難な患者で，呼気時ヒューヒュー音聴取，チアノーゼが口唇にしばしば出現，体位はファウラー位か起座位，またはベッド上でオーバーテーブルの上に臥せている。このような状態であったが酸素吸入拒否，呼吸困難のため食物摂取困難，不眠を訴えていた。少しでも食事を摂取させようと，指圧５分間施行，２～３分経過すると深い呼吸をはじめ，ヒューヒュー音消失，新鮮な生ジュースに蜂みつ，氷片を入れゆっくり摂取，その後に固形の食物を少量ずつ食べるようになった。

また，呼吸困難強度のときは10分くらい指圧，７分くらいすると入眠してしまうのでそのまま続ける。夫（医師）の面会時に患者の方から指圧を要求するようなこともあった。

以上２例とも，手背の指圧により呼吸困難や喘鳴が消失したのであるが，その理由はさだかでない。呼吸困難になると，だれしも不安が増してくるが，この方法は医師の指示や器械がなくとも容易に行なえるし，数分から10分間患者のそばにいることで，精神面での援助ともなる。斎藤氏は以上のように述べて，おそらく，指圧により交感神経を刺激し気管支の拡張，冠動脈の拡張，胃蠕動の抑制をするのではないかと推測している。

このように，日常の実践の中から，何故だかよくわからなくとも，この手段を用いれば，ある目的達成に有効であるという客観的法則性を引き出し，それを意識的に適用してみることによってさらに有効性をためし，技術にしていくことが大切である。そして，それは何故かを追求していくことにより，さらにレベルの高い技術に発展していくのである。

〈引用文献〉

1）朝比奈一男ほか：臨床のための生理学，p.199，朝倉書店，1967.
2）1）に同じ，p.208.
3）三浦豊彦：生活の衛生学，p.69，労働科学研究所，1970.
4）九屋博ほか：大気汚染と健康，p.48，新日本出版社，1972.
5）ナイチンゲール，F.，湯槇ますほか訳：看護覚え書，第６版，p.21，現代社，2000.
6）1）に同じ，p.220.

第2章

食事の援助を考える

1 人間にとって“食べる”意味

病気であってもなくても，また年齢や性の如何にかかわらず，〈食べる〉という行動は，人間が人間らしく生きていく上で非常に重要な要素の１つである。バランスのとれた栄養は，生命の維持にとって欠かせないものであり，成長やエネルギー源として，また闘病上にも重大な意味をもつ。毎日食べている食物がどのようなしくみでエネルギーとなり，また食品中の栄養素がどのような代謝過程を経て体成分になるのか，ということは，栄養学や生化学の領域で次第に明らかとなってきた。また咀嚼から消化，吸収，排泄に至るメカニズムも，解剖学や生理学の領域で解明されていることである。そして，健康を保持増進していくためには，どのような食事を摂ればよいのか，あるいは特定の疾患と食事との関係などの研究も行なわれている。

古くから医療や看護の中心課題は，対象の自然治癒力すなわち，内在する健康回復への自然的傾向を発現させることにあり，その基本は今日でも変わりないと思われる。したがって，患者の生活行動援助の責任を担う看護師は，食事援助についての関心をもっと強くもつべきであるのだが，現実には，むしろ従来より後退しつつある点を認めないわけにはいかない。

それは次の理由による。

①体液電解質の解明と，そのバランスをはかるための輸液技術の進歩と普及により，食事の工夫をこらしたり，食事援助に労力を費やすことを軽視する傾向が強まったこと。

②医療チームの専門分化による各職種の分業化は，それぞれの専門領域の壁を厚くした。その結果，食事は管理栄養士と給食部門で，といった考えが強くなってきた。とりわけ近年のNST（Nutrition Support Team：栄養サポートチーム）によるチームア

プローチの考え方は，栄養管理という面からの貢献の一方で，ますます看護独自の食べることへの基本的関心を弱めてきた面もある。

③看護における食事援助の技術が確立していないこと。同時にまた，看護師の仕事が医行為に傾きがちで，患者の直接的援助にかかわる活動が量質ともに低くなっていること。

④現行の社会保険診療報酬制度による，診療中心の思想は看護技術の不採算に反映していること。したがって，①とも関連するが，医療経済上からも，食事より薬，輸液といった考えが浸透していること。

だが，病人の食事援助を，単に栄養学や生理学上の問題としてだけ見ていたのでは不十分である。過去に人びとが経験的に食べ，文化的背景や社会の状況に伴って変遷してきた“食べる”ことの意味についての考察も必要である。つまり，人間が〈このくらいは食べないと活動ができない〉ということは，栄養所要量などが算定される以前から，経験的に合理的に生み出してきた。食器などの大きさも一定の食べやすい主食や副食の量が盛れるようになってきていることを見ても，それは理解できる。

また，「お茶でも飲みましょう」とか「お茶にしましょう」「お食事をご一緒に」というように，飲食を社交や親睦友誼の手段にしたり，くつろぎの意味をもたせていることは，民族や地域の特性をこえて人間集団に共通のことである。健康な人は生命の維持や，働くためのエネルギー補給のために食べようと意識するよりも，「おなかが空いたから」「おいしいから」あるいは「食事の時間だから」食べる場合が多い。1日2回あるいは3回の食事は，生活習慣の中にとけ込んでいるのである。

したがって，病人に食事をすすめ，食事の援助を行なう場合にも，基本的には栄養の配分や消化吸収能力，あるいは疾患による制限などのアセスメントと配慮が必要であり，作られたものを配りさえすればよいのではない。〈どのようにおいしく食べるか〉ということが，生きる力に結びつくことを考えなければならないのである。

こうしてみると，現在の病院給食は，かなり改善されてきたものの最低の栄養所要量を満たすことを主眼にし，食欲のない患者や，食事の楽しみを求める病人への配慮がされているとはいえない。“病院の食事はまずいものだ”とか“多勢の食事を作るのだから仕方がない”と患者があきらめている現象を直視しなければならない。

調理された食事をベッドサイドに運ぶだけでなく，自信をもって“おいしいですよ，一口食べてみましょう”とすすめられる内容の食事にするために，患者の意見を栄養部門に伝えるのも看護師の役割である。

衣食住という人間の生活の基本となるものをみるといずれも〈手段性〉の強い面と自己目的性の強い側面がある。つまり，手段性の強い場合には経済性，合理性が優先するためパターン化，均一化されることになる。食生活に例をとると，病院給食や学校給食，あるいは社員食堂などはその典型である。〈目的性〉が強調されると，食事そのものを楽しもうとするために嗜好が重んじられ，目先や味の変化が要求されてくる。食糧危機が問題にされ，発展途上国での飢餓問題がありながらも，わが国の食生活は豊かで多様化の様相を示している。飽食による肥満や，栄養の偏りなどによる障害も，発達した資本主義国では問題となっている。

また，現代のわが国の食生活が，次第に西欧化しつつも，古くからの郷土食やおふくろの味が珍重されるのは，食事に対する根強い習慣性があることを示している。しかし，このような食事の地方性も，気候風土の変化や所得，習慣などからくるものであり，それらが変化すれば革新される性格のものであるという意見もある。

その他，労働の種類や年齢，妊産婦，授乳婦など，食事の内容や種類，量などを変化させる条件はさまざまである。

2 看護技術における食事の位置づけ

食事を単に栄養学的に考えるのではなく，広く人間の生活全般にかかわる問題としてとらえるとき，病人の食事の援助が如何に重要な看護技術であるかということが理解できると思う。これまで病院看護師の食事へのかかわり方は，医師の指示による食事の種類や変更を栄養課に連絡し，患者の摂取量の聴取（観察ではなく）であった。

単純に図式的に考えてみても，摂取量の結果のみを記載してその背景への考察がされず，結果からだけ見て“食欲なし”と判断された場合，その後の患者の状況によっては医師による点滴の指示が出される。それにより看護師の仕事が増え“忙しくて食事介助はしていられない”という悪循環が生まれ，食事の世話は看護助手や家族まかせとなってしまうのである。これでは看護実践の中から法則性を引き出し，意識的に適用するという技術の大前提を無視することになる。

何らかの障害や病気のために食事を自力で食べられない人，食欲のない人，食事の選択のできない人に対する援助は，看護師の主体的な仕事であり，それを遂行するための有効な技術を生み出すためには，実際の食事場面での経験を言語化することである。

3 食事の安全性と安楽性

前述したように，〈手段性〉の面から見た食事は，安全性が第一義的である。つまり，食品に含まれる栄養が人間の生命を保持する上でのバランスの問題，食品の鮮度，消化機能にあった調理法，調理から配膳に至るプロセスの清潔，食品添加物の安全性などが問題となる。また，腎炎や糖尿病，肝臓疾患などの病気の種類や病状に適した食事が考えられる。

このような食事の安全性を基本にして，安楽性の立場からは，いわゆる文化的要素すなわち精神的な再生産が満たされることをも含まれなければならず，とくに病人の場合には能動的に生きがいや楽しみを作り出す上で，食事の意味は大きいといえる。したがって，〈安楽性〉の視点で食事を見れば，嗜好に合った食物を，その人の食習慣や食様式に従って摂取できるようにする。その場合，食事をする環境や雰囲気，伴食者なども食事の安楽性に影響するのである。わかりやすくいえば，おいしい食事を如何に楽しく食べるかということである。

もちろん，安全性と安楽性はすっきりわけられるものではなく，栄養が満たされていることや清潔に調理されていることによる安心感は安楽性にも通じるものである。

したがってよい食事の条件は，嗜好に合わせた調理であると同時に栄養的なバランスのとれた食事であることである。その際，嗜好は固定的でなく体調によっても変動することから，両者をかねそなえた食事の調理はむずかしい。どこのチャンネルでも1日に何回も料理番組や食物の話題が登場したり，書店での料理の本の種類を見ても，食事が如何に多くの人びとの関心であるかを物語っている。

明治から戦前までの看護の教科書には，病人食の調理法が細かく記述されていて，病状をみながら何をどのくらい食べさせるかという仕事は看護の分野であった。しかし，分業が進むにつれて，現在では調理されたものを看護師は病人の許へ運び，病人にすすめればよいのである。だが，個々の看護師が自分の好みや習慣を基礎にして経験的に食事援助を行なっているにすぎず，食欲のない病人や，食事に問題のある病人への援助方法は確立しているわけではない。したがって，食事援助の技術化は，そのときどきの看護師の成功例，失敗例から教訓を引き出すことがもっとも大切である。

1）おいしさの条件

病気の療養過程で食事がおいしくなかったら，病状の如何にかかわらず，患者の闘病意欲は低下することになる。食物のおいしさは，生理的条件や，心理面などがからみあって，きわめて主観的に感じられるものである。だが，ふつう，人がおいしいと感じるには食物の側の条件があることも事実である。

食物のおいしさは，①やわらかいこと，②温かいこと，③味が好みにあうこと，④きれいなこと，⑤新鮮なこと，などがある。いいかえれば，食事の外観，形，色などが見た目においしそうであること。とくに日本人は，食物の色やとりあわせを大切にしてきた。そのことはまた，食器と料理との関係にも及び，きれいな器に色どりよく形よく盛られた食事は，食欲をそそり，生理的にもその食事を受け入れる態勢が整えられる。

しかし，おいしさに影響するもっとも大きな要素は味である。味は甘，塩，苦，酸味の４要素に加えて辛味や渋味などがある。実際の食事の味はこうした基本的な味が何種類も混じり合い，そこに香りも加わっておいしさを作る。また，味の組み合わせで知っておくと便利なことは，甘味は他の味を和らげること，酸に塩を加えると酢っぱみが薄らぐことなどである。この他，口あたり（なめらかさ，粒の大きさ，粘りなど）や歯ごたえなども，おいしさを

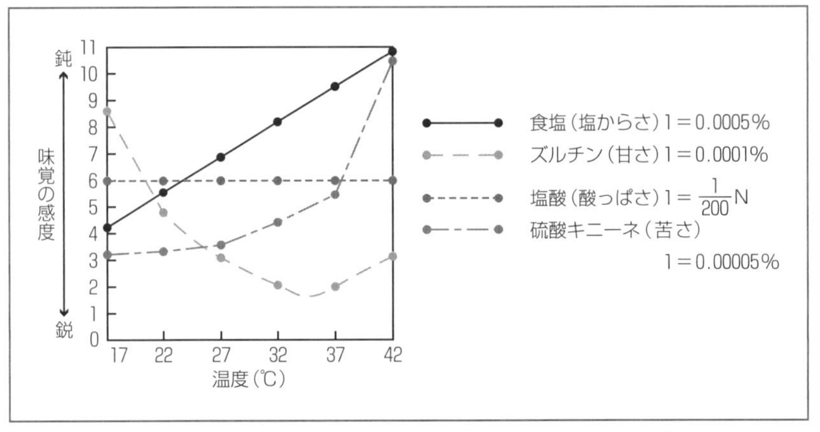

図４　味覚の感覚と温度の関係（「調理科学講座」より）[1)]

きめる。また，食事の温度もおいしさに影響する。

味覚の感度と食物の温度との関係を，味の４原素（甘，塩，苦，酸）について実験した結果は**図４**のようである。たとえば，塩味の場合，17℃では0.002％の濃さであれば真水との相違が判別できるが，42℃では，約0.005％でないと判別できないということになる。つまり，塩味の感じ方は温度が高くなるにつれて鈍くなるということである。甘味の場合は，体温付近の温度のとき一番強く感じ，その温度から遠ざかるにつれて，高い場合も低い場合も感じ方が急速に鈍くなる。酸味は温度の変化によっては変わらないが，苦味は温度の上昇につれて鈍くなり体温を越えると急速に鈍くなる。この知識があれば，食塩制限の患者の食事援助に活用できるのではないだろうか。

飲物の場合にも温度によっておいしさが異なる。もっとも単純な水の場合でも，水道水を100℃に沸騰させた後，少しずつ飲んでおいしいと感じる温度を調べたところ，熱い湯では70℃のときがおいしく，温度が下がるにつれておいしくなくなり，30℃以下になると，またおいしくなって，３℃になると最高のおいしさになったという。

病人の食事援助の際に温度のことをも配慮して，適切な援助のできるようにしたい。

２）誤飲を防ぐ技術

脳出血の徴候がありながら，医師の診断は流行性感冒であった。妻は体力低下を防ごうとして，流動食などの摂取をさせようと試みたが，咳や痰がひどく嘔吐してしまう。本人の希望で生卵を与えた10分後に死亡してしまった。剖検によると「急性肺炎，気管支誤飲，気管および末梢気管支内に胃内容物と同様の誤飲物を認めた[2]」という。この高齢者の妻でもあり保健師でもあった依田よし子氏の悔恨にみちた反省と老年看護への警告は，印象深いものであった。著者らは，この事例検討[3]を行ないながら，食事援助技術の安全性について，失敗例の分析の重要性を学んだのであった。

ところが，この事例報告が発表されて間もないというのに，あるねたきり高齢者の死に出会い，その直接的死因がやはり誤飲によるものではないかと考察されたのである。

その高齢者は約５年前脳軟化症となり，以来ねたきりの状態を続けていたが，最近衰弱が激しくなり，ある療養型病院に入院したのであった。在宅の頃は軟らかいご飯を食べていたが，入院と同時に点滴がはじまり，食事は流動食となった。看護師はベッドサイドまで食事を運んだが，直接食べさせるのは家族によってであった。呼吸困難があるため，鼻腔カテーテルによる酸素吸入が行なわれていたが，流動食は運び続けられた。家族がスプーンで上げようとすると，看護師は「吸いのみの方がいいですよ」と言い残して部屋を去った。なかなか嚥下しようとしないため家族は吸いのみから流動食を流し込んだ。

衰弱により嚥下の機能も低下し，しかも経鼻カテーテルが，喉頭付近まで達しているので，流動食はカテーテルを伝わるようにして気管に導入されてしまった。間もなく喘鳴が聞かれるようになり，とくに食事中にそれが強くなって３日目の朝食の最中に，突然眼球固定し呼吸が停止し永眠されたのであった。

この高齢者の死が，果たして誤飲によるものであったかどうかはさだかではないが，前の事例の経験からいっても，おそらく誤飲であったといえるのではないだろうか。このような重症者の食事を家族まかせにしたことも問題であるが，機械的に流動食を運んでいた看護師の責任は重大である。

日常生活行動援助の技術化を急がなければならないことは，この２例の死亡例からもはっきりといえることである。つまり，衰弱の激しい高齢者や，嚥下障害の患者に対して誤飲させない食事援助の方法の技術化が行なわれ，それが看護師のあいだに常識となっていたら，このような事故は防ぎ得たであろう。また，その技術がまだ曖昧であるとしたら，無理な経口摂取はさけるべきであろう。少なくともこの2例から得られる客観的法則性は，

①衰弱した高齢者や脳血管障害などのための嚥下障害のある場合には，流動食を無理に摂取させてはならない。

②食事摂取により喘鳴や喀痰の湧出がある場合は誤飲の危険があること（吸引の準備，および側臥位，ファウラーの体位）。

③経鼻カテーテルによる酸素吸入施行中の者には，吸入を続行しつつ飲食物を与えてはならないこと。

などである。

看護の教科書には“注意深く”とか“慎重に”という表現がしばしば用いられているが，技術として確立していくためには，このような主観的な表現はさけるべきであり，客観的な表現が用いられるべきである。「危険が証明されればやってはならない」という当然のことを再確認しよう。また，このような病人の食事援助を危険なく行なうために成功した体位や，食事の硬さ，1回に口に運び入れる量など，“安全な食事（誤飲させない食事援助）の経験”をもつ看護師は，それを自分1人のわざやコツにとどめないことが技術化への道に通じるのである。

3）食べるきっかけを作る重要性

衰弱の激しい病人で，自分から食事をしようとしない場合にいろいろな方法を試み，ある日何かのきっかけで少量の飲食物がのどを通り，それからは漸次食事が摂取できるようになったという経験は2，3にとどまらない。ある人はそれが，健康なときに好物であった冷やしソーメンであったり，ある人は故郷の香りのするなつかしい味がきっかけとなったりする。また，あるときは一片の氷片がのどを通ったあと，ブドウを二粒三粒口にし，それから次第に粥食を摂取できるようになって回復に向かったという経験もある。

このようなことは，あとで聞いたら何でもないようなことではあるが，食欲のない病人にぶつかったときのヒントになる。

人間の食欲については，生理学的にもまだ全容は解明されていない。ただその食欲をコントロールする中枢が脳の視床下部にあること，そして1950年代の後半から，この中枢は1つではなく，

摂食中枢と飽満中枢の２つがあり，互いに拮抗していることがわかった。この２つの中枢の働きに関して，①糖定常説，②温度定常説，③脂肪定常説などがあるが，まだ定説はない。大脳の精神活動が食欲中枢に働きかけるしくみもはっきりしていないが，記憶や感情を動かしている扁桃核からの抑制作用があるといわれている。

また，胃壁から分泌されるガストリンがペプシンの分泌を促し，食欲や消化に一役かっている。食前酒やスープのように，アルコールやアミノ酸が，ガストリンの分泌を促すといわれている。このほか，感情や条件反射も食欲とは関係が深い。

目の前の食欲のない病人の食事援助をするに際して，食欲の科学がはっきりするまで援助ができないということではいけない。もしそのように考えるとしたら病人の衰弱は深まる一方であろう。科学的に明らかでなくとも，実践面で“食欲のない患者に食べるきっかけを作った経験”が蓄積され，目的を果たすための有効な技術に発展する。そのことが食欲の科学に寄与することもあり得るのである。再三再四実践を重視する理由でもある。

4 先人の教えに学ぶ

人類が誕生以来続いてきた“食”は，さまざまな社会情勢や文化的背景のなかで変遷しながら今日に至ったことは前述した。そして，現代では食品加工技術の発達に伴って，インスタント食品やレトルト・冷凍食品が普及してきている。しかし，どんなに保存や調理の便利さが拡大しても，人間が“食べる”営みはそう変わっていない。それは，19世紀に書かれたナイチンゲールの『看護覚え書』や1900年代早々に書かれた大関和の『実地看護法』のなかの“食事の世話”に関する記述など，現代にもそのまま通じるものがあることからもいえると思う。

そこで，先人の説いた“食”の看護のなかから現代の技術に適用できるものを挙げてみよう。

1）体力消耗の激しい重傷者や高齢者の食事援助

最近は，衰弱が激しかったり，重症であれば，経口摂取に期待せず輸液による水分や栄養の補給を行なうようになった。したがって看護師の方でも〈何とか経口的に食べられないかと努力する〉ことが少なくなってしまっている。しかし，経口的に少しでも“食べられた”という体験は，人間の生きる意欲につながるものである。この闘病意欲のあるなしが，病気の経過にしばしば影響をもたらすことはよく経験することである。だとすれば，やはり，一口でも二口でも経口的に摂取してみようと動機づけることは，看護の基本でもあろう。その場合，精神的な励ましが重要なことはいうまでもないが，それだけでは不足である。体力の消耗著しい病人や高齢者への援助に際し，先人たちはどのようなことを行なったのであろうか。

ナイチンゲールは，「一般に衰弱している患者は夜間に発熱することが多く，したがって朝になると口の渇(かわ)きが激しく[4]」といい，「あとで回復に不可欠の固形食を食べるときに，消耗しきって摂取(せっしゅ)できない[4]」ことを防ぐためにも，毎時間ごとに，牛肉スープ，ブドウ酒にといたくず粉あるいは卵酒などをスプーン１杯ずつ与えることを提唱している。

大関和もまた，「食事の前後は必ず含嗽いたさせねばなりません。口中乾燥し或は膠着せし時は，酒精を薄め布に浸して口中を湿します。また自由に含嗽の出来兼る場合には口内洗浄を施します。凡て口中を清潔にして置きませば，味神経の働きを良くし食物の味を出す者であります[5]」といっている。これは，重症者の食事援助の体験を話し合った際に，内科のベテラン看護師が，「食前に必ず番茶で含嗽するとよい」といったことと共通するものである。

そして，大関は，「前日発作性の疾いを起し食事の出来さる場合は，夜分空腹を感ずる事があります。左様の場合には家族の起き出るを待たず，葛湯又は牛乳等消化易き物を温めて食させるを良しといたします[6]」と述べている。病院の給食が固定化し，病状や患者の要求を考慮した食事援助がしにくい面もあるが，早い夕食から次の日の朝食までのあいだ，お茶も飲めないようなことのないようにしたいものである。

また，食欲のない患者や胃の手術後の患者に分割食を与えるという知識はもっていても，それをきちんと実行することもむずかしいようである。「のどを通ることは通っても，すぐむかついてくる」とか「入った食物がつきあげて来て食べる気になれない」

と訴える患者がいる。しかし，このような場合でも食事援助をする看護師の技術により，むかつきを防ぐこともできる。すなわち，少量の流動物が食道や胃の壁を伝わるだけで，胃にとどまった感じにしないような援助である。

このことに関して，ナイチンゲールは，「三時間ごとに患者に茶わん（ティーカップ）一杯の食物を与えるよう指示を受けたが，患者の胃がそれを受けつけないようなばあいには，一時間ごとに大さじ一杯ずつ与えてみるとよい。それもだめなら，十五分おきに茶さじ一杯ずつ与えてみることである[7)]」という。嘔吐の頻回な乳児や，消耗の激しい患者への食事援助の原則である。

2）食事時間の大切さ

患者の立場から食事ケアについての感想を求められて，その人は「まず最初に時間の問題を一つ大きな問題として感じます。検査が長びくと２食分がのっかっているんですよ。こんな無神経さが耐えられなかったですね。この２食を一ぺんに食べろということなのか……[8)]」と話している。このようなことは，検査ばかりでなくちょうど点滴中であったりすると，点滴が終わるまで床頭に運ばれたままになっていることがある。

ナイチンゲールは「患者が手をつけなかった食物を，後（あと）で食べてくれることを期待して，つぎの食事時刻まで患者のそばに置いておくようなことがあるが，これは結局，患者が何も食べられなくなるだけである。こうしたちょっとした無知によって，患者が食べられる品数はひとつ二つと確実に減っていくのである。食物は，適切な時刻に配膳し，食べても食べなくとも，しかるべき時刻には下膳（げぜん）すること[9)]」といっている。こうして文章化されたものを読むと，そんなこと当たり前と思うようなことが，現実にはあまりにも当たり前でなくなっていることが多い。

健康人でも食事時間を外すと，かえって食欲がおこらなくなることがある。回診や処置のために，食事時間をずらすことは極力さけるようにしたい。「病人の胃のほうは，看護婦の都合（つごう）はおろか，何かのっぴきならない事情があった場合でさえ，それに合わせて待っていたりはしてくれない。たとえば，今日までは決まってある時間には飲んでいた元気づけの滋養物が，看護婦がそれを手に入れられなかったという理由で，明日は飲めないというのでは，患者は辛い思いをすることであろう[10]」。大関も，「服薬時間を誤らざるごとく，食事の時を誤らざる様に注意致さねばなりません。薬や食事の時をあやまると，直接病気に損害を蒙る計りでなく，患者に不快を与え精神上に及ぼす損害は実に多大です[11]」と述べている。

3）摂取量の背景

看護師が食事にどうかかわるかを見ると，まず給食課から運ばれた食膳を患者の許に配り，次いで食事終了時に摂取量をチェックし下膳する。あるいは下膳には直接タッチせず，あとから摂取量を必要に応じて聴取し記録するというパターンが一般的のようである。もし，このような食事へのかかわり方が常であるならば，食事援助は看護師が行なう必要はないのである。また，看護記録や体温表に記載される摂取量も，自分の目で確かめ，その摂取量の背景を考察してから記載すべきである。ただ〈書くことになっているから〉記録するのでは全く無意味である。

下膳の際に，ほとんど手のつけられていない主食，少々箸のついた副食を見て，看護記録に「食欲なし」とか，「食事摂取不良」と記載することは止めなければなるまい。食事にほとんど手がつけられていない背景には幾つかの要因が考えられる。また，仮に食欲そのものの低下があったとしても，疾病の種類や程度によるものだけではなく，食事の量や時間，嗜好，色彩，盛付けなどによっても影響を受ける。面会人があって，見舞いの品を食べた直後に病院の食事が配られたら，当然摂取状況は悪くなるであろう。病院給食のみのチェックにより〈食事摂取量〉を見るのは片手落ちである。「摂取量ゼロ」や「少々」の背景には必ず何かがあるはずである。

阿部の残食の理由調査[12]によれば，出された食事が嗜好に合わないとか，調理がまずいとかいうことではなく，最大の理由は食べたくない，食欲がない，あるいは量が多すぎるということにあるという。そこに看護的要素が全くなかったかどうか，今後の研究課題である。

現在の病院給食の質や量に関する問題に，看護師はもっと関心を示すべきである。規格化された中で個人の好みをどう生かしていくか，ということに対する援助や配慮が少ないと思う。しかし，

表3　残食理由（阿部）[12]

			食欲不振	嗜　好	調　理
常食	主　食	男	81％	13％	6％
		女	100	0	0
	副　食	男	68	17	15
		女	98	6	4
肝食	主　食	男	100	0	0
		女	91	0	9
	副　食	男	70	10	20
		女	69	8	23
腎臓食	主　食	男	90	5	5
		女	85	0	15
	副　食	男	60	23	17
		女	60	20	20

病院業務の分業化の徹底は，患者の好みや摂取量の加減すらできないようなしくみになりつつある。たとえば，給食からエレベーターで配膳車ごと運ばれ，病棟ではそのまま患者の許へ運ぶだけで，前もって量や質をチェックする場も次第になくなりつつあるのである。

「患者の昨日までの摂取量を思い出し，今日の必要摂取量を考えるということである[13]」という指摘こそ，食事援助に関する法則性である。著者はかつて食事摂取の状況や量の観察を行なうことの積み重ねが，食事摂取量の予測を的確にするということを述べたことがある[14]が，その予測にもとづき配慮する試みさえ，近代的な病院設備はうばいつつあるのである。

4）ベッドサイドのテーブルマナー

入院中の患者がもっとも抵抗を感じるのはベッドの上での食事である。看護技術の安楽性の立場から食事を考えるとき，その人が病気になる以前の生活様式やマナーを守れるような配慮が基本となる。したがって，シーツの上にじかにお膳をのせたり，ご飯やおかずやおつゆまでを混ぜ合せてしまったりしてはいけない。

大関は「病人に食事を与える時は膳部の凡て出来た所で病人を起し，胸部に清き白布を掩い，食物も又清らかな器にもり，清き膳にのせ，其上に白布を掩ふて患者の前へ据へ，丁寧に箸を採らせます。……又，病人の食事を急がせてはいけません。済みし時は直ちに食器をかたつける様にいたし，いか程病人の好む物でも残りたる物を永く枕元に置く事はいけません[15]」といい，ナイチンゲールは「非常に些細なことであるが，ひとつ注意を与えておこう。患者のカップの受け皿にものをこぼさないこと。言い換えれば，カップの底は，いつもきれいに拭いておくこと。これを怠ると，患者はカップを口へ持っていくたびに受け皿を添えなければならず，そうしなければ雫がたれて，シーツやガウン，枕，あるいは起きている患者であれば着衣を汚してしまう。このちょっとした注意のあるなしが，患者の安らぎに，ひいては患者の食事を摂ろうとする意欲に大きな相違をもたらすのであるが，なかなか人びとは気づかない[16)]」。

今日，省力化をめざす合理化が食事のうえにも現われた。その１つは発泡スチロール製のディスポ食器である。納豆やおさしみ，そして，幾多の生鮮食品や半製品が，この白い発泡スチロール製のパックに入れられて店頭に並べられている。これと同じように，病人の食事が，主食も副食も軽い食器に盛られ配膳されているのを見た。味気ないというか，わびしいというか，日本人の食事の盛付けや器を大切にする気持と，全く矛盾したこのような食器を病人のために受け入れてよいものであろうか。

渡辺の調査[17)]では，この発泡スチロール製の食器を３年間使用した結果患者側からの支持を受けたということであるが……。著者は，人間らしく生活することを援助する立場から，この調査の結果を肯定することに抵抗を感じている。

食事援助の技術化は，食餌援助ではないことを銘記し，毎日の実践のなかから法則性を発見していくことが大切である。

ナイチンゲールや大関の時代は，現在に比べれば冷蔵庫の設備もなく，栄養に関する知識もまだ不足している面はあった。しかし，「看護婦の任務のなかでも他に比較できないほど重要な任務は，患者の呼吸する空気に注意を払うことに次いで，患者の食物の影響を注意深く観察して，それを医師に報告することなのである[18)]」という問題意識は，現代の看護師はもっと強くもっていてもいいのではないだろうか。

5 看護業務のなかの食事援助

湯槇らによれば食事援助行為の内容を，食事介助，食事内容の変更，食欲・摂取状態の観察，検査処置との関連，説明・相談にわけて，さらにそれぞれの援助レベルを1から4に分類して業務分析をしている[19]。この場合，「1レベルは定められた通り，又は指示された通りの方法で行なう。2レベルは，多少の配慮を加えた方法で行なう。3レベルは看護婦の積極的な判断により行なう。4レベルは将来予測しうる事態に対して配慮する」という評価基準を設定している。

日本看護協会看護婦部会第1業務委員会の研究[20]では，成人看護業務の〈観察〉の中に，「飲食物は適切に摂取しているか，食事の摂取量，食欲等」を位置づけている。さらに〈身体的援助〉の項に，「個々の患者に適した食事が供されるよう配慮する」として，「食事内容の点検（調理方法，盛付け，温度，量，色彩等），患者の条件を整え，気持ちよく食事のできるよう介助する。摂取状態と量の点検（栄養素のバランス，カロリー等），栄養指導（正しい食物の知識，栄養所要量，各種治療食等），経管栄養（食事注入と管理，カロリーの把握等），栄養士との相談，連絡（患者の嗜好状態，調理の工夫）」が挙げられ臨床看護業務指針としている。

6 食事援助に関する研究と実践

では，食事援助に関する看護師の研究や実践報告にはどのようなものがあるか，1965年以降の看護研究学会集録をはじめ，看護関係の雑誌に目を通しながら，技術化へのいとぐちを探ってみることにする。

1）放射線治療中の患者の食事

山本ら[21]はコバルト治療中の患者は，放射線障害のために治療の進行とともに食事摂取量が少なくなり，嗜好にも変化をきたすことに着目し，アンケート調査により〈生活指導ならびに食事に関する意見〉を患者より求め，それにもとづきいくつかの食事の条件を考えている。すなわち，コバルト治療中の患者の嗜好の変化として，好きになった食品は，「あっさりしたもの，酢のもの，野菜」であり，嫌いになった食品は，「肉類，油物，甘い物」となっている。また，献立については食べやすい料理として，「酢のもの，野菜料理，果物」があげられており，食べにくい料理として，「油っこいもの，においのきついもの」がある。また，補食として，「すし，野菜の漬物，さしみ，うどん，のり，塩さけ，牛乳，ジュース，果物，菓子」などとなっている。

そして，調査の結果，外来治療患者には放射線宿酔症状が見られないこと，この理由として表面治療であることと，自分の好みのものを一番おいしい状態で食べられるからであるとしている。また，コバルト照射時間については1日中拘束されているようで，食事との時間調整ができにくいとか，補食による経済的負担が大であるなどが判明，コバルト照射中の食事の改善のための努力が払われた。つまり，何よりも食事の摂取率を高めるために，給食課と連絡をとり，野菜を主体とした高蛋白高カロリー食を試験的に作り，実際に患者に試食させ，コバルト食（特別食）を作った。

コバルト食の条件としては，

①高カロリー高蛋白食（特に動物性蛋白質の増加）
②必ず一菜を野菜を主とした献立にする
③味付けを淡白にする

以上のコバルト食試食の結果，摂取率の日差が普通食のときより少ない。蛋白質摂取量の増加をはじめ，「おいしい，食べやすい，味付けがあっさりしている。必ず野菜がついている。目先の変化があり食欲をそそる」など好評であると報告している。

放射線による宿酔で食欲減退するのだから仕方がないとあきらめず，何がどうなれば摂取できるかを，患者とともに考えて食事内容を改善した点が注目される。

河本[22]も，リニアックセラレーターの照射を受けた悪性腫瘍の患者100名を選び，照射5回目ごとに患者と面接調査を行ない，嗜好の変化ありと答えた人が70％あったことを報告し，山本らと同じように，とくに嫌いになったものとして，油っこいものや濃厚な味つけのものをあげ，これなら食べられそうだと思うものは，「生野菜，おひたし，大根おろし，山のいも，納豆」などで，「酢っぱいもの，塩からいもの，梅干，たらこ，漬物」などは比較的食べられるとしている。果実類は治療中全体として好まれ，とくにみかん類は好まれる。この他，乳酸飲料（カルピス，ヤクルト）も好んで飲まれている。

また，農家の人は，副食に手をつけず，ご飯にお湯をかけて梅干，漬物でほぼ全量食べている傾向があり，都会の人は，主食に手をつけず副食を多く食べる傾向などから，宿酔で食欲がない患者でも，食べなれているものや自分の好物だったら何とか食べられるのではないか，と述べている。そして放射線治療患者は高カロリー高蛋白食がいいといわれても，がん患者は高齢者が多く，蛋白質のものをあまり好まないので，むしろ食欲をそそるような献立を考えるべきであること，また，病院にいながら病院食が食べられず補食に頼っていることに疑問を感じる，と述べている。

藤腹[23]も，コバルト60照射中の患者には1日に牛乳を400〜600mL摂取させるなどを試みながら，食事内容のパターンが画一的になりがちな病院給食のなかで，食欲不振の患者にどう食事指導をするかは大変むずかしいと述べ，患者の治療に支障をきたさない範囲で，食堂を利用したり，患者同士の相互援助により，融通性のある食事内容の変化や環境の変化，外出許可などによる気分転換などをはかって好結果をもたらしたことなどを報告している。

2）拒食患者への働きかけ

松山ら[24]は，重症心身障害児病棟において，64名中約30%の児が拒食しており，これは看護上の難問題の1つであるとして，長期間にわたる拒食を続けている14歳の少女に対して行なった看護事例を報告している。この少女は，体重16kg，寝たきりでおむつ使用し，知能は1歳程度である。

入院2か月目ごろから食器を見ただけで泣き叫ぶようになり激しく拒食しはじめたため，献立内容を流動食やパン食，普通食，すし，ラーメンなどにしてみたり，食事時間を延長したり，食器を工夫，おむつ交換をして清潔にしてから食べさせてみる，友だちと一緒に食べさせる，個室，大部屋と環境を変えるなどいろいろ条件を変えてみたが特別好転せず，拒食の原因はつかめなかった。

そこで，医師らとカンファレンスの結果，母または代理者から離れた生後4週以上の乳・幼児は，食欲不振や睡眠不足があり，食物摂取などによっても体重増加が見られず，このような場合家庭に戻ることによってこの症状がとれるという報告がすでにあるということを知り，睡眠・食事・遊びの部屋を区別し，できるだけ家庭的雰囲気に近づける努力を払っているうちに，5，6人の看護職員をとくに好む傾向を発見，最初はこの職員らによってのみ看護を続け，日増しに他職員も加わるようにしていくうちに，3か月ごろより効果が現われはじめ，8か月目ごろには自分で食べるようになったという。全看護者の意志統一のもとで，１対１の看護をしたことが大変よかったとの報告をしている。

そこで，現状では，勤務メンバーが入れかわり立ちかわりして，３交替を行なっており，１対１の看護が困難であることを指摘しつつ，このような比率が保てれば，社会から隔離された重症心身障害児への十分な看護が可能であるとしている。

また，野村ら[25]は，19歳のヒステリー患者が食事に対して「栄養部から運んでくる途中，誰かが毒を入れるといっている」とか，「彼氏はやせた人が好きだから肥ると困るので食べない」とか，「牛乳もニンニクくさい」などといって拒食するので，次のような計画を立てた。すなわち，患者と一緒に看護者が毎日交替で患者の食事を試食する，自分で食事を選ばせる，食堂で食事をするので，その都度他の患者に，「においがしますか」と意見を求めた。このようなことを続けて，入院４日目に，食事は安全であることを認め，「ニンニクくさいといっても誰も認めてくれないから気にしないことにした」といって，他の患者の食事の準備を手伝うようになり，11日目，頭痛に対して行なった腰椎穿刺により，「検査をしたらくさいのがなくなった」と，検査に理由づけて自分の方からにおいのないこと，毒の入っていないことを認め拒食は全くなくなったという。

この場合も，患者の持っている症状の意味を理解し，看護者全員が終始一貫した治療態度をもって患者に接したため，結果的に良い方向へ向かったのであろう。

３）経管栄養時の看護

小鷹ら[26]は，食道がん手術後，吻合部縫合不全と気管支瘻のため８か月間にわたり経口摂取できなかった患者への闘病意欲をわかせるための看護体験を報告している。この患者は，栄養食注入後，咳嗽・嘔吐に悩まされ，またそれによる不安のために注入量も計画量に達していなかった。そこで，注入施行中，従来はファウラー位をとっていたが，それを座位に変更し，注入時間は約30分間，注入後も約１時間はそのまま座位を続けさせることにより，わずかながら注入量を増加させ，嘔吐に対する不安も解消した。

生地[27]は，脳血管障害により嚥下困難のある37歳の男性患者の，経管栄養から経口栄養へ移行する際の経験について次のように述べている。

「嚥下障害の患者は，咽喉麻痺の回復がなければ，経管栄養以外の固形物を与えてはならない原則がある。そこでカンファレンスをもち，アメをなめさせて嚥下を試み誤嚥の有無を観察した。その結果良好と判断し番茶の試飲を試みたが翌日より発熱39℃を認め，胸部エックス線撮影の結果，嚥下性肺炎と診断され訓練は失敗に終わった。肺炎の治癒を待って再度嚥下訓練の計画を立て直した。本患者は昆布が好物だったので，これを持続ゾンデ挿入のままでしゃぶらせることにし，気長に経過観察をした。回を重ねるごとに上達していった。再度カンファレンスをもち，嚥下訓練には水分は誤嚥するのではないか，固形物の方がよいのではないかと考え，ゾンデを除去し牛乳に浸したパンを与えてみたところ誤嚥なくスムーズに咽頭を通過した。患者も非常によろこんでくれた」。

鶴田ら[28]は，カテーテル挿入困難な３名の重症心身障害児の看護を，食事の視点から３期にわけ看護を行なった経過を報告している。この患児らは，７歳と９歳で，筋緊張のためカテーテルの挿入が困難で，スタッフ全員が交替で何度もくり返しやっと成功するといった状態で，しかも鼻注入直後，噴水様に嘔吐する状態が約１か月も続いた。そこで，経口摂取を試みるのであるが，次のような看護計画を実施した。

第２次看護計画

問題点	具体策
①経口摂取を試みる	①一口与え，飲みこむのを確かめて次を与える。
②口を開こうとしない	②イ．下顎をひき，哺乳瓶を挿入する。 ロ．咀嚼筋のマッサージを理学療法士に依頼する。
③ミルクの流出が多くカロリーの保持が不安定	③イ．１週に１回の体重測定。 ロ．流出量の測定。

最初は200mLのミルクを４時間もかかって，終わるとともに次の哺乳時間となり，くる日もくる日も抱かれたままで飲んでいたが，約１か月後になると，嘔吐回数も減り，ミルクも20分位で飲めるようになり，マッサージによる効果もあって開口も他動的にできるようになった。そこで次の計画に移行した。この計画を実施して約２か月だった頃から食べ方も次第に上手になり，漸次

重心食（普通食をミンチにしたもの，1800 kcal）に移行し約５か月で完全に離乳できた。

第３次看護計画

問題点	具体策
①離乳食を与えてみる	①昼のミルクをパン粥に変更（総カロリー1460 kcal）
②気道に入りやすい	②イ．半座位にし，抱いて食べさせる。 ロ．時間をかけて食べさせる。
③口臭がある	③終了後は口腔清拭を行なう。

この看護を行なう途中，ともすれば短時間ですむ鼻注入にもどりたい気持にむち打ちつつスタッフ一同協力しながら経口食にきりかえていったという。栄養改善により，皮膚や口腔内の清潔もよくなり，便秘や発汗等の症状も改善されたという。

4）腸瘻患者への食事改善の試み

本村ら[29]は，イレウス術後，腸瘻を形成した患者の予後に対する不安に直面し，食事改善によって回復意欲をもりあげたことを報告している。すなわち，入院当初は輸液2000 mLと，流動食の経口摂取をしていた患者が，経口摂取のたびに腸瘻より摂取物が流出するのと，変化のない流動食摂取にあきて，摂取量が減退していくことに注目，食事内容をいろいろと工夫したというものである。

流動食を五分粥に変更した結果，固形物を摂取できるようになって患者は喜ぶが，ほうれん草やめん類は形のまま腸瘻より流出し，また，持続吸引器のドレーンにつまるという新たな問題が生じた。そこで副食をミキサーにかけたところ，つまることは解消されたが，味の同一化をきたし色も悪く，食欲が減退し摂取量も減った。ついで，栄養士に患者訪問を依頼し，変化に富み口あたりのよいものをという条件で献立を作成してもらった結果，１日1500～2000 kcalの特別食が調理された。内容は，つぶし粥またはパンの主食に，副食もバラエティーに富んだやわらか煮で，患者は食欲も増進し摂取量も増加したという。そして，腹部ドレーン留置，下肢からは24時間補液が続行されるという条件にありながら，自分で食べたいという意欲がでてきたのである。

この患者の場合，食物の経口摂取ができても，結局は腸瘻から流出してしまうので，栄養的視点からは，食事そのものがあまり意味をなしてはいないが，〈経口的に食べる〉ことが精神的励ましとなって〈生きる〉意欲につながっていったことは注目されよう。また，もうひとつの教訓は，栄養士の患者訪問である。これは，患者の経口摂取に際して，①食事に変化がないこと，②腸部ドレーンがつまること，により患者が食べないということを看護師が観察し，医療チームの中で，誰が役割を果たすことが最良であるかを考えた結果，看護師がその橋わたしをしたことが成功の因となった。腸瘻だから仕方がないとあきらめずに，〈食べる〉ことの意味を考え，援助したことは高く評価される。

また，胃瘻から濃厚流動食注入を続けていた患者が，経口的に飲食できないことから不安やいら立ちが高じ，全身状態も悪化し，幻視，幻聴をはじめ異常行動が現われるようになった。その患者に対して，〈食べるたのしみ〉を何とか味わわせたいと，実習学生が臨床指導教師と相談しながら，体外人工食道を工夫した。そして経口的な食事摂取を可能にしたところ「1か月ぶりに生きかえったようだ」「こんなにもお茶や重湯がおいしいとは………」と涙を流さんばかりに喜んだという。人工食道の器具上の問題を改善しつつ，全身状態の回復をまって遂に退院ができたこの患者は，1年後，食欲もあり元気で余生を楽しんでおられるということである[30)]。

前述の腸瘻の患者と同じく，経口的に〈食べること〉が人間の生きる意欲にとって如何に大切であるか，また，実際の栄養として吸収されなくとも，全身状態を改善しうるものであることを教えられる事例である。この〈食〉の援助を通して学生もまた，看護の真髄に接近したことはいうまでもない。

5）嚥下の自立をはかる看護援助の研究と実際

脳血管障害に伴う嚥下障害は，看護上大きな問題である。脳血管障害の場合には，意識レベルの低下による嚥下反射の消失と，仮性球麻痺による摂取困難がある。いずれも，食事摂取制限のため患者の栄養状態が低下してさまざまな障害を来たす。患者の自立のためにも，的確な訓練を根気よく継続させる必要がある。

高橋ら[31)]は，脳出血による右上下肢弛緩性麻痺の患者に対して，入院直後から経口摂取訓練を試み，約50日後に食事動作を自立さ

表4　(高橋らによる)[31]

入院日数	患者の状態	食事の進め方
1	発病より7日目で当院入院，意識障害Ⅲ-100である	氷片テスト反応示さず，数時間後わずかに反応示す
3	吃逆著明にあり氷片を与えることにより消失する	氷片テスト反応示す流動食へ移行し意識レベルに合わせて徐々に与える
6～8	咀嚼運動あり，義歯使用，体動著明，尿意の連絡がある	プリンを摂取させてみて粥食へ移行，3分粥（全面介助）
9～17	ベッドサイド徒手矯正，ベッド90度挙上可，覚醒と睡眠が不規則	7分粥（最初自力で3口摂取），食器を持たせる
18～20	大部室へ転室，訓練室の訓練開始	全粥（一部介助36分）
23	病体失認が目立ったため患側に目を向け認識させる，表情に活気が出てくる	治療食（自力で30分）主食をオニギリにする，全量摂取
34	作業療法を開始することにより時々箸で摂取するようになる	自力で25分
40～48	摂取時汚染も少なくなる	治療食をオニギリにしなくて摂取，自力で18分
51	下膳時間に間に合う	自力で15分

せている。その方法は，意識レベルにあわせながら，朝ベッドバスを行なうなど，積極的に快適刺激による脳賦活に心がけつつ，**表4**のようなプロセスで実施している。

田中ら[32]は人間の根元的欲求である「食べものを味わって食べること」を阻害されている経管栄養患者の苦痛に着目し，嚥下の自立をはかるための実践を重ね，その結果を毎年報告している。

研究の中から，嚥下障害患者への嚥下訓練の援助の方法を抽出すると次のようである。

まず嚥下の機序を理解した上で，対象患者の嚥下障害が，どの相の障害によるものであるかを観察すること。その場合に嚥下だけに注意を集中するのではなく，患者の声の質や表情，しぐさによって判断できるという。その上で実際に患者の口腔内に触れたり，摂食の様子を観察する必要があるという。

次に嚥下訓練の開始時期の判定である。もちろん患者の状態によって異なるが，できるだけ早い時期に開始すべきであるといい，その確認の方法として，①冷水を少量ずつ口腔粘膜へゆっくりと注ぎ誤飲がない。②意識障害のある患者では唾液が気道内に誤飲されないこと。

先のような方法で嚥下可能の判断をするが，まだ時期尚早でも，来たるべき嚥下反射出現にそなえて，舌や咀嚼筋のマッサージを開始する。マッサージの方法としては，蜂蜜を舌にぬった後スプーンや示指で行なうことを提案している。

嚥下の各相毎の訓練の方法[33]は次のようである。

第１相の訓練：まず嚥下運動の初動動作である舌の運動を引き起こすために，舌に適当な刺激を与える。嚥下運動をさせる前に口腔粘膜や舌に蜂蜜でマッサージを加えて強(こわ)ばりをとり，口腔内を滑らかにしたり咀嚼筋にマッサージを加えて嚥下運動が円滑にいくようにする。次いで食物を与え

表５　嚥下障害の看護（田中らによる）[33]

区分	第１相	第２相および第３相
機能障害	・舌下神経障害 ・顔面神経障害 ・三叉神経障害（知覚，咀嚼筋の障害） ・大脳障害（意識障害） ・錐体外路系障害（運動失調）	・下位脳神経（舌咽・迷走神経）の障害 ・大脳障害（仮性球麻痺） ・錐体外路系障害（運動失調）
患者の状態	・食べるのに時間がかかる。 ・口角から食物やよだれがでる。 ・しゃべりにくい（構音障害）。 ・麻痺側の口腔内に食物がたまる。 ・意識障害がある。 ・舌を動かしにくい	・むせやすい。 ・嗄声がある。 ・声が鼻からもれる。 ・嚥下時および下を向くと鼻から流動物や鼻水が出る。 ・口蓋音（ガギグゲゴ，カキクケコ）が出ない。 ・発声がしにくい。 ・時間を経てから食物が逆流する（第３相の障害）。
観察のポイント	１）舌を真っすぐに突き出せるか。 麻痺があると突き出せないので麻痺側へ傾く。 ２）舌を口蓋に接することができるか。 自由に上下・左右・前後と動かすことができるか。 ３）舌をスプーンで押さえてわかるか。 左右の知覚差はあるか（同時に顔面の知覚も観る）。 味覚，温度覚はどうか。 ４）舌が乾燥していたり，舌苔はないか。 ５）舌がもつれたり言葉が聞きとりにくいか。 ６）口角から（麻痺側）流涎が見られないか。	１）カーテン現象の有無。 ２）咽頭反射の有無 ３）嚥下反射の有無。 ４）嚥下や体位によって気づかずに鼻水が出ていることはないか。 ５）唾液が口腔内に貯留し，口を開けるとどっと流涎となることはないか。 ６）呼吸状態は悪くないか。 ７）体位による逆流，嘔吐（第３相の障害）はないか。
嚥下訓練	１）口腔内を清潔にする。 ２）舌や咀嚼筋の自動・他動運動（舌を出す，息をふきかける，舌を押さえる）。 ３）舌の蜂蜜マッサージ。 ４）発声練習。	〈第１相の訓練を併用する〉 １)呼吸を整える(深呼吸や呼吸を止める練習)。 ２）鏡を見て舌や咀嚼筋の状態を認識する（舌をやや引っ込めて口蓋につけ，呼吸を止めて飲み込む動作を繰り返す）。 ３）頬をふくらませ，どこからも空気が洩れないようにする。 ４）発声練習や大声で歌を歌うとよい。 ５）体位を工夫する（坐位）。 何回も嚥下動作を繰り返す（第３相の障害）。

る毎に舌をスプーンで押さえ，咀嚼運動を誘発するが，レモンやアイスクリーム等の味覚刺激も効果がある。また，舌の前1/3押さえると後部1/3が挙上する。これも訓練に取り入れると良い。

次に，食物はその都度完全に嚥下され，口中に食物が残っていないことを確かめてから次を与える。その際，嚥下する毎に口を閉じさせると嚥下反射が誘発されやすい。また，顔面筋麻痺のため，口唇が閉じなかったり，頬筋の収縮がない場合には，介助者，もしくは患者の手で顎を挙げ，口唇をV字状に持ち上げて，できるだけ正常の咀嚼状態になるように工夫して与えると良い。

舌の運動が弱いか，ない場合は次の段階として食物を直接咽頭付近の口中に入れて嚥下反射を待つ。

舌の運動失調がある患者では，舌や咀嚼筋の運動が協調的に行なわれず，また舌は回旋するように動くので食物はいつまでたっても咽頭へ送り込まれないか，あるいは一挙に咽頭に飛び込み第2相に障害がない場合でも誤飲がある。このような際はミキサー食等を舌の奥の方へ入れ，食物の重みによって咽頭へ送り込むようにするとよい。

このさい，急速に大量を流し込まないように，また，麻痺側へ広がらないよう注意を要する。このような場合はファーラー位とし，顎を10度くらい挙上した状態で与えるとうまくいく。この位置は，介助者自身が舌を全く動かさずに水を飲んでみて，頭の位置と水の流れ具合を確認すれば指導しやすい。

第2相の訓練：口腔内圧をいかに高めるかということが訓練の中心となる。そのためには第1相の機能障害をできるだけ補い，徐々に口腔内圧が高められてゆくという第2相への準備過程が必要である。確かに第1相の機能障害があっても，第2相の嚥下反射があれば嚥下は可能であるが，いきなり咽頭の近くへ食物を入れても咽，喉頭等の嚥下筋の収縮が充分に行なわれず，誤飲されやすい。したがって第2相の訓練は第1相の訓練と共に行なう必要がある。

呼吸困難のある患者では，喉頭蓋を閉鎖する余裕がないので口腔内圧は高まらず反射は起こり難い。そのため，誤飲となり増々呼吸困難を強くする危険がある。呼吸状態を良好に保つことは訓練を行なう上で重要であり，呼吸障害の強い時には行なってはならない。

とくに，気管切開をしている患者は，嚥下運動と呼吸とのタイミングが合わず誤飲しやすい。これは呼吸気が気管切開孔を出入りしている関係から，口腔内圧が上昇しないことによると考えられ，気管切開孔を閉じて与えると誤飲が少ないようである。嚥下機能の上からは可及的速やかに気管カニューレを抜去することが望ましい。

ちなみに経口摂取の訓練は，経鼻管栄養と並行して行なわれることが多いが，その際のチューブも嚥下筋収縮の障害要素となる。できるだけ細く軟らかい材質を選ぶことと，可及的速かに抜去することが嚥下機能において望ましいと考える[33)]。

植松ら[34]は，嚥下障害の部位を明らかにするため，ビデオ・レントゲン検査を導入，障害の評価と訓練を結合させて援助した例を報告している。

「嚥下障害の看護においてビデオ・レ線検査の導入により，①可視下で複雑な嚥下のメカニズムと障害部位の確認ができる。②液体，固体における嚥下の相違を知ることができる。③安全管理上，誤嚥性肺炎の予防が重要であるが，その指標となる“むせ”症状と気管支内流入との関係を確認できる」。

河合ら[35]は，嚥下障害者への摂食援助場面での熟達看護師の道具の使用法から，嚥下障害者が口から食べることを可能にする技術について報告している。

6）眠剤と食欲不振

森藤ら[36]は，眠剤や精神安定剤を止めて食欲を増した患者の報告を行なっている。この患者は74歳の男性で左不完全麻痺があり，強度の全身痛と頭重感を訴え，「苦しいから早く死にたい，殺してくれ」といい，頑固な不眠のために入院当初から眠剤の投与が行なわれていた。入院2日目から発熱が1週間続き，そのためにも食欲不振がつのり，不眠傾向も強まって，寝衣を脱いで裸になったり，尿器を床へ投げつけたり，ベッドのすきまに首をつっこむなど手におえない毎夜が続き，不眠時10%フェノバールの指示が続いた。そして解熱後も，何事にも意欲を示さずボンヤリとし，食欲もないので，①起こして食べさせること，②自力で食べさせること，を目標に努力を続けたが，効果はあがらず，約1か月すぎてしまった。そこであらためて検討した結果，このように患者に意欲がなくボンヤリしているのは眠剤と関係があるのではないかと気づき，主治医と相談の上，興奮時の眠剤と，毎食後の安定剤を中止したところ，食欲は徐々に回復したという。

7）食生活の改善と外来看護

同じく森藤らは，外来通院の患者に対する具体的な食事指導により，患者の自覚を高め食生活を改善し症状を好転した事例をいくつか報告している。

〈その1〉　十二指腸潰瘍のため5年間外来通院をしている39歳の独身男性。療養期間も長いため薬についての知識も詳しく，医師に薬を注文するほどのベテラン患者である。真面目に加療を続けているが，会社の配置転換や対人関係で神経を使うと胃が痛むという。通院回数のわりに好転しなかった。最近，朝方胃が痛み目がさめて困るとの訴えがあった。十二指腸潰瘍特有の空腹痛であると判断し，就寝前に胃に負担のかからないものを摂取してみてはと，牛乳を飲むようにすすめた。２週間後来院のおり患者は痛みがとれたことを報告している。

同じく十二指腸潰瘍で，運転手のため忙しく治療も中断しがちな患者の場合も，朝食を摂ったり摂らなかったりしていることを，会話の中からつかみ，どんなに忙しくとも朝食をきちんと摂取するよう指導して，空腹時痛を改善している。

〈その２〉　脳卒中でねたきりの妻をもつ夫は，医師の指示をまもり，マッサージや室内の歩行練習をきちんとさせて妻の面倒をよくみている。だが，妻は一進一退でなかなかよくならない。そこで看護師が栄養調査を行なったところ，安くて日もちのよい馬鈴薯を中心とした食生活をしていることがわかった。みそ汁も馬鈴薯，煮つけも油いためも馬鈴薯といった具合である。この老夫婦はわずかな生活保護費による生活のため，「これから先のことを考えると不安でね」といって食費をきりつめ１日に５円でも10円でも貯めようとしていたのであった。

とかく，外来における栄養指導とか，食事指導というと，一方的に食事箋やパンフレットを渡し，「～を食べてはいけない」「～を食べなさい」と話したり説明することでおわりがちである。要は，実際に患者が何を食べているかきちんとチェックし，具体的に実行できる方法を指導しなければならない。

〈その２〉の事例について森藤らは，「病気の原因，症状，治療効果には，その患者の食生活の実態が非常に大きく作用するが，お皿の中身や財布の底までのぞかせる人はあまりいない」と述べ，このようなことまで話し合える信頼関係をつくることが，真の患者中心の看護ではないかと問うている。

看護師の実践体験から，食事援助の法則性を考えてきた。この他，食欲と便通との関係も相互にきりはなしがたい。食欲のない患者が何日も排便がなかったり，水分の欠乏している高齢者が宿便を形成して腹満を訴え，そのために食事が進まないということもしばしば経験する。

先日も次のような体験をした。意識障害を伴った高齢患者が，2，3日食欲なく元気がないという報告を受けた。便は少量ずつ毎日1回と記され，尿量は500～600mLしか出ない。水分の欠乏を考え，経口的に，1日800～1000mLあげようときめたが，老人は，ミルクの入った吸いのみをみると興奮し手で払いのけてしまい，お茶や白湯もほとんど摂取しようとしない。そこで，点滴静注による輸液1000mLが2日間行なわれたところ，大量の軟便が数回にわたり排泄された。その量は今までこの老人が排泄した1日量の10倍に近い量であった。そして，摂取量もふえ，ミルクもお茶も拒否しなくなった。点滴による水分補給が便通を促し，その結果食欲を増させた好例であるといえよう。“食欲がない”“摂取量が減った”という現象だけをとらえて，種々の試みを行なう前に，便通や水分欠乏状態に目を向けることも重要である。

今まで紹介した実践例は，その多くが食べられない患者に対して，いかに食べさせるかということであった。しかし，糖尿病や肥満症の看護のように，空腹をいかにコントロールするかという問題もある。食前にコンソメスープを飲ませるとか，空腹という感覚を他の方向に転換させる試みなどの報告も散見した。

7 実践的課題としての病院食

個々の患者への食事援助の方法をどんなに追求しても，集団としての入院患者への食事の問題はいくつかの大きな問題をのこしている。

たとえば，食事時間が人間の食欲に多大な影響のあることは，81ページでも一般的な観点から述べたが，病院の食事の時間が，患者の生活にとってきわめて不合理に決められていることを看護の視点からもっと問題にしなければならないのではないだろうか。現実にどこの病院でも問題になるのが“夕食時間”であり，患者にとってもっとも“食べられない時間”でもある。そして，残食が夕食時に多いという調査もある。なぜそれが改善されないかは，給食と看護に従事する者の労働条件が壁ともなっている。早い夕食をかりに全部摂取したとしても，就寝までの時間が長く，夜間空腹のため不眠となる例も見聞する。補食のできる条件にある患者はまだよいとして，特別食の患者や面会のない患者にとって，明日の朝までの空腹を我慢しなければならないといった問題も生じる。食事はどんなによく調理されていても，それを摂取しなければ何の意味もない。総カロリーや蛋白量は，全量摂取できたときに得られる数値である。誰がこの矛盾を解決するために働くことができるか。夕食時間を１時間遅らせることによる食事摂取量の変化についてなども，これらの課題として実践的に取り組む必要がある。

この他，選択食，冷凍食など，集団と個との関係で検討しなければならない問題や，食事の温度，硬さ，食事環境，看護師の働きかけと摂取量の関係など，技術化にあたって考えなければならない問題が山積しており，意識的な食事援助の実践を積み重ねなければならない。

〈引用文献〉

1）　調理科学講座Ⅰ，朝倉書店.
2）　依田よし子：夫の逝去に際して―反省させられた30年の経験，民医連新聞，1月21日付，1974.
3）　桑野タイ子：事例を通して考える看護，p.56，看護の科学社，1978.
4）　ナイチンゲール，Ｆ.，湯槇ますほか訳：看護覚え書，第６版，p.112，現代社，2000.
5）　大関和：覆刻版　実地看護法，p.60，医学書院，1974.
6）　5）に同じ，p.59.
7）　4）に同じ，p.113.
8）　大給ほか：座談会―看護にとって食事とはなにか，看護研究，7（1），1974.
9）　4）に同じ，p.115.
10）　4）に同じ，p.119.
11）　5）に同じ，p.58.
12）　阿部達夫：治療食，からだの科学，増刊１，p.91，日本評論社，1969.
13）　4）に同じ，p.118.
14）　川島みどり：ともに考える看護論，p.14，医学書院，1973.
15）　5）に同じ，p.59.
16）　4）に同じ，p.119～120.
17）　渡辺利雄：PFP食器採用3年間の歩み，29（12），1970.
18）　4）に同じ，p.129.
19）　湯槇ますほか：看護要員構成の変化による看護内容の研究，病院，23（2），1964.
20）　若菜ミキほか：臨床看護業務指針の研究，第21回看護研究学会収録，日本看護協会出版部，1972.
21）　山本延子ほか：コバルト治療における生活指導と食事，第17回看護研究学会集録，日本看護協会看護婦会，1968.
22）　河本節子：リニアック照射患者の食事及び宿酔の状況，第20回看護研究学会集録，日本看護協会出版部，1971.
23）　藤腹明子：婦人科における^{60}Co治療患者の食事指導，看護技術，通巻234号，1972.
24）　松山さつ子ほか：拒食のある重症心身障害児の看護，看護学雑誌，37（2），1973.
25）　野村泰子：拒薬・拒食をするヒステリー患者へのアプローチ，看護学雑誌，38（4），1974.

26）小鷹芙美子ほか：闘病意欲の少ない長期療養患者への援助，看護学雑誌，37（9），1973.
27）生地マサ子：脳血管障害による嚥下困難・排尿障害のある患者の看護，看護学雑誌，37（10），1973.
28）鶴田和子ほか：鼻腔栄養より経口栄養に移行した重症心身障害児の看護，第20回看護研究学会集録，日本看護協会出版部，1971.
29）本村和子ほか：腸瘻患者の食事改善により精神的慰安を与えた一症例について，第20回看護研究学会集録，日本看護協会出版部，1971.
30）角張純子：食べることが阻害されていた患者への援助，看護の科学，3（8），1975.
31）高橋加代子ほか：脳卒中発作に伴う嚥下障害患者の看護，第9回日本看護学会集録成人看護，日本看護協会出版会，1978.
32）田中靖代ほか：嚥下の自立を考える（第3～6報），日本看護学会集録成人看護（12～15回），日本看護協会出版会，1981～1984.
33）田中靖代：嚥下の自立への援助，看護学雑誌，50（6），p.627～634，1986.
34）植松小夜子ほか：脳血管障害における嚥下障害患者の評価と食事援助—嚥下のビデオ・レントゲン検査導入の試み，第16回日本看護学会集録成人看護，日本看護協会出版会，1985.
35）河合桃代他：嚥下障害者への摂食援助において用いる道具と看護師の身体の同一化，日本看護技術学会誌，8（3），p.48～56，2009.
36）森藤・小林ほか：患者に学ぶ看護，全日本民医連出版部，1975.

第3章

排泄の援助を考える

1 生活行動における排泄の位置づけ

現在健康である人でも，病気になったり高齢になって〈ねたきり〉になったときの生活を不安に思わぬ人はいない。それは，病気そのものの苦痛や予後に対する不安をはじめ，生活行動に関して全面的にあるいは部分的に〈他人の援助を求めねばならない〉ことに対する苦痛であり，不安である。とりわけ，排泄の世話を他人に委ねなければならないことへの羞恥や苦痛は，はかりしれないものがある。——病気で入院した人に，入院生活の印象をたずねると「手術の痛さや検査への恐怖より何より，ベッド上で用便をしなければならないことが辛かった」と答える人が意外に多いのである。

生体を維持していく上で，食事や栄養が欠かせないと同様に，排泄は毎日の生活行動の中で重要な意味をもっていることは論をまたない。空腹はある程度我慢できても，排尿や排便を耐えることには限度がある。尿意や便意をさして，一般に〈生理的欲求〉といわれるくらい，それは日常的なことである。

健康なときでも，そのときの健康の度合いは尿や便の性状や回数によって推量できることであり，ある種の疾病では，その変化によって疾病の診断や病状の進行の判断に役立つのである。したがって，尿や便の回数や量や性状に対する看護師の観察の重要性は，これまでしばしば強調されてきた。また，便器や尿器の与え方，おむつ交換の方法，導尿や浣腸の技術について，看護の基本手技の1つとして，看護学生時代に一通り教育される。だが，人間生活，とくに病床にある病人の生活行動の上での排泄行動に関する知識はきわめて不十分といわざるを得ない。排泄のメカニズムの知識はもちあわせていても，そのメカニズムに影響を与える諸因子，たとえば生活環境の変化や排泄条件の変化，心理的要因などに関する知識を十分もちあわせているとはいえない。一方，西村[1)]の活動を契機として，ここ10数年来，排尿障害，特に尿失禁に対する診断・治療，ケアの発展は著しいものがある。伊藤らの尿失禁看護の文献レビューによると「関連の文献は1989年以降に増加が見られている」[2)]。

文化人類学の分野では，日本人にとって排泄は「羞恥心」や「不潔感」を伴い，「恥」「汚い」「不浄」という感覚と結びついていると述べられている。それゆえ自分の排泄行動に他者の手を借りなければならなくなると，心身の苦痛は大きく，その個人の尊厳にも深くかかわる[3)]。

しかし，快適な療養生活を続ける上で，前述のように，起居動作の不自由な人にとっての，気持よい排泄の世話は，重要な位置を占めている。〈排泄援助〉に関して，看護師が実践例を積み重ね，その中から客観的法則性を引き出していく努力をすることが一層重要視されるのである。

だが，ここでもまた，便器や尿器を用いた排泄への直接的世話へのかかわり方は，看護師から介護ヘルパー，看護助手に移行するきらいがある。朝の検温に歩きながら「昨日は何回でした？」と回数を型通り聞き歩いたり，検査容器を手渡して歩くだけのかかわり方では，有効な援助技術は生まれようがない。排泄の世話が患者の病床生活全般の印象に及ぼすことを考えるなら，その位置づけを再認識すべきである。

〈排泄〉という場合，排尿・排便のほか，肺や皮膚からの水分排泄や月経，分泌物なども含むものであるが，ここでは排尿と排便（排ガスを含む）に限って考えていくことにする。

2 排泄援助に必要な知識

〈排泄の援助〉を考える上で，単に生理学的現象として受け止めるだけではなく，個人の排泄のニーズに沿う援助，人としての尊厳を大切にする援助，自然な排泄を促す援助であることが基本であり，人間生活における排泄の意味づけを考えながら看護を展開することの重要性は，前述した通りである。看護師は，尿や便が人間の新陳代謝の過程でどのように生成され，どのような機序で排泄されるかを学び，基本的知識として身につけている。した

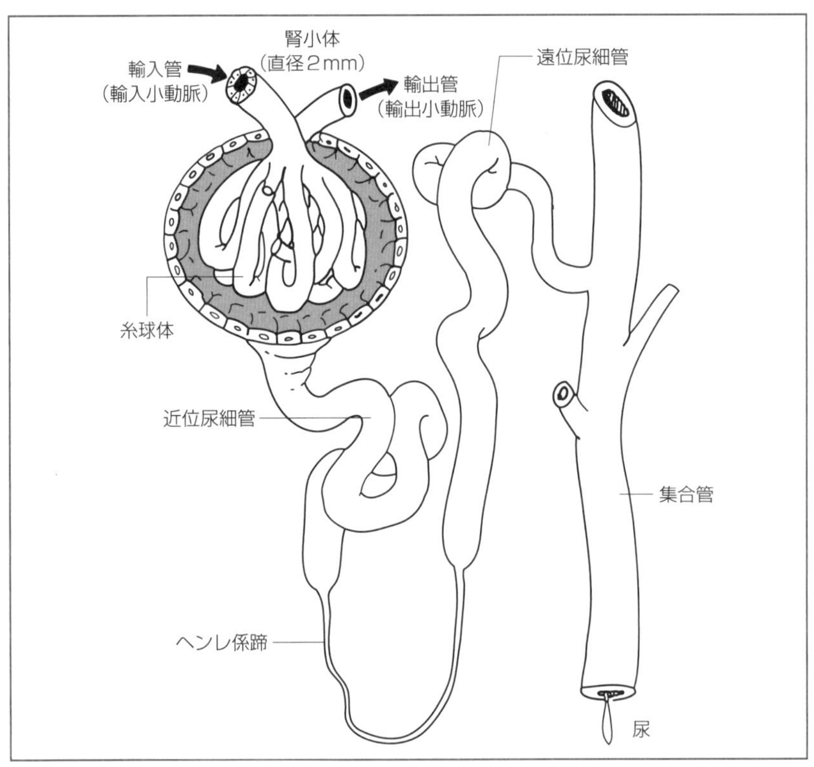

図5　ネフロンの構造

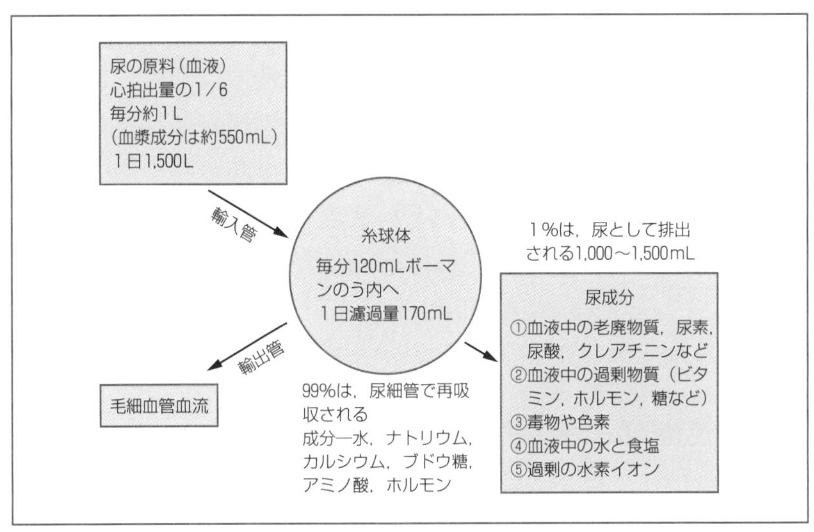

図6　尿生成から排尿まで

がって，これをあらためて述べるのではなく，復習の意味をも含めて総合的に振り返ってみよう。

1）尿の生成から排尿まで

①尿は2つの腎臓で生成されるが，人体の腎臓の基本構造（糸球体と尿細管）をネフロンとよび，一側の腎臓は約100万個のネフロンの集合である。

②各ネフロンの構造や機能はほぼひとしく，そこで生成された尿は〈集合管〉に集められて，腎杯→腎盂→輸尿管→膀胱の経路をたどる。

③尿の原料は血液であり，ネフロンにおける尿生成は，ⓐ糸球体において蛋白質を含まない溶質成分を分離する。ⓑ近位尿細管と遠位尿細管では再吸収と分泌。ⓒヘンレ係蹄の下行・上行脚ならびに集合管では，体液の塩素平衡，塩基平衡ならびに尿濃縮が行なわれる。

④尿生成量に影響する因子は，糸球体濾過液の量（腎血流量や糸球体毛細管での血圧，血漿蛋白質の増減，ボーマンのうの内圧の高低などによって変化），尿細管での再吸収の量（尿細管中の糸球体濾過液の流速，糸球体濾過液の浸透圧，ホルモンの作用）である。この他，尿生成量は，水分摂取量，体温（発汗の量），精神的ストレス（血圧の変動），疼痛，年齢，利尿剤によっても影響を受ける。

⑤正常な膀胱容量は300～500mLで，通常250～300mLの尿がたまると，尿意がおこる。膀胱部への外圧，膀胱や尿道への刺激，膀胱壁の過敏（感染，結石，精神的緊張）などによって，尿量が一定量に達しなくとも尿意がおこる。

⑥尿は反射的，あるいは随意反射運動により膀胱から体外に排泄される。

2）排尿障害

(1) 尿意頻数：頻尿――尿量の増加がないのに排尿回数が異常に多いことをいう。定義としては，生活上困る目安として日中9回以上，夜間3回以上とされている。膀胱粘膜の過敏，中枢性の疾患，寒冷，高齢，精神的緊張などによりおこる。

(2) 失禁――不随意的に尿がもれること（不随意な尿漏れ，またその漏れが衛生的，社会的に問題になった状態）をいい，上位中枢の抑制が障害されたり，排尿筋の働きが鈍くなっておこる（意識障害，高齢，ショック）。尿失禁は切迫性尿失禁，腹圧性尿失禁，溢流性尿失禁，機能性尿失禁に分かれる。

(3) **尿閉：排尿困難**――尿が膀胱内にたまっているのに排尿できないことをいい，排尿筋の麻痺，括約筋の痙攣，異物による閉塞などのために排尿反射がおきなかったり，反射があっても尿の排出が困難なものをいう。

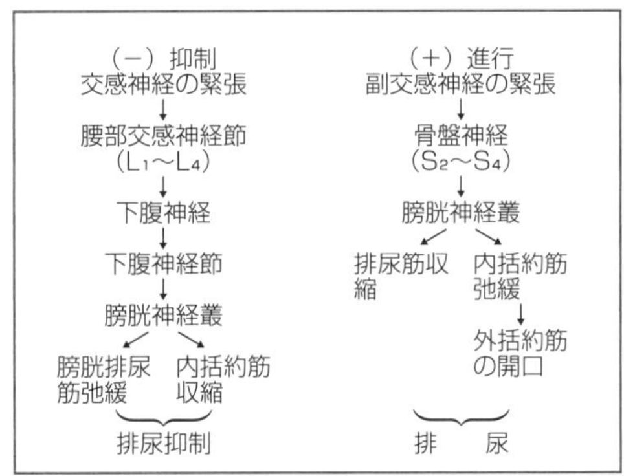

図7

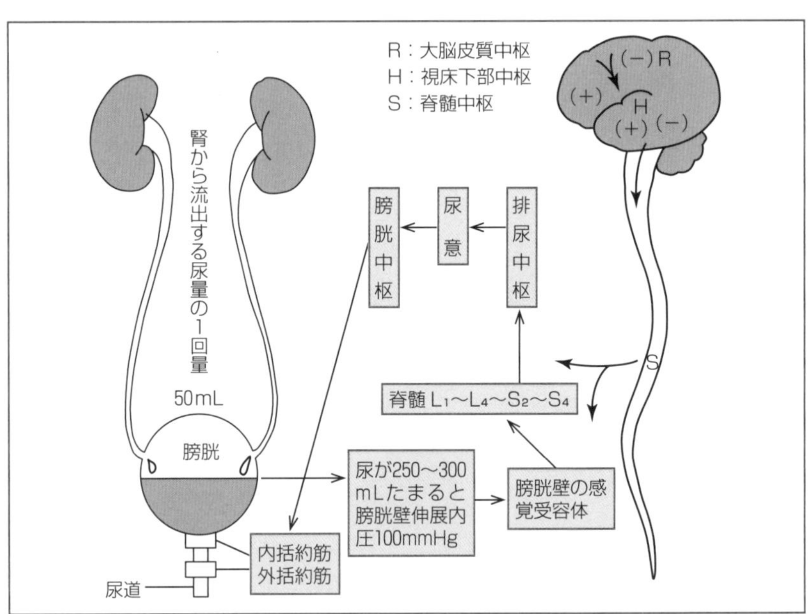

図8

表6　排泄関係臓器と脊髄神経との関係[4)]

腎　盂	T_{10} - L_1	S状結腸	L_1 - L_2
輸尿管	T_{11} - L_3	直　腸	S_2 - S_4
	(とくにL_1とL_2)	膀胱主要部	S_2 - S_4
		膀胱出口	L_1 - L_2
		尿道括約筋と尿道の大部分	S_1 - S_4

T：胸椎　L：腰椎　S：仙骨

また，神経因性膀胱により排尿障害がおこる。

以上のような排尿に関する基本的知識は，排尿の援助を行なう際に必要な知識であり，そのしくみを総合的に理解し，排尿障害の由来を的確に判断しながら，患者の排尿がより安楽にできるようにしなければならない。看護師なら誰でも試みたことがあるような援助法，たとえば尿閉の患者の〈腰部（L_1～L_4，S_2～S_4）の温罨法〉や，〈手のひらによる軽擦〉は，それなりに意味のあることがわかる。この他，分娩後の残尿感ある褥婦や高齢者に対して，〈恥骨上部の圧迫〉が効果がある。

経験的に効果のある方法がみつかったら，次の段階として〈なぜその方法が有効であるか〉の検討は，ぜひ行なわなければならないことである。

３）排便のしくみ

①糞便は消化の残渣であり，健康人では食事摂取後24～72時間で排出される。１日平均100～250gの量が排出されるが，その70～85%が水である。

②排便が遅延すると，水分が結腸の毛細管壁より吸収され，糞便は固く小さくなる。これに反して早く排泄される場合，あるいは腸における水分吸収が減退した場合は，便はやわらかくなる。

③線維性食品を摂取すると，線維は不消化のまま便に混入する。

④便量は次のような要因により増減する。すなわち，ⓐ動物性食品の多食によって，植物性食品の多食よりも，便の量，回数ともに減少する。ⓑ不消化物は，便量をふやす。ⓒ食物摂取量が減ると，便量も減る。

⑤通常，糞便は下行結腸からＳ状結腸にたまり，直腸には存在しない。

⑥便が一定の量に達すると，自然の重みと腸蠕動で直腸へ送られ，直腸内圧が40～50mmHg以上になると，直腸壁に分布している骨盤神経の求心線維を介して情報が大脳へ伝達され便意をおこす。

⑦便意がおきると，排便反射によって，ⓐ反射的に内肛門括約筋が弛緩。ⓑ意識的に外肛門括約筋が弛緩。ⓒ肛門挙筋が収縮し肛門管を便から離してひきあげる。ⓓ直腸の蠕動運動がおきて，糞便は体外に排出される。

⑧排泄時の随伴現象として，ⓐ随意的に横隔膜を下降させ，腹筋を収縮させて腹圧を亢進させ，上行・横行結腸および左結腸彎曲を強く圧迫する。ⓑ声門を閉ざして息をつめ，直腸内圧は100～200mmHgにまで高められる。ⓒ直腸の排便機能と膀胱の排尿機能とのあいだには神経性の連絡があるため，排便は排尿を誘発する。

⑨排便反射の中枢は，脊髄の下位中枢と延髄の上位中枢にわかれる。肛門脊髄中枢はS_2～S_4に存在する。延髄の上位中枢は，第4脳室底で呼吸・嘔吐中枢に近接する。この中枢に興奮が伝えられると便意がおこるが，ある程度意識的に抑制できる。また，しばらく辛抱すると便意は消失する。

4）腸ガスについて

①腸ガスの70%は嚥下した空気であり，そのうちO_2，CO_2は血液中に吸収されるが，Nは腸管内に残る。腸ガスの20%は，血液中から腸管内に拡散してくるものであり，残りは腸内，とくに上行・横行結腸における腐敗発酵によるものである。

②生理的状態で，胃腸管内に存在するガスの量は約1Lである。胃底部には約50mLぐらいの空気が存在して胃泡を形成する。小腸にはほとんどガスは存在せず，大部分のガスは大腸内に存在している。

③腸ガスは，ⓐ腸壁から吸収される。ⓑ肛門からの排ガス。ⓒ口からのげっぷ，として出ていく。

④腸管から血液中へ吸収されたガスは，肺を通じて呼気として体外へ排出（腸内ガスの90%）。

5）排便障害

（1）便秘

①便秘とは大腸内を糞便が通過する時間の遅延した状態をいい，次のような徴候により判断できる。ⓐ頭痛，不快感，食思不振。ⓑ腹痛。ⓒ直腸充満感，腹部膨満。ⓓ少量の乾いた小さな糞塊。ⓔ細い便。ⓕ排便後の直腸内の停滞感。

②便秘には，大腸の機能障害による大腸性便秘と，直腸における排便機能障害による直腸性便秘がある。

③大腸性便秘――大腸の運動障害（弛緩性，痙攣性）と，機械的

通過障害によるものがある。すなわち，中枢神経機能の障害時，栄養不良，貧血，老衰などによるもの（弛緩性）や，精神心理的要因による自律神経などの緊張に不均衡がおきた場合，炎症，潰瘍，下剤の濫用など（痙攣性）によって，および大腸の腫瘍や瘢痕，狭窄（機械的通過障害）などによりおこる。

④直腸性便秘――便意の抑制を常習的に行なうため発生する場合が多い。便意抑制の動機としては，社会的要因すなわち排便の時間的余裕をもたないことがもっともふつうである。この他，痔による疼痛や出血の恐怖感，情緒変化による肛門括約筋の痙攣などが動機となる。

(2) 下痢

①下痢とは，大腸での水分の吸収が十分に行なわれないで，内容の固形化が阻害されたり，腸粘膜からの水分の分泌過多があって，大腸における吸収が間に合わないときにおこる。下痢は，排便回数よりも糞便中の液体の量に関係がある。

②下痢には，ⓐ腸内容物の刺激によるもの（不消化物の多量摂取，腐敗発酵による化学的刺激，冷飲料の刺激）。ⓑ腸壁の変化（炎症，潰瘍，腫瘍による腸粘膜の過敏）。ⓒ自律神経系の不均衡（副交感神経の過敏，精神感動後）。ⓓ腸壁を流れる血液成分の異常（敗血症，重症肺炎，水銀中毒，砒素中毒）などがある。

(3) 便失禁

①便失禁には漏出性便失禁と切迫性便失禁がある。便失禁の程度は，何を（ガス，液状物，固形物），どの程度（量と頻度）漏らし，日常生活にどの程度の影響を与えているかで評価する。

②S_2～S_4の部分が損傷すると肛門括約筋が緊張を失って糞便が少量ずつ排泄される（麻痺性糞便失禁）。しかし数日後から直腸の壁在神経による調節が可能となる。

排便の援助の場合も，その生理的メカニズムを知った上で，生理的現象に影響を及ぼす他の要因を1つひとつおさえ，患者の過去の習慣や様式を尊重しつつ援助を行なうことが望ましい。排尿・便の場合とも，正常な場合と異常を見分ける，確かな観察が必要なことはいうまでもない。

では具体的に看護師はどのような排泄援助を行なっているであろうか。

3 排泄行動の安楽性

〈尿意はあっても尿が出ない〉〈便意があるのに排便困難である〉とか〈自分の意志では排尿・便のコントロールができない〉など，排泄行動の障害は，特定の疾患や年齢の両極端の場合によく見られることである。また，器質的には何の障害がなくとも，機能的に排泄障害が現われる場合にもよくぶつかる。とくに，入院という特殊環境下での排泄障害には，現実的な種々の要因が働いて排泄困難の現象を生み出していることが多い。ここでは，器質的な障害による排泄の問題よりも，むしろ機能障害による排泄困難の要因を，安楽性の視点から検討してみよう。

1）看護師と患者の人間関係

程度の差はあっても排泄の世話を受ける患者は，その世話を行なう看護師などに対する〈気がね〉や〈遠慮〉があることを理解しなければならない。それは〈排泄物〉を汚いもの，不快なものとして考え，排泄行動は他人の目にふれないところで行なうものとして生活してきている日本人として当然の心情である。したがって看護者はこの患者の気持をむげに否定したり，無視するのではなく，あたたかく受け入れながら，患者が気持よく排泄できるよう援助するのである。

看護師の排泄援助が二次的に患者に苦痛を与えるようなことは絶対に避けなくてはならない。患者が排泄のために必要な尿器や便器を依頼したときの看護師のたった1回の言動が，その後の患者の排泄行動に影響するということは珍しいことではない。床上で排泄をしなければならないという規制が，しばしば尿意頻数をおこすことは知られているが，そのようなとき看護師に「○○さんはずい分お小水が近いんですね」といわれて，その後尿閉をきたしてしまったり，ますます尿意が頻回におこったケースもある。

患者が看護師に頼みにくいことの第1位が，排泄の介助であるという報告[5]や，患者が排泄の世話をためらう理由の第1が，看護師がいやな顔をしないかということに非常に気を遣う（84％）という報告[6]の背景を，もう少しきちんと分析しなければならないであろう。ある患者は，ナースコールで便・尿器を依頼したときの看護師の応答の調子によって，排尿障害を訴え，また，それが特定の看護師の声のときには必ずといってよいほど障害がおきるという。また，ある患者は，便器を運んでくる看護師の足音を聞くことによって，それがだれの足音かを判断し，尿意が抑制されることを訴えている。

「今夜の準夜の人はだれ？」と聞く患者の心理は，このような看護師-患者間の人間関係を反映している面もあり，夜勤がどの看護師であるかの確認により，一夜の排泄の安楽性を予測していることを理解すべきであろう。

家族が面会のため病室に入った途端に「早くお便器を」といわれて，大量の排尿や排便をしたという話。看護者へ頼むのをためらって家族を待っていたケースである。

そして一般的な患者の声は，便・尿器の依頼に気持よく応じてくれる看護師は，その他のケアもよく行き届いているという評価をしているのである。つまり，看護師-患者間の関係が，排泄援助の際だけに円滑であるというよりも，日常生活行動の援助全般にあたって，好ましくなければならないのである。

排泄の援助を依頼されたときの看護師の対応の仕方で，もっとも重視されるのは〈ことば〉であり，どのような対応の仕方が好ましいかということを，個々の看護師の目的意識的な実践の積み重ねによって確かなものにしていく必要がある。

次の事例は，排泄の世話を行なうときの看護師と患者の会話を記録したものである[7)]。

〈排泄の世話時の会話〉

（1）Aさんとの会話

64歳の女性。回盲部がんが再発して入院，現在イレウス予防のため硫苦を内服中で頻回に下痢便の排泄がある。

ナースコールがあった。病室に行くと患者は臥床したまま「ごめんなさい，またなのよ」といった。看護師は「そう，いいですよ。この舞台はよく幕のしまる舞台ですね」といってカーテンを引いた。患者がパッと目をかがやかせて（そのようにみえた）「そうね，まるでちあきなおみね？」というと，隣ベッドの患者が「Aさんよくなったら歌ってくださいよ」と話に加わった。患者は笑いながら「まー，あんなことといって，私歌えないわよ」といった。

（2）Bさんとの会話

35歳の女性。胃がんの再発で入院した。糞瘻が形成されているが肛門からも下痢便が少量ずつ排泄され，おむつ，当て綿（パッド）を使用していた。この患者もイレウスをおこす危険があった。

患者「こんなに何度も出てていいのかしら，わるいわね何度も」と看護師に気がねしているように思えた。

看護師「ホントに何度もお尻をふいていると疲れるでしょう」

患者「そうなのよ，しょっちゅうでわるいわね」

看護師「あら止まって出ない苦しさより，多少お尻がただれてもちゃんと出てくれた方がいいじゃないですか，みんなで（看護師たち）いつも“止まるよりしょっちゅうでも出てくれるからいいわね”と話し合っているんですよ」

患者「そうお，止まるよりいいわね」

(1)の例にみられる接近は「ごめんなさい，またなのよ」とたびたび世話をうけなければならない患者の遠慮，恥ずかしさへの対応で，いわば心理的接近の例である。機知に富んだ会話で重苦しさを明るい笑いにかえているが，患者の「ごめんなさい，またなのよ」という気持を大切にしているように思える。

このような心理的接近は患者のおかれた状況，性格によって多様に変化するので，性急に一般化しようとすることは危険であるが，援助の１つのタイプとして試みたいことである。

(2)の例は，イレウスのおそれのある患者に対して通過障害のないことを確かめ，患者とともに喜んでいる看護師の対応で，生理学的接近の例として前者と区別できる。

生理学的接近は，看護師が患者の身体的状況を的確に把握できていてはじめて行なえることである。開腹術後の患者にとって，術後の腸管麻痺は大きな苦痛であるし，その回復への願いは何よりも強い。そのことをよく理解していれば，不確実な便意の訴えでも嫌がらずに便器を運ぶことができるのではないだろうか[7)]。

2）便・尿器の清潔と排泄環境

安楽な排泄の条件として，便・尿器の清潔は欠かせないものである。この常識的なことが，しばしばおろそかにされていることが多い。「看護師は便や尿の観察を行ないますが，観察後のものを捨て，便・尿器を洗うのは助手にまかせています」というような傾向は肯定してよいはずはない。清潔な便・尿器が，排泄機能や患者の安楽性に影響することを認識すれば，看護師としてその清潔度に関する関心を高める必要があることはいうまでもない。

できれば入院期間中は個人の専用の便・尿器を使用することが望ましいが，収納のスペースなどの問題で困難なこともある。自動洗浄器は便利であるが，時に便器の奥の方の排泄物が流れないことがあるので，洗浄後よく確かめておくことが大切である。また，従来から便・尿器は患者の傍におくべきではないとして，そのつど下げていたが，空にしたものを患者のそばにおくことにより，安心感のため尿回数がある間隔を保ったということもある。その場合でも，美観を損わず便・尿器をおく方法はもっと工夫されるべきである。

また，排泄時のプライバシーも，排尿や排便の安楽をはかる上で重要な条件である。ことに大部屋の場合の配慮は大切である。患者によっては，自分のすぐ隣のベッドに入院患者がいるかいないかによって，便回数の変わる人もいるくらいである。患者がもっとも気にするのは音と臭気であることを理解し，スクリーンで遮閉したあとも，大部屋の他の患者の気持を他へそらすような会話や配慮が必要である。これはベッド上の排泄時以上に，丸便器やポータブルトイレ使用時に大切なことである。

ある高齢患者の場合であるが，ICUから一般病室に出たとたんにナースコールが頻回となった。「自分でポータブルトイレに降りたくない。ベッド上で臥位のまま便器をかけて欲しい」という。よくよく聞いてみると，同室の患者が比較的軽症なため，ポータブルトイレに排泄する際の音が，迷惑になると思うと語っている。個室の場合でも，排泄のため患者を１人にしておいたあと，医師や面会者が突然訪室することのないよう気を配るようにしたい。

3）体位の安楽と安定した操作

臥床したままの排泄が容易でないのは，排泄時の体位に問題がある。人によっては，どんなに重症になっても，床上での臥床排泄ができず，酸素吸入をはずしてでもトイレへ連れて行ってほしいと要求する。臥床したままで排泄に適した腹圧のかかる体位を患者とともに考え，効果的な体位については他の患者へ用いてみるとよい。上半身を高挙したり，ベッド上で便器に腰かけるようにして両手を後方についたり，逆に腹臥位に近い姿勢で頭を枕で支えたり，臨床で実際に体験した体位を発表し合うこと，またそのときの患者の感想を記録しておくことなど，意識的な援助を試みたい。

また，床上での排泄をためらう患者の気持の中には，シーツや寝具を汚すのではないかという不安が強い。初回の排泄でシーツをぬらしてしまいその後尿閉をきたしたという例もある。安楽な体位とともに，安定した操作で，どんな腹圧をかけても便器や尿器の外には絶対にもれない体位とあて方が要求される。とくに衰弱の激しい患者や痩せの著しい患者の場合，便器と腰部が密着せず，排泄物が背中にまわることがあるので注意を要する。その反対に体格のよい患者で体重の重い場合，ゴム便器の使用にあたっては，空気を十分に入れないと体重の重みで便器を圧して，排尿が背部にまわることもある。

使用前に便・尿器をあたため，操作をする看護師の手が乾いていてしかもあたたかくなければならないのは当然である。排泄後の始末の仕方も，その患者の習慣を重んじながら，清潔に処理されなければならない。下痢の頻回な人の肛門周囲，尿意頻数の人の尿道口付近は，ただ紙で拭くだけでは不十分でもあり，時に患者は苦痛を訴えることがある。拭きとり時の摩擦に注意する。頻回な洗浄は皮膚の皮脂成分が減ってしまうため避ける。皮膚を保護する軟膏類を予防的に使用するなどの配慮をすべきである。

便・尿器使用後の手の清潔については，患者自身が後始末をしたときはもちろん，看護師が行なったときでも“手洗い”は行なうべきである。患者が自分の手を用いて始末をしたときには，細菌学的な意味からも手洗いは省略してはならない。それだけではなく，排泄のあとの手洗いは，日本人の習慣として，幼時から躾けられてきたことであり，生活習慣を重んじることが精神的な安楽につながることを忘れてはならない。人間の尊厳を守るということの具体的な援助行為である排泄後の手洗いが，現在非常におろそかにされているだけに，強調しておきたいと思う。

4 排泄援助技術化の課題

以上述べたように，排泄行動を，一応器質的な問題から離れて，環境や心理的要因による機能障害の面でとり上げてみても，あまりにも看護師の共有する知識が浅いと感じないではいられない。

日常的なくり返しの中で流されてしまっている，経験法則を大切にする姿勢が必要なのである。つまり，個々の看護師が現実場面で直面した具体的事実を明らかにして言語化するのである。——どのような患者が，どのような条件で，どのような排泄障害をきたしたのか。それは何が原因であると思われ，どのような援助または配慮によって，好転したか，しなかったかを明らかにするのである。

おそらく，さまざまな患者像が浮彫りにされ，これまでタブー視されていた人間の排泄行動の実態が明らかになるであろう。そして，その中から成功例を体系化し，失敗例を分析していく作業を積み重ねていくことにより，排泄行動援助の看護技術がつくられていくのである。幼時から積み重ねられた排泄習慣にはかなりの個人差もあるにちがいないが，また，日本人としての共通な排泄パターンや，排泄を抑制する要因が見つけ出されると思う。

5 排泄援助の実践例の中から

1）患者の気持に近づくために

看護の基本技術の中でも〈排泄援助〉の技術は重要とされていながら，看護学生が実習室で体験する〈便器・尿器のあて方〉は，一通りの手順をふみながらも真似ごとに終わっていることが多い。臥床したまま排泄するときの患者の気持を理解するためには，実際に床上で排泄を体験することが望ましい。また，体験するだけでなく相互に感想を述べ合う中から，排泄時の援助のポイントが明らかになれば，学習効果の面からみても望ましいといえよう。1973年に「神奈川県の看護学生のつどい」で発表されたグループワーク[8)]の結果は，まさしく，このような実験の報告であり，興味深いものである。グループワークのメンバーが高等看護学校の１年生であったことを思えば，学生時代のこの貴重な体験が，彼女らの看護師としての将来の歩みに大きな影響をもたらすことは想像できる。彼女らは看護の原理からは「ベッド上の排泄援助の目的が第１に気持ちよくできること」であるとしながらも，実際の患者にとって「ベッド上の排泄は，だれが何度やっても気持ちのよいものではない」と，援助者と被援助者の排泄援助に対する矛盾した点を明らかにした上で，次のような試みを実施した。

すなわち，①各メンバーが必ず便器を用いて排泄を試み，②排泄前・排泄中・排泄後の経過について記述し，③各メンバーが感じたことの中で，共通したものをさらに患者にも当然感じられると予測できるものについて抽出した。その結果，床上で便器を使用する際の患者の気持ちについて，いくつかの考察をまとめた。それは次のようなことである。

①便器や尿器の容積や，当てた時の状態を客観的に知ってはいても，くり返し位置を確かめたくなる不安，「これでいいのかしら」という気持ちが強かった。つまり，患者が自分で「これで大丈夫」と感じるまで，看護師は気長に待つことである。

②排泄されたものが，身体を伝わったり，掛け物にかかるのではないか，また便器の位置をこえてしまうのではないかという不安が強い。ここでは，生活の場ともなり得るベッド上で，排泄による汚れから場所的に逃れられないという苦痛を体験した。

一方，「大丈夫ですよ」という看護師のことばをこえて「粗相しそうな不安」を率直に表現することが，看護師に対して失礼ではないかという気持ちがはたらくことを推察し，患者が，その不安を表現しやすくするきっかけを与えるような援助の必要性を感じている。

③尿が出る瞬間に，一方でそれをセーブする気持ちのはたらくことを体験した。毎日の排泄習慣と異なる体位による抵抗感があり，トイレでだれでも味わう放尿による解放感をだれも体験できなかったという。

2）使用しやすい女性用尿器固定の工夫

渡辺ら[9]は，臥床したまま用いる女性用尿器の固定がむずかしく，患者の心理面からの問題もあるとして，尿器の固定を患者自身が安心して行なえるよう工夫した。すなわち，一般的に使われている女性用の広口ガラス尿器に，長さ50cmの軽いエスロン製パイプを柄に使用し，それにポリ塩化ビニールで尿器を型どったカバーを，尿器の先端部1/3包みこむようにとりつけた。

改良された点

①排尿時に柄で固定されるので安定性がありずれない。

②介助者がいなくても１人で排尿・排便が可能で羞恥心が軽減される。

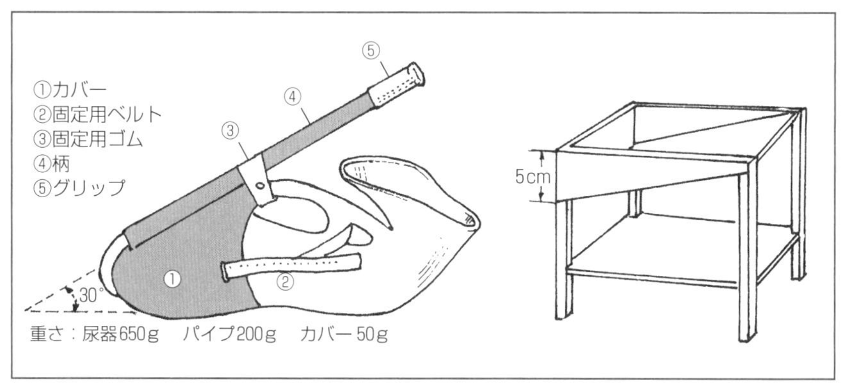

図9　柄付尿器[9)]　　図10　傾斜をつけた尿器架台[9)]

③患者の安静が保て，苦痛なく安楽に排尿・排便ができる。

欠点として

①片麻痺，関節リウマチ，他の疾患により，両上肢に握力が2～3kg程度ないと保持困難である。

②尿器の固定状態により排尿量が多いと漏れやすい。

③尿器台に置くとき，柄があるため不安定で尿器を落とし，破損しやすい。この点に関しては，尿器が安定するよう三方に枠をつけ，5cmの傾斜をつけた尿器架台を作ることにより，破損を減らしている。

植村ら[10)]は，看護師による排泄用具の使用状況・使用感の評価で，排泄用具の使用機会が減少していること，既存の排泄用具に問題があることを指摘しており，よい看護用具がよいケアを結びつくため，よりよい排泄用具の改良や開発が必要であると述べている。

看護用具を有効に活用し，患者にとっての排泄の意義を十分に理解した上で確かな技術を提供し排泄の援助にかかわることが大切である。

3）便秘・腹部膨満に対する援助

(1) 肛門術後の援助から

津山ら[11)]は，肛門手術後の「便が出ない」「おなかがはった」という患者の訴えに対して，次のような援助を試みている。

①手術当日にメンタ湿布を行なう。

②毎朝・夕，コップ1ぱいの水または生理食塩水をのませる。

③肛門部高挙の体位を10～15分ベッド上でとらせる。すなわち，30×50×30cmの箱を布でおおい，上に毛布を四つ折りにしての

せ，その上に膝関節を曲げて下半身をのせる。上体を腰部にて前屈し，両手を床につけて“腕立て伏せ”のような体位にする。時には肘関節を屈曲し，額を床につけ，肛門を床と直角になるよう高挙し，時々りきませる。

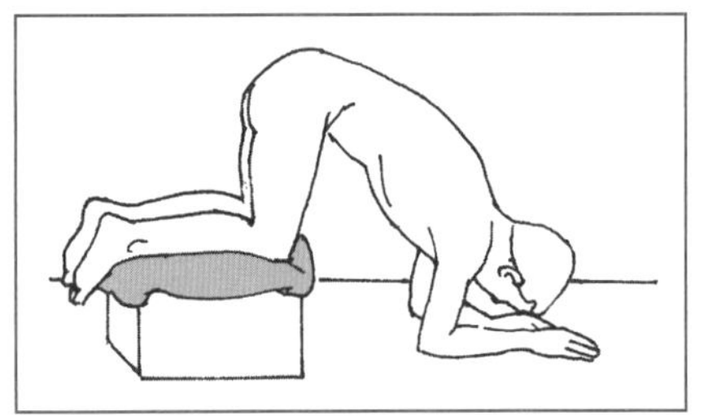

図11　(津山らによる)[11]

これは肛門部の充血をとり，血行をよくすることにより，肛門周囲の緊張感がとれて，ガスの自然排出を容易にし，また，ガスは腸内容物より軽いため，この体位により肛門部近くまで上がってくるというわけである。

④以上のような方法でも効果のないときには緩下剤や坐薬の挿入，浣腸などを指示により行なうが，津山らは，安易にこれらに頼るのではなく，前述したような方法と十分な説得によって解決することこそ重視されるべきであると述べている。

(2) 腰・背部の温罨法による方法

便秘や腹満に対しては，腹部の温罨法により，腸の蠕動を促進することは，旧来より知られていることであるが，腰・背部の温罨法も，時に奏功するので試していただきたい。看護において温罨法は広く行なわれており，中でも「熱布を使用しての腰背部温罨法」が腹部術後患者の排ガス，排便の手技として有効であることが報告されている[12)-14)]。本方法による報告は菱沼[14)]の研究はじめ，最近になり多数報告されるようになり，便秘，腹部膨満に対する看護の１手法として認識されている。この方法は，地の厚いフランネルまたはスポーツタオルなどを熱湯に浸して，手早くしぼり，火傷に注意しながら腰背部（第４腰椎の棘突起の下左右４，５cm側方を中心）にあて，上から厚地のバスタオルなどでおおい，温熱刺激を与えるのである。術後の排ガス困難や，高齢者の便秘に対して有効であることが試されている。

同様の目的から，ハンドドライヤーを用いてもよい。すなわち，前述の第４腰椎の側方（東洋医学でいう大腸兪（ゆ））にドライヤーの温風をあて，患者が“あつい”と感じたら，しばらく離し，再び温風をあてる。これを３回くり返すことにより，腸の蠕動を促進し，便通や排ガスを促す。

また，温熱を与えることは，直接的に大腸や直腸を支配する腰部神経叢への刺激効果だけではなく，あたためることにより，身体的にも精神的にも安楽となることから，緊張がほぐれるという側面もある。このことが，便通にも影響するのであろう。

吉原[15)]は，術後の腹部膨満に対する腰背部の温熱刺激の効果を，３種類の方法で，臨床的に実践し，次のように報告している。

◇腹部膨満著明な術後患者→男性：27名，女性：８名に温罨法施行

・バスタオル法→15例（効果７例）

・ゴム湯タンポ法→16例（効果５例）

・ヘアドライヤー法→４例

◇バスタオル法による排ガス効果→150分以内に放ひ（卄），腹部膨満緩和。排ガスのほかに安楽面で非常にすぐれ，98％が施行中苦痛緩和が得られている。また腹部膨満強度の場合，術後侵襲の大きい場合にはバスタオル法が最もすぐれている。

◇湯タンポ法においても腰痛著明のため術後早期に腰痛緩和のために貼用したものが，結果的に著明な排ガス促進となっている。

◇ヘアドライヤー法は，直接放ひにはならないが，清拭後使用すると皮膚がサラサラして気持ちがいいといわれた。

◇程度の違いはあるが，“腰背部の温熱刺激”は腰部神経叢を刺激し，副交感神経に作用をおよぼし，腸の蠕動運動亢進につながる。バスタオル法が最もすぐれているが，湯タンポ，ホットパック，発熱シートを用い腰部を一定の皮膚温（42～45℃）に保ったところ，いずれも著明に術後排ガス時間が短縮されている。

◇なお温罨法施行により創部出血，発熱，血圧などの著明な変動はみられない。

(3) 体位変換と運動，腹部マッサージ

可能な限り体位変換を行ない，運動をすることは便秘や腹部鼓腸に対して有効である。その目的だけのために行なうことはもちろん，全身清拭などを利用して，意識的に行なうようにする。とくに，ねたきり高齢者の場合は，各関節の可動範囲までの屈伸を他動的・自動的に行なうようにする。

腹部マッサージは，患者の右上腹部から左へ，さらに下方へと

向かって行なうようにする。

(4) 水分の補給と食事内容

適当な食事量の摂取と食物繊維摂取（１日25gが勧められている）が便秘を防ぐ上でよいということがわかっていても，病院給食では不足がちなことが多い。また，在宅の病人などに対しては，とかく消化のよいものを選択しがちであり，いっそう便秘を促進させることがある。ここでは便秘に対して効果の高い４タイプの食物をチェックしておく。①非水溶性植物繊維（豆類，サツマイモ，海藻類，キノコ類），②水溶性食物繊維（トマト，リンゴ，オクラなど），③腸内の善玉菌を増やす食品（ヨーグルト，チーズなどの発酵食品），④腸の蠕動を高める食品（タマネギ，にんにく）。玄米粥や玄米飯は便通を促すのにも有効である。

また，便秘の患者は水分摂取量が不足していることによくぶつかる。治療上問題なければ，水分はできるだけ多く摂らせるようにすべきである（1日1,200〜1,500mL程度）。利尿薬を服用しているときには特に注意が必要である。

(5) 排便の時間を一定にする

健康人であっても，日常の排便習慣が乱されると便秘しがちである。健康時の習慣に合わせて排便できるようしむけ，便意を我慢させないことも重要なポイントである。どんなに忙しくても，便意や尿意を訴えられたら“待たせない”ことはいうまでもないが，日常の習慣を知って，患者から要求される前に，便器をもっていくレベルにまで向上させたいものである。

排尿回数が同じ６回でも，人によっては平均的に６回する人もあれば，夜とか明け方に回数の多い人もある。これらの日常的な習慣をよく知っておくことこそ必要なのであり，知ることにより予測可能となり，質の高いケアが提供されるのである。

(6) 浣腸の安全性

便秘の患者に対して，排便を促す目的で実施される浣腸は，看護の中でもきわめてポピュラーな技術として，古くから実施されている。家庭でも市販の“いちじく浣腸”などを用いて行なわれるくらい，その安全性が信じられてきた。

だが，対象の年齢や症状によって，あるいは器具の使用や操作に問題があると，さまざまな危険な状態を生むことも承知しておく必要がある。

立位によるグリセリン浣腸に関連した医療事故（直腸穿孔）については，緊急安全情報[16)17)]で注意が喚起されている。傷ついた粘膜などからのグリセリン吸収にともなう副作用（溶血，腎障害）などもおこりうる[18)]。

排便反射の減弱している頑固な弛緩性便秘や，直腸型便秘の場合，浣腸をしばしば行なうことにより，かえって排便機構を減弱するので注意が必要である。時に脱水症や電解質異常，とくに低カリウム血症などに陥ることがあるので，高齢者や循環器障害のある場合は慎重に実施すべきである。

寺川ら[19)]は，脳神経外科病棟で長年浣腸の研究に取り組み，「浣腸は決して安全･無害な技術ではない」と次のような事例を紹介，事前の観察の必要性を述べている。

「1968年に右中大脳動脈瘤の術前の患者に医師より50％グリセリン浣腸の指示が出され，困惑しながらも医師の指示なので，受持看護婦が指示どおり浣腸をしたところ，患者はトイレで急に意識消失し，緊急手術を受けたがそのまま死亡されたという経験があった。カンファレンスの結果，動脈瘤等出血性疾患時の術前浣腸は原則として禁止することとなり，またその他のケースでも血圧上昇率等を必ずチェックすることになった」。

そして，「１人の患者に看護婦が３人１組のチームを作って浣腸をしている。各々の役割は３人のうち１名が血圧測定係で，１名は肛門部を操作する係であるが，この係は一番むずかしいため上級者が行ない，後の１名は浣腸液の注入と腹部マッサージを担当する」という。

藤本[20)]は，浣腸時のネラトンカテーテルによる大腸穿孔例があったことを重視し，カテーテルが一定以上深く挿入されないようなストッパーを考案して発表した。

この挿入の長さについては，ヘンダーソンもまた，５cm以上挿入すべきではないと述べている[21)]。

◆禁忌[22)]

・脳圧亢進症状のある人，または予測されるとき。
・動脈瘤，重症な高血圧，心疾患の患者。
・直腸・結腸の術後。
・血圧の変動が激しいとき。
・衰弱しているとき。

◆**実施前にチェックすること＝浣腸時におこるショックや出血などの危険を防ぐため**[22)]

1．最終排便日とそのときの便の性状と量。
2．腹部膨満の状態。
3．直腸診あるいは腹部触診による宿便状態の把握→宿便の充満があるときは，まず用指摘便をする。宿便のままで浣腸液を注入するとスムーズに排便できないために腹圧がよけい必要であり，そのため血圧上昇やショックなど起こしやすい。
4．血圧，呼吸・脈拍，意識状態→血圧180mmHg以上，または80mmHg以下のときは医師に報告，相談する。
5．腸管の炎症性変化や癒着，腫瘍による腸管の狭窄などの病状の有無を確認し，浣腸施行の危険性をアセスメントする。

4）下痢に対する援助

下痢になる原因をアセスメントする。対策としてはまず脱水予防，特に高齢者の場合，短時間に脱水下痢になる可能性があるので，できるだけ回数を分けて温かい飲み物を摂取する。食事をする場合は，発酵物や繊維，脂肪，糖分の多い食品は避ける。腹部温罨法も有効である。頻回な下痢では機械的刺激による皮膚トラブルを予防し，皮膚を保護する軟膏などを塗布する。また，精神的なストレスなどがないか観察し，患者の話を傾聴するよう心がける。

5）排尿困難な患者の援助

術後や分娩後の一時的尿閉や，環境の変化や精神的ショックによる排尿困難に対しては，いろいろな援助方法が試みられてきた。下腹部の温罨法，水道の水音を聞かせる，便器をあててから微温湯を陰部にかける，起座位をとらせて排尿をさせる，などである。

最終的には導尿による解決手段があるせいか，看護師の援助実践報告はほとんど見当たらない。次の例はグリセリン浣腸による援助例である。

浣腸によって自然排尿へ導いた例

腰部椎間板ヘルニアの手術後（全身麻酔による），腰部から下腹にかけてのしびれ感，創痛のある患者が，自尿がないための腹満感を訴えていた。術後2日間導尿により排尿をさせたが，3日目に，下腹部の温湿布，さそい水，水音を聞かせるなど試みたが著効なかった。そこでグリセリン浣腸を200mL行なったところ，排便とともに自然排尿300mLあり,「すっきりした」とよろこぶ。その後はスムーズに自然排尿がみられるようになった（某整形外科病棟，看護師の体験より）。

術後に尿が出ないときにどうするかということについて大木ら[24]は次のように述べている。

１時間当たりの尿が30mL以下になっていたら

・決してあわてず，患者の外尿道口から採尿バッグまでの経路をたどって確かめる。

留置カテーテルからチューブが採尿バッグよりはずれて床に尿がこぼれていたり，足や腰の下にチューブがはさまれ圧迫したり，折れ曲がっていたりすることが日常みられる。患者が無意識に留置カテーテルを引っぱったり，カテーテルの先端が抜けかかっていることもある。留置カテーテルを注射器で吸引してみると凝血塊が留置カテーテルの先端につまって尿の流出を妨げ，これが吸引されて突然多量の尿が出てくることがある。

・膀胱内に尿が残っていて排尿できないような場合，患者は強い下腹部痛を訴え，下腹部，特に恥骨上部が膨隆して，ここを圧迫すると腹痛が増す状態になる。恥骨上部から臍に向かって打診すると膀胱は尿の貯留により濁音（dull）を呈し，腹腔内は鼓音(tympanitic)を呈する。これにより膀胱の中の尿の量が推定できる。

・カテーテルと尿道のすべりが悪いときは，グリセリンなど水

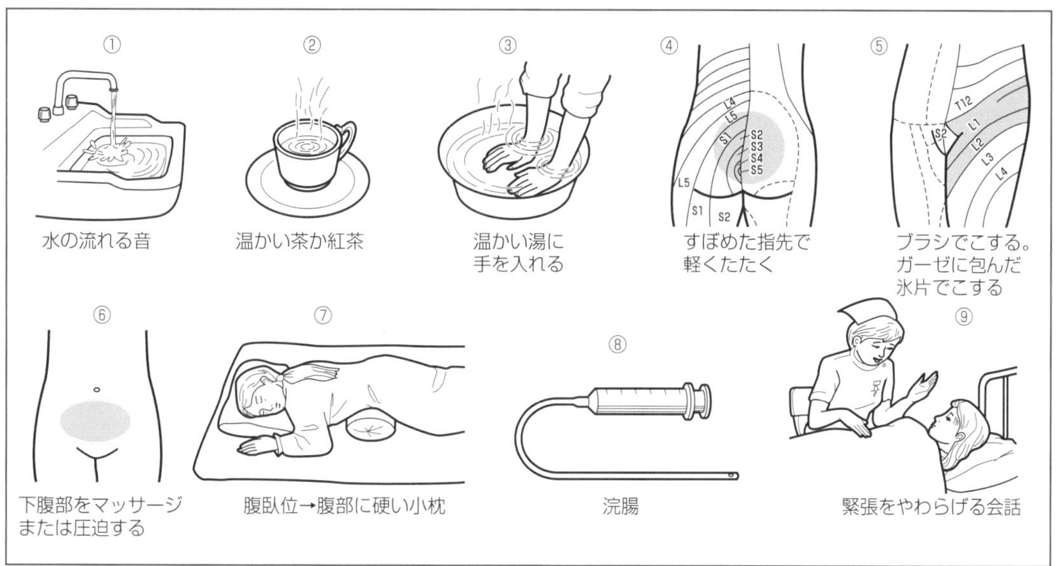

図12[23]

溶性の潤滑剤を十分に用いると，カテーテルのすべりも良く挿入できる。

・適宜，エコーによる残尿測定を実施し，観察することも有効であるが，自尿のない患者に対して膀胱内にバルンカテーテルを挿入して尿が多量に出れば尿閉と診断できる。尿が少ない場合は乏尿あるいは無尿と診断される。尿閉が原因であれば，たとえば約12時間程度排尿なくてもそのあとに導尿されれば生命に危険はない。無尿は手術後翌朝まで12時間前後も放置すれば急性腎不全になる危険もあるので，尿量が少なくなってから２～３時間以内に適切な治療が必要。

6）便・尿失禁の患者への援助

不随意に便や尿が排出される失禁は，患者にとって不快な耐え難い症状の１つである。認知症を伴ったような高齢者の場合でも，シーツや寝衣の汚れに対して不面目な表情をする。看護師は，失禁患者に対しての“慣れ”からビニールやラバーを用いてベッドや寝具などの汚れを防ぎ，おむつやおむつカバーによる完全な防護策に頭や労力を使いがちである。だが，失禁の原因は前述（p.103参照）したようないくつかの因子があることを思えば，やはり，排尿や排便の自立に向かっての援助をまず想定しなければならないのではないか。

意識障害のある高齢者の場合でも，そのままねたきりの状態にして放置しておくなら，失禁状態は半永久的であるが，看護師の意識的な働きかけにより，会話，清拭，入浴，車いすでの散歩などを行なうことにより，尿意や便意を訴えることは，しばしば経験することである。失禁患者であっても，人格をもった１人として尊重した対応の仕方によって，回復に向かうことがあることを忘れてはならない。

また，失禁している場合，尿の流出の時間を２～３日観察し記録しておくことによって，その排尿パターンをのみこむことも重要である。少量ずつ流出しているようなときは，膀胱が過度に充満していたり，直腸内にガスや便の貯留していることがある。膀胱部を手掌で圧迫したり，仙骨部を軽擦して排尿を促し，膀胱内をすっきり空にすることにより，あるいは排ガスや排便により，だらだらと持続する尿排出はおさまることもある。

鈴木[25]は，ナースコールは押せるし，発語もあるのに尿意が曖昧な患者の場合，次のような日常生活と排尿状態とのあいだの関連性について報告している。

・入眠できない日は，理由のないナースコールが多く，尿失禁も多い。
・面会時に妻が採尿すると成功する。
・外泊中は尿失禁が少ない。

以上のことから心理的な安定，患者の意志の尊重，ゆとりをもって接するなど，時間的な配慮とあわせて，患者が訴えやすい状況をつくることとしている。また疾患からくる排尿障害も考えられ，尿意がなくとも４時間以上の間隔があれば，５分くらい腹部叩打を試みると排尿がみられたという。

おむつを用いる際も，濡れたまま長時間放置することなく，その患者の排尿パターンに応じて，そのつど取り替えるようにするのはもちろん，二次的な問題として，褥瘡の防止にはくれぐれも配慮しなければならない。おむつ交換のつど，お湯で拭き，ハンドドライヤーによる褥瘡好発部位の乾燥と温熱による循環促進はきわめて有効である。

便の失禁は尿の失禁よりも，間隔が一定しており回数も少ないので，排便訓練は行ないやすい。食物や水分の摂取によって反射的に排便がおこることから，朝食後に必ず便器をあててみるとか，便器が苦痛な場合は，紙などを挿入して排便を自立的に行なう訓練をする。下痢の場合には，肛門部にはティッシュペーパーや脱脂綿をあて，肛門周囲の皮膚の保護を行なう。排便のつど，殿部の清拭を行なう。

6 尿道留置カテーテル挿入時の患者

尿閉，失禁両方の患者に対して，尿道留置カテーテルを挿入することがきわめて一般的になってきた。少々安易に行なわれているのではないかと思われるふしさえある。感染予防の観点からいえば，でき得る限り留置をしない方がよく，止むを得ず留置する場合でも，短時日で抜去すべきである。

村田ら[26]はカテーテル留置中の患者の発熱や膀胱違和感の原因を，「バッグカテーテルの末端に菌が存在し，膀胱洗浄をすることにより膀胱内に侵入し，感染をおこすのではないか」という仮説から，実験研究を行なった。

その結果バッグの末端には菌が存在し，日数が増すに従って菌の存在が多いことが明らかになった。次いで，この菌が看護師の膀胱洗浄の操作によって膀胱内に侵入するのではないかと，コルポイリンテルを使用して実験した。実験前コルポ内腔は無菌であったが，バッグカテーテル末端に緑膿菌をつけ，滅菌水を注入して1分後，コルポ内の緑膿菌がプラスとなった。そこで，バッグカテーテル装着患者に時間的排尿を施行し，排尿後毎回，バッグカテーテルの末端内腔約4cmのところを1％ヒビテン液に3分間浸漬することにし，バッグカテーテル交換日より3日間，この方法を行なって，バッグ末端を3日間無菌に保つことがわかったという。

村田らは以上の実験から，膀胱洗浄直前にバッグ末端を1％ヒビテン液に浸漬してから洗浄を行なえば，二次感染を防止できるのではないかと問題提起をしている。

駒村ら[27)]は脳神経疾患でカテーテル長期留置患者の尿路感染をめぐって次のように述べている。

◇バルンカテーテル長期留置患者の尿検査データの特徴

・膀胱洗浄の直後には菌量の減少がみられるが，時間の経過とともに菌量が増加し，検査データ上は膀胱洗浄を施行してもしなくても菌量に変化はない。また菌量は常に10^5以上/mLで尿路感染症であることを示している。

・菌種が複数で複雑性膀胱炎である。

・抗生剤を使用すると一時的に菌は消失するが，中止すると別な菌が検出され,時間の経過とともに菌種,菌量とも増加する。

・プロテウス菌が検出されるとアルカリ尿になり，リン酸塩が析出されてカテーテル閉塞の原因になる。

・膀胱洗浄を施行すると塩類は排出されるが，膀胱洗浄を施行しなくても水分摂取量を増量し，尿を酸性にすれば塩類の析出を予防できる。

◇カテーテルの閉塞は塩類が多く析出されるアルカリ尿の場合におこりやすい。

◇尿の酸性化を目的にビタミンC，菌種の変化を目的に合成抗生剤を投与した場合，菌種交代によりカテーテルの閉塞予防が可能と考えられる。

◇次の４点を注意すれば膀胱洗浄をしなくても問題はない。

①水分を十分に投与する。

②閉鎖式導尿回路を使用する。

③ビタミンCを投与する。

④定期的に尿検査をおこない，プロテウスが検出されたとき抗菌剤や抗生剤を投与して菌種を変化させ，カテーテルの閉塞を予防する。

また，カテーテル留置中は，特に感染予防，結石形成予防のため水分の大量補給が必要である。１日に3000～4000mLの水分の補給を行ないたい。この水分により，膀胱内に貯留する代謝排泄物は希釈される。留置カテーテル挿入で絶えず尿を排出していると，膀胱の筋の緊張が失われ，膀胱の容量も減少し，正常な機能回復は困難となる。

失禁や尿閉のためカテーテルを挿入することは容易であるが，抜く時期を判断することはむずかしい。だが，患者の自立排尿を援助するためには，看護師は，抜去の時期を見失わないようにしたいものである。脊髄損傷患者のカテーテル抜去後の排尿訓練については，看護研究学会でも報告されているが，片淵ら[28]は，次のような方法をプログラム化している。

排尿間隔は当初は１～２時間ごと。もし予定時間以外に失禁がおこった場合，その時間が排尿時間と悟らせる。ふつう排尿がおころうとするときの患者の感じるサインは，下腹部の充満感，発汗，冷感，全身の違和感，とり肌などである。このような感じがおこったら，①クレーデ氏手技による膀胱の圧迫，②腹圧を加えりきむ，③膀胱部叩打法，④排尿行為前に１杯水をのむ，⑤臍，殿部，大腿内側，仙骨部などの「ひきがね」の部分をみつけ，その部分のマッサージ等を行なう。これらの方法の中から患者自身もっとも適した方法を選ぶまで忍耐強く訓練を行なうのである。そして，この訓練初期に残尿測定を行ない，残尿が50mL以下となるよう努力させる。

また久行ら[29]は，「子宮全摘時に転位路を遮断するために骨盤神経を切断するため，神経因性膀胱核下型の排尿障害をおこす可能性が強い」として次のように試みていると報告した。

・腹式呼吸をとり入れ骨盤底筋および尿道括約筋は弛緩されるこ

とを中心に訓練を改良した。

・下腹部に（恥骨の位置を教え，それより少し上の部分）両手をあて腹式呼吸の吸気をおこない，次に呼気をおこなう。
・再び吸気をおこない少し息を保ったあと気持ちを恥骨上部へ集中しながら（すなわち肛門を緩め肛門へ力がかかるのを防いで）両手で下腹部を圧しながらゆっくり排尿および呼気をおこなう。
・ゆったりした気分でおこなう。

小沢ら[30]は，脳外科病棟で「大半の患者が早期抜去にもかかわらず，バルンカテーテル抜去後に頻尿・尿意切迫・尿失禁・排尿困難・尿閉を呈し神経因性膀胱と診断され援助を必要としている。そこで神経因性膀胱と診断された28名の患者に，意識レベルと運動機能レベル，排尿障害の状況，尿意の訴え，残尿量，採尿方法および看護的援助内容を調査し援助基準を作成した」。その基準は，いずれの排尿障害においても，排尿パターンを把握することが第1に大切であるとし，そのパターンを尿意のレベルで決定し，尿意レベルと排尿動作レベルの２つの側面を排尿自立のキーポイントとして援助項目を設定している。

〈引用文献〉

1)　NPO法人日本コンチネンス協会
www.jcas.or.jp/
2)　小泉美佐子：尿失禁に関する文献考察，看護技術，48(2)，p.188～194，2002.
3)　川出富貴子ほか：排泄の文化人類学的考察，三重県看護短期大学紀要，p.108～148，1981.
4)　中野昭一編：図解生理学，p.447，医学書院，1981.
5)　堀井鈴子：尿器架の使用を試みて，第16回看護研究学会集録，日本看護協会看護婦会，1967.
6)　小篠敦子：対患者の信頼関係についての一考察，看護教育，8(12)，1967.
7)　桑野タイ子：事例を通して考える看護，p.82～85，看護の科学社，1978.
8)　北里相模原高等看護学院1年生：ベッド上排泄の体験から学んだ看護，神奈川県下看護学生のつどい研究発表会，1973.
9)　渡辺紀久江ほか：女性用ガラス尿器使用時の工夫，第16回日本看護学会集録看護総合，日本看護協会出版会，1985.
10)　植村由美子ほか：看護師による排泄用具の評価に基づく用具改善の方向性，日本看護技術学会誌，8(2)，p.103～112，2009.
11)　津山妙子ほか：肛門病患者の術後の看護と指導，看護技術，通巻223号，1971.
12)　川島みどり：排便・排ガスの技術―腰背部の温罨法　経験的知識，ナーシング・トゥデイ，9(4)，1994.
13)　菱沼典子・平松則子：排ガスの技術―腰背部の温罨法　科学的分析，ナーシング・トゥデイ，9(5)，1994.
14)　菱沼典子：研究により経験知の実証―筋が通った看護技術を確立するために，日本看護技術学会誌，8(3)，p.4～9，2009.

15) 吉原幸子：術後の腹部膨満緩和の一方法―温熱刺激による腰背部温罨法，第10回日本看護学会集録成人看護，日本看護協会出版会，1979.
16) 緊急安全情報，立位による浣腸実施の事故報告，日本看護協会，2006年2月.
http://www.nurse.or.jp/nursing/practice/anzen/pdf/200602.pdf
17) 患者安全警報No.6　安全なグリセリン浣腸の実施について，神奈川県看護協会医療安全対策課，2006年08月30日.
http://www.kana-kango.or.jp/img/anzenkeiho_6.pdf
18) 武田利明他：グリセリン浣腸―排泄援助技術の再検証，日本看護技術学会監：看護技術の探究，p.127～134，看護の科学社，2011.
19) 寺川佐知子ほか：浣腸における看護管理のポイント―科学的で安全な浣腸のあり方について，クリニカルスタディ，1(8)，1980.
20) 藤本智子：浣腸用カテーテルの工夫，臨牀看護，7(9)，1981.
21) ヘンダーソン，V.ほか・荒井蝶子ほか監訳：看護の原理と実際Ⅳ，p.206，メヂカルフレンド社，1979.
22) 川島みどりほか：改訂版 実践的看護マニュアル―共通技術編，p.160，看護の科学社，2002.
23) 20)に同じ，p.134.
24) 大木繁男ほか：術後の尿閉と無尿・乏尿はどう違うか，どうみわけるか，臨牀看護，12(6)，1986.
25) 鈴木貴志代：尿失禁患者の排尿自立援助の一考察，第14回日本看護学会集録成人看護（岩手），日本看護協会出版会，1983.
26) 村田千寿ほか：バックカテーテルの清潔についての一考察，看護研究，8(2)，1975.
27) 駒村晴美ほか：脳神経疾患のカテーテル長期留置患者の尿路感染をめぐって―膀胱洗浄の必要性についての再検討を通して，月刊ナーシング，4(9)，1984.
28) 片淵スミエほか：脊髄損傷患者のリハビリテーション看護―合併症として必発する膀胱・直腸障害，看護技術，通巻223号，1971.
29) 久行智雅子ほか：広汎性子宮全摘術後の排尿訓練法の考察―腹式呼吸法をとり入れた効果の検討，第16回日本看謹学会集録成人看護（茨城），日本看護協会出版会，1985.
30) 小沢美香ほか：脳神経外科患者の排尿自立への援助―神経因性膀胱による排尿障害患者の援助基準をまとめて，第16回日本看護学会集録成人看護（福岡），日本看護協会出版会，1985.

第4章

眠りと休息の援助を考える

結婚後半年で肝炎となり入院したAさんは，入院当初毎夜シーツの中で泣いていた。愛する夫のこと，病気のため中絶をしなければならなかった未熟な生命への想い，そして，漠然とではあるが病気の予後への不安が，Aさんを心細くさせ，眠りにつくことができなかったのである。そんな日が何日か続くと今度は「今夜も眠れない」という不安が恐怖ともなり，消燈のあと声をひそめて泣いていたのであった。

ある夜，準夜の看護師が静かにAさんの側に立って，片方の手でAさんの手をにぎり，もう一方の手でAさんの首すじを静かにもみほぐすようマッサージをしながら，「今夜はこれで眠れるわね」といった。Aさんは看護師が静かに去るのを意識しつつ，眠りに入っていった。

1 生活の中の眠りと休息

健康な成人の1日の生活は，労働と休養の至当な循環であるといわれている。

健康な人の生活は，満ちたりた眠りからの快いめざめに始まる。労働意欲に燃えてひとしきり働いたあとの一服や，昼食のあとの一休みはたとえ短時間であっても，集中した仕事からの解放で身も心も休まる。軽い運動や気分転換，だれからもとらわれない気ままな過ごし方は，次の仕事へのステップとして重要である。こうして1日の仕事を終えたあと，心身ともに適度に疲労し，一家団らんのくつろぎや，友との語らいのあとでは，だれしも努力せず眠ることが可能である。また，それぞれの人の生活条件に応じて就眠の時刻が近づけば，眠気を催し床に入る。たとえ眠くなくても，明日の活動を思えば，就床の態勢に入るであろう。

〈睡眠〉は，もっとも有効な休養の方法で，疲労を回復し明日への活力をやしなうという意味で人間の生活に重要な意味をもっている。昔から“眠らせない”ことを刑罰や拷問の手段にしたように，人間にとって眠らないで過ごすことは大変な苦痛であるばかりか，睡眠を全くとらないでいると48～60時間で心身に異常をきたすといわれている。断食と断眠のいずれが生命に有害か，小犬を使って実験した結果，断眠させた犬の方が早く死んだという報告は有名である。つまり，生体にとって眠りは脳だけの問題ではなく，全身の問題であり，全生活の問題なのである。

健康な場合でも寝つきが悪かったり，充眠感を得られず目ざめることはよくある。これは不眠というより睡眠不足という形容が用いられ，就眠近くにコーヒーを飲んだとか濃い緑茶を飲んだ，あるいは気がかりなことがあったなどと思いあたるふしがあれば，気にもせず過ぎていくのが通常である。

だが，身体的に格別の症候もないのに，眠れない夜が幾晩も続くと“不眠の不安”が不眠をよび，いわゆる不眠症となる。また，不眠の訴えが病気の初期症状である場合もあるので，「眠れない」と訴える人の話をよく聞く必要がある。日本人は従来睡眠を軽視してきたともいわれ，眠る生活を大切にしてこなかったともいえる。たとえば養生訓に「むかしの人は三欲をがまんするようにといっている。三欲とは，飲食の欲，好色の欲，睡眠の欲である。飲食と色欲を慎むことは人は知っている。ただ睡眠の欲をこらえて，寝るのを少なくするのが養生の道と知らない人がいる。……それは睡眠を少なくする習慣をつけることである[1)]」という記述がある。貝原益軒のこの養生訓の全体に流れているものが，「父母に仕えて力をつくし，君主に仕えて忠実に勤め，朝は早く起き，夜は遅く寝て四民ともに自分の家事を勤める」ことこそ養生の道であるということであり，怠惰をいましめ，眠りを犠牲にして働かなくてはならないとの教えから来ている。

ところで，前述のように，文化生活の向上は人間の睡眠のパターンを変えつつあると同時に，社会的諸要因により，個人の睡眠を減らさなくてはならない現象もおきている。現代生活のストレスは不眠への不安をますます強める結果ともなっている。現代社会では眠りにくいことによる眠りへの欲求不満をもちつつ働いている人がふえている。

人類が発生して以来，昼間は活動し夜は眠るという生活リズム

表７　睡眠時間（男女年層別・職業別）[2]

(時間 分)		平日				土曜				日曜			
		'95	'00	'05	'10年	'95	'00	'05	'10年	'95	'00	'05	'10年
国民全体		7:27	7:23	7:22	**7:14**	7:45	7:38	7:47	**7:37**	8:18	8:09	8:14	**7:59**
男	10代	7:53	7:51	7:53	**7:36**	8:29	8:13	8:59	**8:36**	9:14	9:10	9:01	**8:36**
	20代	7:21	7:20	7:17	**7:18**	7:52	8:02	7:26	**7:48**	8:27	8:14	8:36	**7:59**
	30代	7:12	6:57	7:04	**7:11**	7:51	7:45	7:17	**7:37**	8:31	8:21	8:16	**8:04**
	40代	7:19	7:11	7:06	**6:43**	7:40	7:25	7:28	**7:21**	8:12	8:07	8:13	**7:56**
	50代	7:22	7:16	7:09	**6:58**	7:44	7:35	7:36	**7:15**	8:13	8:06	7:56	**7:48**
	60代	7:54	7:48	7:41	**7:26**	8:03	7:37	7:59	**7:32**	8:21	8:02	8:06	**7:57**
	70歳以上	8:32	8:40	8:18	**8:07**	8:26	8:20	8:20	**8:16**	8:46	8:43	8:36	**8:28**
女	10代	7:31	7:31	7:42	**7:38**	8:10	8:03	8:42	**8:29**	8:59	8:55	9:11	**8:58**
	20代	7:20	7:14	7:23	**7:24**	7:54	8:00	7:59	**7:56**	8:11	8:29	8:28	**8:21**
	30代	7:06	6:56	7:03	**7:00**	7:18	7:20	7:59	**7:35**	7:58	7:52	8:26	**7:53**
	40代	6:53	6:47	6:43	**6:28**	7:07	7:00	7:22	**7:06**	7:50	7:39	7:46	**7:25**
	50代	7:01	6:58	6:51	**6:45**	7:04	7:02	6:57	**7:06**	7:41	7:34	7:24	**7:25**
	60代	7:33	7:17	7:16	**7:09**	7:41	7:08	7:18	**7:05**	7:48	7:27	7:41	**7:26**
	70歳以上	8:23	8:07	8:09	**7:46**	8:15	8:07	8:11	**7:48**	8:43	8:06	8:26	**8:12**
有職者		7:15	7:07	7:05	**6:55**	7:36	7:32	7:29	**7:24**	8:09	8:03	8:06	**7:51**
主　婦		7:18	7:16	7:13	**7:08**	7:22	7:11	7:30	**7:15**	7:53	7:41	7:52	**7:35**
無　職		8:24	8:18	8:16	**8:06**	8:24	8:08	8:16	**8:02**	8:42	8:14	8:24	**8:13**
学　生		7:39	7:42	7:44	**7:40**	8:17	8:04	8:47	**8:30**	9:00	8:59	8:58	**8:48**

注：男20代は土曜・日曜のサンプルが少なく，誤差が大きいので参考値

を作り上げてきた。同時にそうした習慣を作らせる生理的な事実も存在していて，血中成分や体温・脈拍・血圧などの変化から，〈人体諸機能が夕方になると眠りの態勢に入っていく〉ということが数々証明されている。そしてこれらの生体リズムは，労働形態が昼夜逆転しても，根本的に変更されず，長期に継続する場合でも波動のずれることはあっても，夜眠るという生体の要求は依然として続くのである。

だが生体のリズムはこのようであっても，現代生活におけるさまざまな因子は，そのリズムを維持することが次第にむずかしくなってきている。

2010年の「国民生活時間調査」[2] によれば，１日の睡眠時間は，平日７時間14分，土曜７時間37分，日曜日７時間59分で，平日は1970年以降減少傾向にある（**表７**）。

20年間（1986～2006）の総労働時間は，男性は不変，女性は３時間程度短くなっているにもかかわらず，日本人の睡眠時間は趨勢的に低下している。総労働時間の低下の一部は，週休２日制の普及による出勤日数の減少の結果といえる。1986年以降，平均的

な日本人は，総労働時間の低下によって増加した余暇時間を，さらに睡眠時間を削って増やしていることになる。長時間労働の中心であった男性30歳代で平日の仕事時間が減り，代わりに家事が増える現象もみられている。

通勤時間をみると，平日の勤め人の往復通勤時間は1時間17分で1995年からほぼ変わらないが，大都市圏では長めになっている。早起きの増加は仕事時間の早まりに呼応している。一方，夜起きている人が増加した一因には，インターネット，ビデオ，テレビなどメディアの普及があるとされる。

国民の半数以上が寝るのは23時以降であり，年齢層による差が大きい。男性70歳以上では，22時に半数以上が寝ているが，男女20歳代では半数以上が寝る時刻は０時を過ぎる[3)-5)]。

また，眠りはただ時間が長ければよいというだけでなく，深さが問題になってくるが，現代生活の中で深く眠れない要素も多い。第一が住宅問題である。睡眠の型は人によって違うし，就眠時間も異なるのに，日本の住宅状況の中で個人専用の寝室をもっている人は少ない。乳児のいる家庭では，夜中のミルクやおむつの取替えで家中がめざめてしまったり，早くから就眠していた幼児の声に早々と起こされてしまうこともあるだろう。雨戸のないアパートは朝の訪れも早い。大きな道路の周辺では深夜といえども，トラックや自動車の騒音に悩まされる。あの大震災で仮設住宅での生活を余議なくしている被災者らの不眠の要因も住宅環境に大きく影響をうけている。

良い眠りを得られない朝は，食欲もなく，またぎりぎりまで眠っているために，食べる時間がなく家をとび出す。眠りに対する欲求不満は慢性化し，人間関係の悪化を招くことさえある。仕事に対するファイトもおこらないし，ストレスがたまって健康を害することになる。このような社会生活の悪循環による半健康人や病人の多いことを認識すれば，睡眠の援助は今までに考えてきた食事や排泄の援助以上に，大切なことが理解できよう。社会生活との関連で，あるいは個人の生活リズムをふまえて，眠りと休息の援助を考えなければならない。

2 安楽に眠れる条件

以上のように社会生活が複雑化し，休息や睡眠を阻害している事実をみとめながら，いやむしろそれだからこそ，〈安楽に眠れる条件を見出し，良眠を得る〉ことは健康生活の基本であるといえよう。24時間の生活のうち，約1/3を占める眠りの時間を，日本人は粗末にしている傾向があるといわれる。しかし，それぞれの人が〈自分なりの眠り方〉を意識的にあるいは無意識的に確立し身につけている。一律に良い眠りを維持する条件を定めるわけにはいかないだろう。

1）生体の条件

適度な疲労は睡眠を誘うというが，これは疲労が眠りを作るのではなく，眠りたい欲求を高めるだけのことである。もっとも大切なことは，心身ともにリラックスした状態で床に就くということである。足や身体が冷えていたり空腹すぎていては眠れないし，心にひっかかるものがあったり不安や心配・興奮などは眠りを妨げる。そこで就眠前に入浴したり，軽食を摂ったり，寝酒を飲んで談笑するなど，人それぞれの知恵が生まれた。あたまの眠りを誘うものとしては，軽い読書や，静かな音楽などを聴くのもよいし，からだの眠りを誘うものとして，寝る前に体操をしたり，散歩をしたりすることもよいといわれている。

2）眠りの環境

暗さや静けさは，眠りに入る上にも，その眠りを持続させる上からも有効であるが，その人の生活習慣によっても，あまり暗すぎるとかえって眠れないと訴える人もいる。プライバシーも，眠りにとって重要な要素であり，また室温やふとんの中の温度も，よい眠りを保つ上の条件となる。

旅行をしたり，慣れない環境で安眠できないのは，環境が変わったことによる興奮もあるが，ふだん使いなれた敷きぶとんの厚さやベッドのスプリング，掛けぶとんや毛布の重さ，枕の高さや種類などが非常に大きな要素を占める。着なれたねまきも同様である。これらの環境への適応は人さまざまで，全然気にしない人もいるかと思うと，１つ１つ気になって眠れない人もいる。

3）睡眠のリズムと型

前にも述べたように，その人の睡眠のリズムは一朝一夕にできたものではなく，個々の生活の背景や労働条件などにより形成されたものであるから，夜勤などにより昼夜のリズムが逆転すると，安眠を得られず不快になったりいらいらしたりする。身体的にも変調をきたしてしまう。

〈睡眠の型〉は，１回の眠りに関してはおおよそ２通りある，といわれている。すなわち，眠り始めて15分くらいから急に深くなり，１時間くらいでもっとも深くなる型と，もう１つは，ゆっくりと深くなっていき，もっとも深くなるまでに１時間から２時間以上も要するというものである。そしてこの第２の型は，第１の型に比して浅いが，明け方にもう一度谷がくるというのが特徴である。

睡眠のリズムに関しては大体２時間ごとのリズムをくり返すといわれている。浅い眠りから次第に深い眠りに入り，そのあと〈逆説睡眠〉（レム睡眠）に入る。この逆説睡眠は，脳の活動水準が覚醒期と似ていて，脳波から見ると醒めているはずであるのに，眠っているところが逆説的であるということで，1957年フランスのジュヴェによって命名された。人が夢を見るのは，この逆説睡眠相に入ったときである，といわれている。以下，ふつうの眠り（徐波睡眠〔ノンレム睡眠〕）と逆説睡眠について，松本の『眠りの生理学』から引用する[6]。

目がさめている状態から眠りに入るときは，かならず徐波睡眠に入り，その後に逆説睡眠がつづくものであって，病理的な「ナルコレプシー」以外には覚醒からすぐに逆説睡眠に入ることはない。したがって一般に昔からいわれている眠りはこの徐波睡眠のことをいう。この眠りに入ると，脈拍，呼吸は次第におそくなり血圧は下り瞳は小さくなる。このような現象は自律神経機能からみると副交感神経緊張症にかたむいたことになる。

また，筋肉は目ざめているときには緊張していて，いつも地球の引力に打ち勝っているために，からだが地球表面に対して直角の位置を保っているわけだが，眠りに入るにしたがって，脳からの遠心性興奮の発射が少なくなるとともに，筋肉の緊張が減少して引力に抵抗する力がなくなり，しだいに地球表面にからだが近づく，すなわちまぶたも下ってくるし，首はうなだれるし，ついにはからだも横になって寝てしまう。筋肉の緊張がなくなれば代謝活動の低下とともに，体熱の生産も低下して，しだいに体温も低下し，消化腺の分泌，尿の生成も減少してくる。ところが，脳の血流量は，覚醒状態から徐波睡眠に入ると，減少せずに増加している。しかし，

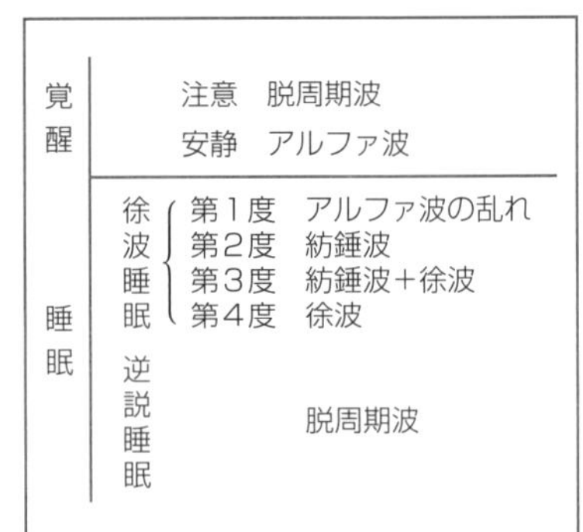

図13　覚醒睡眠の脳波からみた意識レベル（松本）[6]

脳の温度は下るし，酸素消費も上昇しないところをみると，なんらかの代謝活動はこの眠りのときに行なわれるが，発熱反応ではなさそうである。

また，感覚刺激，脳幹網様賦活系の電気刺激などによって判定される覚醒閾値（そのときに覚醒させるに要する最小の刺激の強さ）では，明らかに徐波睡眠は，第１度から第４度に進むにしたがって高くなっており，いいかえれば，眠りは深くなり意識レベルは低下している。

以上のような徐波睡眠の現象のあとに，逆説睡眠はおこるものであり，人は一晩に４～５回おこるとされている。動物でも同じ現象がおこり，それをきめるための条件としては３つの要素がある。すなわち，脳波が脱周期波になり，急速な眼球運動がおこり，項筋の筋電図が消失する。この３つが同時にみとめられたときに逆説睡眠であると断定することができる。日常生活でも，眠っている人，とくに赤ちゃんの場合には眠っているうちの半分はこの型の睡眠であるために，睡眠中に眼球がクリクリ動くことは容易に観察される。

この３つの現象の他に，案外ユニークな変化をするのは呼吸であり，覚醒から徐波睡眠に入るにしたがって，呼吸はしだいに深くなり，規則正しくなってゆくものだが，それが逆説睡眠に移ると，とたんに浅く速くなり，不規則になる。この現象は非常にはっきりしていて，逆説睡眠が終わってまた徐波睡眠にもどるときには，すぐまた呼吸が規則正しくなる。

循環系の変化も特徴的である。たとえば，脈拍数は眠りに入るにしたがって減って来ていたのが，この型の睡眠に入ると，人では生理的な場合は頻脈になり，血圧も上昇してくる。この点からみると，自律神経機能の上では，徐波睡眠とは反対の交感神経緊張症に傾くといえるだろう。

以上のような徐波睡眠と逆説睡眠とが規則正しい周期で出現して睡眠のリズムを作っていくのである。

4）不眠への援助

(1) 不眠患者の看護をめぐる問題の所在

健康・不健康を問わず，自然の眠りを得られ，熟眠して心地よいめざめができることは，社会的活動や闘病生活の様式を維持する上で，きわめて大切な要素である。だが，現代生活におけるさまざまな因子は，快適な眠りをとることを困難にし，健康人にとっても，睡眠時間の短縮や不眠が問題となる時代である。

病人や手術前後の患者にとって，睡眠による十分な休息は，病気の回復や創傷の治癒には欠かせないものでありながら，不眠の看護に関する看護師の研究や実践報告はきわめて少なかった。しかし1990年代に入り研究報告が増加している[7)-10)]。吉永[7)8)]の報告によれば，1980年代に睡眠のメカニズムが明らかにされたことで，深部体温を低下させて睡眠を促進する援助として足浴が取り組み始められている。水田ら[10)]の報告では，香りを付加した足浴での睡眠導入効果が報告されている。

不眠患者の看護を考える上で基本となることは，“眠れない”“ねつきが悪い”“眠りが浅い”“めざめが早い”“夢をよくみる”など，睡眠の量や質に対して満足を得られない患者の訴えを理解し，できるだけ眠剤に依存しない自然の眠りの充足を援助することにある。そのためには，看護師は，睡眠の生理や不眠の要因，あるいは不眠の心身への影響などに関する知識を持ち合わせていなければならないことはいうまでもない。さらに，現代の病院における入院生活そのものからくる不眠の傾向を分析することにより，かなり広範な不眠患者への対策が明らかになると思われる。

また，もう１つの看護の視点は，眠れない夜を過ごす患者への配慮と対策である。ところが，一般的に看護師は不眠についての問題意識が希薄である。

(2) 入院患者の不眠の実態と要因

a．環境の変化と生活リズムの変調

入院というアクシデントにより，それまで体験しなかった不眠を訴えるようになる人は多い。その理由について一般的にいえることは次のようなことである。

◇環境が変わったこと

①ベッド，寝具，枕に慣れない。

②隣のベッド，同室の人が気になる。

③騒音（足音，洗面所の音，救急患者や重症者に対する医師や看護師の出入り）。

④照明。

◇生活習慣の変化

①就眠時刻が早い。

②寝る前の習慣が果たせない（寝酒，軽い読書，夜食，入浴など）。

③昼間活動しない。

大石ら[11]によると，入院前とほぼ同時刻に就寝していた人27人(50人中)，23時就寝が最も多く19人であり，不規則な時間に就寝していた人は21人であった。消灯時間について，現在の21時は早いと思う人は33人，よい人17人，希望消灯時間は22時が22人，23時が６人で年齢差があり，40～70歳代は21時がよいと思っている。また立石[12]の報告では，希望する消灯時間は22時が78.5％と多くなっている。

そして，これらの入眠障害は，家庭から病院という環境の変化そのものとも大きくかかわっていることはいうまでもない。１人室の場合でも，一応のプライバシーが保たれているとはいえ，いつ医師や看護師が訪室するかもしれず，病状などによる個人差はあるにせよ，患者は少なからず緊張にさらされているといってもよい。まして多床室の場合は，スクリーンなどによる視覚的な遮閉はあっても音は筒抜けであり，隣のベッドの人のことが気になることはあまりにも多い。同室の患者の病状の変化や生理的欲求，救急患者の入院などによって，眠りが妨げられたり中断することも珍しくない。病状観察や安全性の面からの照明も，安らかな眠りを妨げる要因となろう。

また，人それぞれの生活リズムは，その人の健康時における生活の型によって個人差がある。成人の場合には，その人の職業の種類が，睡眠の時間や型に影響するといわれている。入院による一律的な日課は，患者に少なからぬ戸惑いや不適応をもたらし，それが表面に現われない場合でも問題がないのではなく，多くの場合，患者はあきらめるか，我慢を強いられているといっても過言ではない。そしてこれらは当然，患者の適切な睡眠を配慮する上で大切な因子である。

宮崎は，21例の不眠患者の症例を，不眠の原因別に分析し「５例が環境の変化に伴うものであり，対人関係にとまどったり，従来の生活習慣の変更を余儀なくされ，私たちの想像以上の心理的負担が，不眠というかたちで現われると推察される[13]」と述べている。

具体的な例で考えてみると，家庭生活において，就眠前に軽食を摂ったり，寝酒をたしなんだり，または入浴やシャワーを使うなど，その人なりの就眠前の習慣が，入院によってまず崩れるのである。集団の患者管理上治療や安静の点から一定の生活規制と，それに伴った日課が必要であることは認めるとしても，従来ともすれば，病院側の都合のみが優先していたことはないだろうか。個別的な患者の生活リズムが，非健康的であったり，病状の上からどうしても修正しなければならない場合を除いて，ある程度の幅のある配慮が欲しいと思う。

b．身体的・心理的な不眠の要因

環境的因子を不眠の外因とするなら，内因性の原因としては，身体的・心理的要因，およびその両者が混在したものが考えられよう。身体的要因としては，疼痛，掻痒感，動悸，呼吸困難，発熱，咳嗽，喀痰，口渇，空腹，頻尿，下痢，腹部膨満，発汗，悪心・嘔吐，無理な姿勢や圧迫，薬品の反応などである。また，中枢神経系の疾患や肝不全，甲状腺機能障害，高血圧，精神疾患など特有の疾患による不眠もある。

心理的要因としては，その人のおかれた状況や背景によって実に多様である。代表的なものとしては，病気そのものについての不安，予後に対する不安，治療や手術への恐怖や緊張，家族から離れたことへの寂しさや，夫婦関係，経済上の心配などが考えられる。また，医療従事者や面会者の不用意な言動などが不信や不満につながり，不眠への引き金となる場合もある。そして，これらの要因は単一であることは少なく，身体的な疼痛の反復や持続は心理的な不安につながり，呼吸困難や心悸亢進は死への不安から不眠につながる。また，不眠症の患者は，眠れないことへの恐怖が相乗的に不眠を引き起こすのである。

以上，不眠の外因，内因について概観してくれば，今日の病院生活のなかで，看護師が意識的に調整しうる要因がいかに多いかが明らかである。したがって，不眠への援助を考えるにあたり，不眠の要因を排除，またはでき得る限り最小限にとどめるような基本的ケアの確立が，まずなされなければならない。

(3) 不眠への援助のための情報収集

以上のような原因を追求しながら不眠への援助を考えるが，入院前から習慣的に，あるいは時として不眠を体験していた人は，自分なりの解決方法をもっていることがある。そして，それは時に他の不眠患者への適用も可能である。

個人中心のケアをめざす看護計画立案のための看護歴[14)]として，睡眠に関する情報を次のように聴取する例がある。

①病院に来て以来十分な休息または睡眠をとるのに何か困ることがありますか

はい

いいえ

もしあればどんな

②あなたは平常眠るのに困難しますか

はい

いいえ

あなたは普通眠りを続けるのに困難しますか

はい

いいえ

もし困難を感じるならどのような

十分な休息または睡眠をとるのにどんなことをしましたか，それは効果がありましたか

いつも

たいてい

ときどき

決して

③入院中あなたは必要な休息と睡眠をうるために看護師にどんなことを援助してもらいたいですか

入院時のこのような看護歴聴取は，不眠時の援助を考える手がかりを患者が入院前に自ら工夫した方法に求める手段として有効であろう。

(4) 自然の入眠を促すために

a．イブニングケアの実施

Koellaは，睡眠の誘発因子を4つ挙げている[15)]。すなわち「①疲労と関係ある内因性因子，②睡眠制御装置の刺激を循環的に変化させる内因性リズム因子，③感覚求心系を経て睡眠装置に影響する非条件因子（暗やみ，静寂，ゆったりした体位，そして単調な知覚など），④睡眠開始に影響を及ぼす条件因子（決まった時刻に就寝するとか，就寝前の習慣など）[16)]」である。

この意味から日中の治療的プログラムや，療養上の日課のしめくくりとしての，イブニングケアの見直しを強調したい。イブニングケアは，「患者の1日の疲労を回復し，すみやかな気持ちよい睡眠に入るための準備[17)]」として，一昔前まではルーティン化して行なわれていた。ところが，昨今の病棟看護の実態を見ると，イブニングケアは死語にひとしくほとんど省略されている。

排泄をすまし，口腔の清潔，洗面を行なって，できれば熱湯で

しぼったタオルでバックケアを行ない，パウダーによるマッサージを行なったり，足浴を行なうことは，身体の爽快感はもとより，精神的な鎮静をはかる上できわめて有効な方法である。多くの看護師は，足浴による睡眠効果を認めている。「不眠の患者を熟睡させるために，これほど確かなものはないのではないかという気が時にはするのです。これから長い夜に向かっての不安や孤独は，足浴という一つの行為を通して，そばにナースがいるという安心感に変わり，睡眠の大きな解決になるのではないかと思います[18)]」。

足浴がなぜ眠りを誘うのに有効かについて，佐伯ら[19)]は「(足浴により）副交感神経が優位になった可能性が考えられる。したがって就寝前に足浴を行うことで，副交感神経が優位となり，入眠しやすい状況となり，睡眠が得られる可能性が示唆された」と報告している。不眠への対処としてしばしば臨床で行なう足浴時のそのときの患者の条件や湯の温度，時間および効果などの記録を積み重ねていけば，“睡眠現象”のしくみとの関係が必ずしも明らかでなくても，技術として適用できると思う。

また，膀胱に残尿感があったり，尿意が頻繁にあることも睡眠障害となる。高齢者の場合など，“冷え”が頻回の排尿をもたらし，そのため不眠になることはよくある。とくに春さきや秋口の暖房のない時の保温への配慮が大切である。「よく眠れた」という満足感とさわやかさが「何か食べてみよう」ということにつながることもしばしばある。

シーツや寝衣のしわをのばし，必要に応じて寝衣を取り替え，枕に空気を入れて安定させるなど，常識的な基本ケアの実施によって，心身ともに眠りを迎える態勢を整えられる。このようなケアが，たまに行なわれるのではなく，毎日同じ時刻に同じ方法で実施されることによる意味は大きい[20)]。

子宮頸がんの末期の患者が，腰痛が激しく幾晩も眠ることができず，全身の消耗が著しい状態にあったとき，１人の看護師が入浴をすすめ，患者も同意して２人がかりで入浴させたあと，久々の良眠が得られて食事もすすみ，一時的に苦痛を緩和させることができた。苦痛がなくなったことが睡眠をとらせることになり，睡眠がとれたことで患者はより安楽となったともいえよう。

また，空腹の問題も，入眠の妨げになるので，消化の良い軽食が摂れるような配慮がほしいものである。病院によっては，夜食のサービスをしているところもあるがごくまれである。それどころか，施設の近代化や機械化は，こうした日常的な患者の欲求を妨げる方向に向いているといってもよい。夜間温かい飲物を欲しても，おそらく手に入りにくいことの方が多いと思われる。すべての患者の固有な欲求を満たせないとしても，温かいスープ，ほうじ茶，ビスケット類くらいはサービスできるようなシステムは期待できないだろうか。

行動が制限された状況の中で，“何も食べるものがない”とよけい空腹感が増して寝つかれないのではないだろうか。

b．眠りにふさわしい室内外の環境を

健康者でも体験することがあるが，ホテルなどで，暖房や冷房がききすぎて不眠に苦しむことがある。最近の空調システムは，窓の開閉を不自由にし，個別のコントロールがしにくい状況もある。だが看護師として，夜間の気温，室温のチェックは怠ってはならない。とくに，ベッドのなかの患者の体験している気候（温度，湿度，気流）と，起きて活動している看護師のそれとの差を意識する必要がある。また，施設によっては，時間的に冷暖房が止まるので，掛け物の調整にも気を配る必要がある。

騒音も入眠を妨げるものの１つである。病院の騒音には，足音，金属製器械の触れ合う音，トイレや処置室の水の音，ドアの開閉音，ストレッチャーをはじめ各種運搬車の音，吸引のモーター音や隣の患者のいびきなど，実にさまざまな種類がある。騒音とは本来主観的なものであり，ある人にとって慰めとなる音も，別の人にとっては騒音となる。また，慣れないうちは騒音と感じていたのが，環境の適応につれて気にならなくなることもある。

とにかく，夜間の騒音源の大部分は，眠りを誘発する環境を調整しようとする看護師の意識的対応により，かなり防げると思う。たとえば，日勤からの申し送りで，あらかじめ病状の変わる可能性を予測すれば，起こりうる事態に備えて，消燈前に種々の準備をしておくことができる。緊急入院に際しても，あわてないですむような体制を整えておけば，夜間バタバタ走ることもないであろう。先手，先手対策を立てておくことが大切である。

田中館ら[21)]によれば「夜間の騒音が気になると答えた患者のうち，88％の人は十分に睡眠がとれなかった。しかし音が睡眠に影

表８　夜間の病棟内騒音（田中館らによる）[21)]

	不快音	気になる音	合　計
看護婦の足音		2名	2名
看護婦室の話し声	1	1	2
看護婦室の物音		1	1
ドアの開閉音	6	2	8
水洗トイレの音	4	4	8
酸素吸入の音	1	1	2
いびき	3	7	10
咳　嗽	2	7	9
うめき声	1	5	6
嘔気嘔吐の音	1	5	6
包交車の音		2	2
窓の外の騒音	1		1
ナースコールの音		5	5

響を与えていると答えた者は，18％であった。この結果からは，音が不眠の原因には直接ならないが何らかの原因で不眠に陥っている場合，音に対して敏感になる」と述べ，病棟の夜間騒音の原因を表にしている（**表８**）。

それによると，「いびき，咳嗽，うめき声，嘔気嘔吐など，患者の苦痛症状に対して反応が高かった。次に水洗トイレ，ドアの開閉音など夜間の患者，看護婦の行動に伴う音に対する反応が高い。この結果から，何らかの原因で夜間十分睡眠が取れていない者は，他患者の苦痛症状に，より敏感となり苦痛や苦悩を増加させることも考えられるので，夜間巡視時は足音やドアの開閉等に配慮するとともに，睡眠状態の十分な観察をし，良眠への援助が必要とされる」としている。

ｃ．身体的な不眠因子の除去

前述したような身体的因子による苦痛に対して，積極的な軽減の方法を試みる。たとえば，夜間喀痰の多い患者に対しては，就眠前にスクイージングや体位ドレナージなどを行ない，合わせて胸背部の熱布清拭とマッサージにより，痰の喀出を増すと同時に鎮静の効果が得られる。

頻尿もそれ自体眠りを妨げるが，頻尿になるのではないかという不安が不眠につながる。入眠前にすっかり膀胱を空にするような，排尿の援助が大切なことはもちろん，足部や腰部の保温も有効である。

ある頻尿の高齢患者は，ベッドサイドにポータブルトイレを用意したことにより，安心して尿意が遠のいたのであった。その他の諸症状に伴う苦痛も，できれば根本的な対策により軽減をはかっておくことが望ましいが，夜間いつでも看護師が対応できるという態度と体制による安心感は，患者の入眠に欠かせない条件である。

このほか，身体の各部に挿入されるドレーン類，牽引や包帯の点検なども，イブニングケアと併行して行なっておく。身体的な諸因子は，患者から要求される前に確実なケアをしておくことがポイントである。

d．生活リズムの調整を図る

健康な成人の１日の生活は，労働と休養の至当な循環であるといわれている。昼間は活動し夜は眠るという生活リズムは，人類が発生以来つくりあげてきたのだが，複雑な社会生活に起因するリズムの変調も現実には存在している。したがって入院患者の自然の眠りを考えるとき，前述のような入院という新たな環境と諸規制が，その人固有のリズムを乱す面と，個人の非生理的な生活のパターンが，入院という事態に適応できず，安眠を得られないといった側面があることを正しくとらえなければならない。

したがって，睡眠を全体の生活の流れのなかでとらえる視点が大切なことはいうまでもない。夜は昼間の生活の延長線上であるという，至極当然なことを思いおこすべきである。不眠の訴えを直接聞き，その苦しみに対応するのは，準夜勤や深夜勤の看護師であるが，昼間からの生活の仕方や過ごし方についての，日勤看護師の援助が重要となる。すなわち，24時間を通しての看護の継続性と一貫性による援助プログラムが必要である。

適度な筋肉の疲労が睡眠を誘うことはよく知られているが，たとえば，リハビリテーション初期の患者がしばしば訴えるような不眠は過労によるものである。看護的観点から，１日の医療処置や検査のスケジュールの調整をはかることが必要である。

また，昼夜のけじめを意識的につけていくことも大切である。慢性の呼吸器系疾患で長期入院している患者が，次のようなことを話していた。「入院してベッドの上の生活を続けていると，いつの間にか生活のめりはりがなくなって，気分的にも病人になってしまう。そして，昼間もついつい横になってとろとろしているので，夜眠れないことが多かった。いつでも眠れるのだから夜めざめていることを気にしなければいいのだけど，１人で目をさましていることは大変つらい。そこで，昼と夜の生活にけじめをつけるために，健康なときと同じように昼間の服と，夜になってから着る物を区別するようにしたら，夜はきちんと眠るようになった」と。

また，重症患者への対応は，文字どおり昼夜の別なく行なわれるが，ある重症者に対する医療・看護的スケジュールを見ると，ほとんど患者に眠るゆとりを与えていないというものであった。時間的な注射，15分おきの血圧測定，その合間を縫うようにして，入れ替わり入ってくる人が脈をとる。睡眠の生理を考えたら，このようなスケジュールは，患者の病状をかえって悪化することにつながるとはいえないだろうか。必要な救命の対策と，適切な正しい観察や判断の重要性を認めながらも，一考を要する問題である。

野上[22)]は，健康な時に行なっていた「朝の洗面」にできるだけ近づけたケアの実施が，睡眠・覚醒のリズムに効果的であったと報告している。

佐々木[23)]は，昨今の過酷な看護労働が，患者の夜間覚醒をもたらすと述べており，患者が昼間しっかり覚醒できるよう働きかけられるよう看護体制を整えることの必要性を説いている。

ｅ．就眠前の巡視の効用

「○時になりました。面会者の方はお帰りください」「○時です。消燈をしてください」インターホンを通してくる看護師の一方的な声。それは，これからの長い夜の始まりを知らせることになっても，安眠を誘うものではない。極端な場合は，有熱患者や要観察患者を除いて，一般の患者は準夜の看護師が誰であるかを知らぬまま夜を迎えることになる。

その夜，誰が責任をもっていてくれるのかを知ることは，患者の安心感にもつながるのである。こうしたことをわきまえれば，やはり準夜勤の看護師は，１人１人の患者のベッドサイドを訪れ，患者の話を聞き，用件の有無を確かめる努力を惜しんではならない。

昼間はなんとなく紛れていた不安や心配が，面会者もいなくなった夜に顕在化してくることは多い。就眠前の患者との対応は，看護上の問題をとらえる手がかりともなるのである。また，看護師だけでなく，当直医の夕回診の折には，せめて問題のありそうな患者のところには，直接診察をしなくとも，顔をだしてもらうようにすべきであろう。

ある患者の話によれば，就眠時消燈のために入って来た看護師が，「お休みなさい」をいったあと黙って寝具の上から足もとを押え，衿もとを押えてくれたことでとても安心感が増したといっていた。また，夕回診で当直医が顔を見せることにより，何かあったらいつでも頼ることができるということで不安が軽くなったと話している人もいた。

看護師の助言が，かえって不眠の原因となる例も２，３にとどまらない。その場合もその夜だけのトラブルのためというよりも，日頃の患者への接し方，ケアを通じて患者は看護師を評価しており，夜勤の看護師の顔ぶれで不眠になったり，熟睡したりするという。生活行動の援助は部分的ではなく，総合的なものであることがわかる。

3 不眠の看護援助

以上述べてきたことは，不眠という現象が生じる前の看護であった。そしてそれは，ある程度除去しうる原因の排除に主眼をおいた。しかし，それらはまた，不眠の看護に適用しうるものであり，不眠の訴えがあってからの看護とは判然と区別しがたい。そこでここでは，いずれの原因にせよ，不眠を訴えている患者，あるいは眠れない苦痛を体験している患者の看護について考えてみることにする。

1）入眠困難に対する看護

(1) 安楽な姿勢とリラクセーション

ヘンダーソンは，「弛緩している状態は睡眠の深さと並行するので，看護師は睡眠を促進するためまず，弛緩を誘発することから取り掛かるとよい[24)]」と述べている。睡眠の姿勢もまた個人差があるので，仰臥位，側臥位，腹臥位のいずれの方法でも，その患者の習慣にあった方法によればよい。必要があれば，小枕や座ぶとんを用いて，身体面と寝床面とのすき間をなくし，できるだけリラックスした姿勢が保持できるようにする。

そして，看護師のアドバイスにより，患者の全身の随意筋の弛緩を試みる。上下肢から四肢の末端までの緊張をとり去り，身体全体がベッドのなかに沈んでいくようになればよい。昼間から練習しておく。

腹臥位が自然の入眠を促し眠りの質をよくすることについても，15年にわたる腹臥位療法推進研究会で報告されているが，その根拠に関する研究はまだない。だが安全性を配慮した腹臥位の保持による入眠支援は臨床で試みる価値はあると思う。

(2) マッサージと指圧

身体各所のマッサージが入眠には有効である。

背部清拭のあとの背部マッサージは，できるだけ動作を大きく，円を画くように軽擦する。頭皮を５本の指でつかむようにしながら軽くマッサージするのも入眠に効果がある。また，頭頂部や頸部から肩にそっての指圧やマッサージも，不眠患者に喜ばれる。ことに腹部外科手術や産婦人科の手術後，創部痛をカバーするために，頸肩部のこりを訴えて入眠できない患者がいる。このような際は，蒸しタオルで局所の血液循環を良くした後，静かに軽擦するとよい。沈黙して行なうよりも，「こうすればきっと眠れますよ」と，静かなトーンで話しながら行なうと，いっそう効果が上がる。

また，不眠の不安におびえて緊張している患者に対して，あまり知られていないと思うが，足の拇趾のつけ根をもみほぐすようにすると入眠できる場合がある。足浴と併用するとよいであろう。

(3) 単調な静かな音の反復

松本[25]は，パブロフの〈誘導の法則〉(注：脳の一部に興奮が起こったとき，その周囲には反対の制止が起こるという法則）を使って生理的入眠法をすすめている。それは次のような理論に基づく方法である。すなわち「視覚を働かせることは覚醒であり，また考えることも視覚を働かせることになる（第２信号)。ということは，たとえ目をつむって眠ろうとしても，いろいろと考えていることは，覚醒状態を持続し続けることになり，眠るどころか，逆に眠りに移行することを妨げる。そこで『眠りに入ることは視覚系の働きを抑えなければならない』……そこで，これから眠ろうと思ったときには，周囲に聞こえてくる音を一心に聞けばよい。じっと聞き耳を立てていると，何かの音が聞こえてくる。冬の木枯らし，雨だれの音，秋の虫，時雨はもってこいである。……昔から目がさえて眠れないということはあっても，耳がさえて眠れないということはない[25)]」という。

単調なメロディの反復を聞かせることも昔からよく行なわれている。この場合も，それがかえって邪魔になって眠れない人もいるので，イヤホーンを通して聞ける装置が多床室では欲しいと思う。

最近では，鎮痛や鎮静をはかる手段としての音楽療法が注目されているが，看護の領域でも，音楽を活用した研究が散見されるようになった。入眠を促したり，睡眠を持続させるのに有効な音楽療法などの研究は，看護の領域でも行ないたいものである。

(4) 眠ろうと焦らず，気楽にするよう指導する

どうしても眠らなくてはと，焦れば焦るほど寝つかれないということはよくあることである。眠れても眠れなくてもよいのだと自分に言い聞かせて，上に述べたような方法でリラックスするよう指導する。

(5) 軽い話題で話相手になる

不眠にとらわれている患者や，面会人の足が遠のいたり，ほとんど面会もなく孤独な患者に対しては，四方山話の相手になるだけでスムーズに入眠できることもある。多床室内での人間関係や家族的な悩みなどは，可能であれば看護師室などを利用して聞いてあげるとよい。ある歩行可能の患者は，消燈時間になると，自分でバケツに湯を入れ，看護師室に腰かけて足を浸しながら，看護師と数分間話をするだけで満足して自分の室にもどっていた。

看護師がいつも関心を向けていて，援助を惜しまないという姿勢を，態度で示すことが大切である。

2）断続睡眠の患者への援助

入眠したものの，夜間に２度３度めざめるような習慣のついた患者への援助である。

(1) 就眠前の微温浴やシャワー浴

38℃前後のぬるい入浴は，精神の鎮静をはかる上で有効とされている。興奮やいらだちのある患者には是非試してみるとよい。現実には，病院側の都合で，夜間の入浴が困難な場合もあるのだが。

(2) 夕食以後の水分摂取をひかえる

膀胱の充満による断眠を防ぐために，夕食以後の水分摂取をひかえる。同じ目的から，腰部にホットパックをあてたり，ことに冬期は足が冷えないような配慮をする。

3）早朝覚醒への援助

このタイプの不眠は，睡眠後期の不眠ともいわれ，早朝めざめて再び眠りにつけないのが特徴である。四肢末梢のマッサージをしながら，静かに話相手になったり，温かい飲み物などを供する。

4）不眠の援助としてのバックケア

著者が耳鼻科外来に勤務していた頃のことである。慢性中耳炎の術後約１か月以上経過した女性の入院患者が，外来の処置室で術後の包帯交換をしていたが，いつもいらいらしたり，沈んだ調子で冴えない顔つきをしていた。肌があれて顔色もよくないので，よく訊ねてみると毎晩不眠が続くという。医師の指示で眠剤服用してもうまく眠れないという。

そこで，病棟の看護師に連絡をとり，夕方バックケアをしてもらうことにした。熱い湯を用いて行なったが，翌朝患者は「おかげさまでゆうべは眠れました」といった。そして「ふだんは看護師さん忙しいし，私なんかピンピンしている方だから，あんまりお話もしなかったけど，ゆうべはとても気持よかったので，子どものことや主人のこと聞いてもらって胸がすっとしました」と語っていた。バックケアそのものが不眠に有効だったのか，それともバックケアによりリラックスして胸につかえていたものを吐き出したことが，安らかな眠りを招いたのであろうか。

90歳で在宅療養をしている老婆は，昼間はとろとろしていて，夜になると目をさまし，家族を大声で呼びおこし，家族の方が疲れ果てていた。私は夕方訪問して，熱布によるバックケアを行なった。２日続けてみたら午後８時ごろから午前４時近くまで眠るようになり，家族に喜ばれたことがある。バックケアがなぜ不眠に有効であるのかが明らかでなくとも，このような実践例を，多くの看護師が提出することが今，一番必要なことではないだろうか。

4 薬剤による不眠の援助について

不眠の看護の方法はまだ経験的な範囲を越えず，しかも絶対的に有効な手段はみあたらない。そこで，もっとも手っ取り早く簡単な方法として，薬剤に依存する方法で乗り越える場合が多いことは前にも述べた通りである。そして，そのことがまた，不眠の看護援助を遅らせている理由ともなっている。

上岡ら[26)]によれば，ある不眠の患者の事例で16回の眠剤投与中15回，他の事例では15回中14回が患者の訴えがあった後，ただちに眠剤を投与している。

著者の調査でも，ある病棟のAチーム28名中７名が眠剤を毎晩内服しており，Bチーム12人中常時２～３名が内服しているということであった。これは明らかに眠剤として特別処方されたものの数であり，一般処方されているもののうちの精神安定剤や鎮静剤を数えれば，もっと多くの患者に，安眠を目的とした薬剤が処方されているのであろう。

イギリスの研究[27)]では，「患者を援助するためというよりも，目覚めている患者に対する看護師の欲求不満を解消するために薬剤が与えられる」といい，「患者たちは臨時に看護師との接触を得るための手段として薬を要求した」という。

看護師として，薬剤投与前の不眠の対応を怠り，入院を機会に薬剤依存性をつくりあげたうえで，今度は薬剤の弊害を説いて，患者を混乱と当惑に陥らせているような例はあまりにも多い。

薬剤を全面的に否定するわけではないが，機械的，予防的な投与はやめるべきである。だからといって，我慢を一方的に押しつけるのではない。不眠の因子の多様性を考えれば，眠剤以外の方法の確立が，看護師の実践の積み重ねと分析により可能であることを，看護師自身が確信をもつことである。

不眠の苦しみをよく理解したうえで，「薬は確かに用意されており」「いつでもあげることができる」ことを話しただけで，薬剤に依存せず眠れる患者もいる。また，ある患者が話していたが，「眠れない夜，なんとかして眠ることを助けてくれようとする看護師は，昼間もいろいろな面で信頼のできる看護師である」という。この患者の評価は，患者・看護師関係が信頼的に成立していてはじめて，薬剤に依存しない睡眠への援助が可能となることを示していると思われる。

◉眠剤使用上の注意[28)29)]

・眠剤は不眠の不安を除くための短期間の使用が原則である。
・患者の訴えにより睡眠障害の型を確かめて症状に合った眠剤が使用されているか否かを確かめる。
・副作用の出現に注意し，十分な観察を行なう。
・バルビツール酸剤は作用が強力である反面，習慣性があるので精神科疾患や術前処置などの場合以外にはあまり用いない。
・非バルビツール酸剤は繁用されるが，ブロバリン，アダリンは蓄積作用があり，耐性を生じることもあるので使用量，期間に注意する。
・精神安定剤では血圧降下，筋弛緩作用のため倦怠感やめまいが残ることがある。量，期間に注意のこと。
・肝硬変，腎不全，心肺疾患などの患者では，眠剤投与が引き金となって昏睡や脳症をおこす可能性があるので重症時は使用をさける。
・薬物依存性，中毒などの問題があるので患者が常に医師の指示通りに服薬しているか否かを確認する必要があり，万一身体的依存のあるときは中止の方向にもっていかねばならない。しかしこの際は薬剤中断により禁断症状を引き起こす可能性が強いので一層の注意が必要である。
・自殺企図で睡眠剤を使用する者がいる。これ故に薬剤の大量投与は行なわず，必ず処方量を服用しているか否かを確認する必要がある。ふらつきが強くなるので高齢者などに投与した時は転倒などないよう安全に留意する。

〈引用文献〉

1）松田道雄：貝原益軒「養生訓」，p.24，中央公論社，1973.
2）NHK放送文化研究所（世論調査部）：2010年国民生活時間調査報告書，2011.
3）小林利行，諸藤絵美，渡部祥子：日本人の生活時間・2010　放送研究と調査，2011.
4）黒田祥子：生活時間の長期的な推移　日本労働研究雑誌，No.599，p.53～64，2010.
5）黒田祥子：1976-2001年タイムユーズ・サーベイを用いた労働時間・余暇時間の計測―日本人は働きすぎか？　Discussion Paper，377，INSTITUTE OF ECONOMIC RESEARCH HITOTSUBASHI UNIVERSITY，2008.
6）松本淳治：眠りの生理学，からだの科学，No.27，1969.

7)　吉永亜子，吉本照子：睡眠を促す援助としての足浴についての文献検討，日本看護技術学会誌，4(2)，p.4〜13，2005.
8)　吉永亜子，吉本照子：足浴が頭痛を緩和する看護技術から睡眠を促す技術へと進展した背景要因，日本看護技術学会誌，6(1)，p.70〜77，2007.
9)　服部惠子，山口瑞穂子，島田千恵子ほか：看護技術を支える知識に関する一考察―足浴に関する文献を通して，順天堂医療短期大学紀要14，p.139〜150，2003.
10)　水田敏郎，宮地弘一郎，大森滋子ほか：香りと足浴によるリラクセーション効果に関する生理心理学的検討，仁愛大学研究紀要，第2号，p.65〜72，2003.
11)　大石玉美，池真紀，名越明子ほか：消灯時間と睡眠についての調査，p.37〜39，高知大学病院，2002.
12)　立石早苗：入院生活における消灯・起床時間についての意識調査，月刊ナーシング，14(8)，p.122〜125，1994.
13)　川島みどり編：看護技術の安楽性，p.79〜85，メヂカルフレンド社，1976.
14)　ケンタッキー大学看護学部：看護歴―ケア個人化の一方法，看護，20(6)，1968.
15)　ヘンダーソン，V.，荒井蝶子ほか監訳：看護の原理と実際，Ⅲ　基本的ニードと援助，p.173，メヂカルフレンド社，1979.
16)　同上.
17)　吉田時子：看護学総論Ⅱ　第3版，p.254，メヂカルフレンド社，1973.
18)　登坂有子ほか：座談会―不眠を訴える患者に看護者がこたえるには，看護研究，7(4)，1974.
19)　佐伯由香他:睡眠を促す効果的な看護ケアに関する基礎的研究，科学研究費補助金研究成果報告書（平成21年度），2010.
20)　村上華恵，細川和代，折原亜美ほか：外来点滴療法室のベッド環境の現状と問題点―がん化学療法患者のアンケート調査から，第41回日本看護学会論文集（看護総合），p.17〜20，2010.
21)　田中館恵美子ほか:患者に不快をあたえる音についての一考察，第15回日本看護学会集録（看護総合），日本看護協会出版会，1984.
22)　野上聡子，川島みどり：モーニングケアが患者の睡眠・覚醒のリズムに及ぼす影響，日本看護科学学会誌，10(3)，p.84〜85，1990.
23)　佐々木司：睡眠の援助技術を解剖する，日本看護技術学会第9回学術集会報告，10(1)，p.23〜24，2011.
24)　15)に同じ，p.173.
25)　松本淳治：眠りとはなにか，p.160〜162，講談社，1976.
26)　上岡澄子ほか：“不眠患者”の看護方法の一考察，第16回看護研究学会集録，p.181，1967.
27)　15)に同じ，p.174.

第5章

清潔を保つ看護

1 清潔について考える

看護ケアのなかで，療養環境や患者の身体の〈清潔を保つ〉ということは，きわめて重要な要素である。私たちが清潔という場合，その考え方として，〈細菌学的にみて病原菌や雑菌がついていない〉状態をさしていう場合と，細菌学的には確かではないが，〈生活感情や生活習慣的にみて，清潔である〉と評価する場合がある。後者の清潔とは，一般的，常識的な清潔であり，「きれいである」とか，「きたなくない」という表現が用いられる。そして，日常生活のなかで，洗ったり拭いたりすることにより獲得される“きれいさ”である。

医療を遂行していく上で，とくに外科的操作や感染予防の上から細菌学的清潔が重要であることはいうまでもない。しかし，生活行動の援助のプロセスで考える清潔は，厳密に外科的清潔を維持することではない。清潔を保つ看護を考えるとき，上に述べたような，清潔に関する2つの概念を区別したり統合したりしながら援助を行なう必要がある。

以上のことを別の視点でとらえるならば，〈安全性〉を保持する上からの「清潔」と，〈安楽性〉を重視する「清潔」という考え方があるということである。従来は看護の分野では，どちらかといえば，安全性の方が重視されていたようであり，安楽性という意味からの清潔の位置づけはあまりされていない。たとえば後述する全身清拭にしても，くつろぎとか安らぎをもたらす方法としての清拭よりも，汚れを落として二次感染を防止するという点が強調されていた。そして，今日でもその考えは決して否定されていない。清拭のもたらす安楽性の効用を軽視する方向は医療環境の変化とともに強まっている。

医学的にみた清潔を重視しすぎると，人間の生活がきわめて味気ないものになってしまう。つまり，人間の生活の流れの中には，医学的に見れば不合理なことでも，十分に通用していることは多いのであり，生活行動の援助をする上で，日常の生活習慣や生活様式，生活感情を尊重することは患者の安楽性に大きくかかわるものである。

2 病院の清潔は守られているか

近代的な設備と外観をそなえた病院がふえているが，病院の衛生状態は良好で清潔は保たれているであろうか。とくに病院の清潔が重視されなければならないのは，いうまでもないことである。それは，ホテルや旅館のように不特定の人びとが出入りするばかりではなく，健康のレベルの低下した患者や，感染に対する抵抗力の弱い乳児や高齢者が生活をする場でもあるからである。同時に，病院そのものが，その地域のなかでは細菌学的にも汚染地区とみなされるからであり，病院内の感染はもとより，病院外への汚染の流出を防止する上からも，その清潔が配慮されなければならない。

だが，病院内の衛生状態に目を向けると，手術室，中材，新生児室，分娩室，ICU，クリーンルームなど，特殊な部門での清潔は重視され，外部との遮断や厳重な消毒がはかられているかもしれないが，病院全体の流れとして，清潔が維持されるための管理が，十分行なわれているとはいいがたい。1つには，業務の細分化のために管理がしにくくなっている面もあり，また，下請業者の進出により，一層むずかしくなっている面もある。しかし，患者が生活する場の清潔という点から，看護師は細部にわたって疑問や問題を投げかけるべきではないだろうか。分業は，おのおのの受持範囲の中で責任をもつべきであるが，衛生的見地からの指導や管理はどうなっているか。そしてその責任をもつ部署や係が明確であり，組織的に動いているか。たとえば次のようなことはどうなっているか。

①患者の汚物処理の経路
②病室や床頭台の清掃に用いられた雑巾の消毒
③トイレの清掃の手順と内容（清掃業者の掃除方法）
④洗濯物の分類や仕分け（上用のタオルと下用のタオルの洗濯の区別，

血液・体液付着の感染物の区別，シーツ類，手拭きタオル，寝衣等）
⑤処置室や配膳室でゴキブリや幼虫を見つけた時の対処
⑥病棟備付けの吸いのみや，薬杯，食器類，経管栄養法の物品の消毒
⑦長期入院患者の寝具の交換時期（入院患者のシーツの汚染度を調査した報告によると，シーツ交換4日目には1日目に比べて1.5倍以上の細菌数がみられ，表皮ブドウ球菌，黄色ブドウ球菌，グラム陽性桿菌，グラム陰性桿菌等が検出された[1)2)]）
⑧寝具の交換以外のベッドやベッド柵の清掃

料飲業や理髪・美容業をはじめ，類似の業を営むものに対しては保健所の監視・指導は行なわれているが，保健衛生のいわば専門家である病院の衛生や清潔に関するチェックはだれが，いつ行なっているか。

3 衣服の清潔

「もし看護師が…病人に汗やその他の排泄物が浸み込んだ衣類を着せたままにしておくことは，健康をもたらす自然の過程を妨げて患者に害を加えることになるからである。それはちょうど，身体にゆっくりと作用する毒物を，病人の口から飲ませているのと同じ結果となる[3)]」（ナイチンゲール）。

皮膚からは1日に約600mLの水分が出され，高温時や運動時，発熱時には発汗によりさらに増量する。また表皮の落屑は1日に6～12gになるといわれている。垢は，汗の不揮発成分と皮脂，表皮の落屑に塵埃がついて形成されるものであり，皮膚の表面に付着したままでいると，皮膚の働きを損う。

肌着は，皮膚についた汚れを取りのぞく役割がある。肌着の条件としては，①吸湿・吸水性の大きいこと，②汚れをよくとること，③汚れがよく目立つこと，④柔らかく，肌を刺激しないことなどである。以上の条件をそなえた材質としては，天然繊維では木綿，麻，化学繊維ではレーヨン，キュプラなどである。織り方では，メリヤス織がもっとも汚れがつきやすい。

衣服の汚染の程度は，見た目や臭気などによってもわかるが，経験的に着用日数によって判断することもできる。汚染度の目安として細菌数の検出により有機物の付着の状況を推定できる。汚染が激しくなると，見かけがわるくなったり型くずれするばかり

表9　肌着に付着した細菌数（大川）[4]　（個/cm²）

部位＼材料	もめん	ポリエステル	ナイロン
わきの下	1,500	550	1,000
胸	36	27	12
腰	340	47	18
足	200,000	77,000	110,000

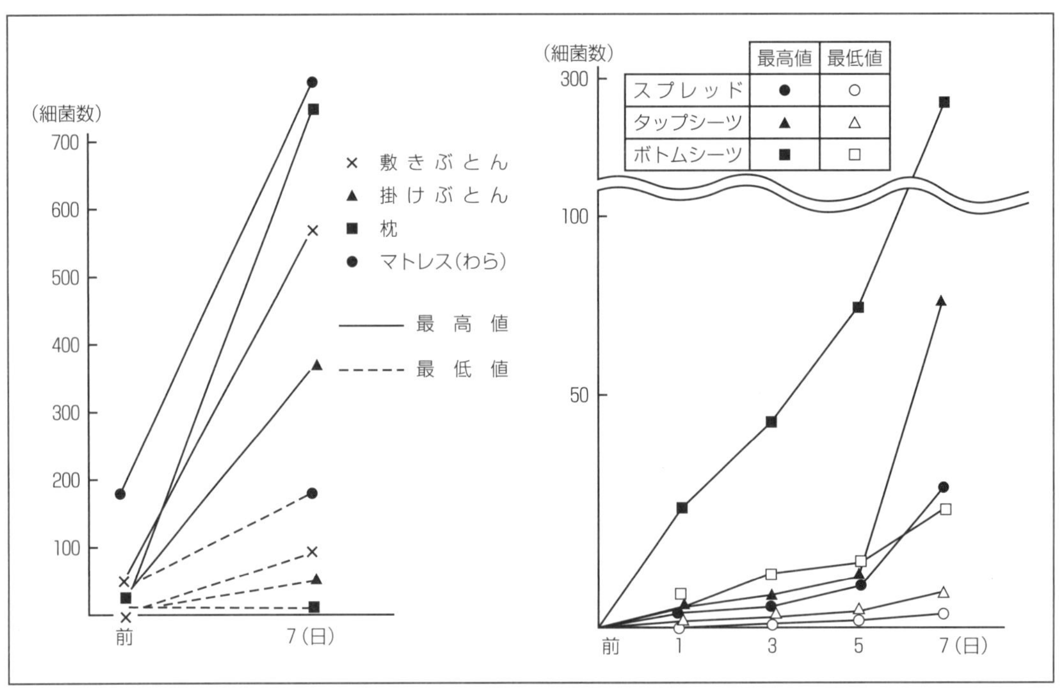

図14　寝具から検出された細菌数[5]

図15　シーツから検出された細菌数[5]

でなく，保温性が低下し，通気性が失われるので，健康上にも問題となる。

しかし，以上のような知識があっても，現実の病棟では基準寝具・基準寝衣の問題を考えないわけにはいかない。基準寝具・基準寝衣の制度は，入院患者の個人的な負担を軽くし，社会・経済的な背景をぬきに，一様に清潔な寝具や寝衣を施設側の責任で提供しようとするものである。ところが，その制度がかえって寝具や寝衣の交換回数に制限をもたらしている。すなわち，明らかに血液や尿で汚染した場合以外は，週１回の交換しかできないというように。健康人がホテルに宿泊する場合でも，毎日シーツも寝衣も取り換えることを思えば，終日臥床している患者の場合のリネン交換規定は，現在のままであってよいはずはない。

4 生活習慣のなかの清潔

細菌学の知識以前に，人間の生活のなかに清潔という考え方はあった。初期には，宗教的な見地から「みそぎ」や「きよめ」があったし，現代人が手を洗うのは，何も細菌を洗い流そうとして洗っているのではなく，日常の生活習慣として幼時から躾けられ，身についた行動であるといってもよい。このことは，看護の場面では重要な意味をもっている。

朝起きて顔を洗うのは，清潔保持のためでもあるし，目をさます目的もあり，また，習慣的な1日の始まりのけじめのためもあるだろう。日本人の場合，健康時であれば，乳幼児以外は，朝おきて顔を拭く人よりも，水または湯で洗う人の方が多いと思われる。これは，「河川が多く水資源に恵まれ，しかも軟水にめぐまれている風土であることも関係している[6]」ともいえよう。看護上の患者の日課の中に，洗面ということばがありながら，看護者側の都合で拭顔となっていることが通常のようである。床上安静の場合でも，絶対安静以外は洗面が可能であるが，絶対安静の場合でも洗面器の中でタオルをしぼる音を聞いたり，洗顔ができなくとも，手浴ぐらいは可能なはずであるのだが。

類似したことでは，食前の手洗いや排泄後の手洗いが問題となり，このことについて著者も前に述べたことがある[7]。業務の合理化・省力化ということで，ベッドに休んだまま手を洗う方法から，おしぼりを使うことが日常化され，遂には多忙を理由におしぼりさえ供さないといった実態に目をつむってよいであろうか。

看護白書[8]によれば，昭和42年の調査では，「用便後の手洗い」について「何もしてあげない」が12％もあり，「消毒綿で，すましているもの」が15％，「おしぼりをわたす」が51％ということである。

近年の調査[9]では，ある1病院において，排泄後，日常的手洗いである流水＋石鹸を毎回行なっている患者は28％にとどまり，看護師から手洗いの説明を受けていない患者は52％にのぼった。説明を受けたかどうか覚えていない患者を合わせると，調査した患者の80％以上が，看護師から適切な手洗いの指導を受けていないという結果となり，看護師が，いかに患者の手指の清潔に関して意識が低いかがうかがえる。

あるベテランの看護師が，自分では用便後の始末のできない患者の便器を下げてから，手洗いの用意をすると，患者は「こんなこと入院して初めてです」といって喜んだ。たとえ手を使わなかったにせよ，排泄行為のあとの手洗いは，人間のマナーを尊重する上でも大切なことのように思われる。

また，日本人は，歯をみがき，口をすすいでから食事を摂るのが普通であるが，欧米では，モーニングコーヒーはベッド上で飲む習慣があるように，生活意識の中の清潔観は，その人の生活習慣や生活背景により多様であることを知らなくてはならない。

しかし，清潔観が生活習慣に左右されることを知りつつも，健康保持・増進のうえで問題となるような習慣については，保健衛生に従事する者として，科学的にこれを修正していく必要があるのは当然である。その場合でも，相手の生活感情を無視した強引なやり方は失敗を招くことがある。

5 患者の身体の清潔

健康であれば，清潔の必要性と方法さえ知っていれば，自分自身で清潔を保持することは可能であるが，病気になると，「清潔でありたい」という欲求そのものが病気やそれに伴う苦痛のために低下することがある。また，清潔を保持するための方法を自分で行なうことができないために，他人の援助を必要とする。清潔であることは，感染予防や新陳代謝促進の意味だけではなく，自分の習慣を維持すること，外観的な満足感をも得ることになる。また，清潔獲得のためのプロセスは，爽快感をもたらすだけでなく，直接皮膚や筋肉へ働きかけ，循環を促進することも知られている。

したがって，患者の身体の清潔に関する多面的な追求は，単に清潔を保持するという目的遂行のためばかりでなく，症状の緩和，治療，闘病意欲をたかめるなどの効果の有無を確かめる上からも大切である。

身体の清潔獲得の手段については，看護の分野では手順化はかなり進んではいるものの，その手段を適用する基準を明らかにするには至っていない。本来なら，看護師の判断で援助が可能であるはずなのに，看護師の姿勢が積極的，主体的であればあるだけ，医師の治療方針とのあいだで衝突がおこることも稀ではない。

生活行動の援助とは，文字どおり人間が生きていく上で欠かすことのできない営みを続けることの援助である。したがってその生活行動は，すべての人間に共通なもののほか，民族や地方性，個々の生活様式や習慣などを無視することはできない。身体の清潔をはかる上でも，日本人がどのような方法で清潔を維持してきたのか，そしてそれはどのような形で定着しているのかを見ることも，援助上大切なことである。

1）入浴について

(1) 日本人と入浴

伝説によると，聖徳太子（574～622）が，四国の道後温泉を開き，広く民衆に開放して治療と保健のための利用をすすめたとか，光明皇后（701～760）が，悲田院において浴場を開放し，千人の癩患者に湯あみをほどこしたなどが伝えられている。入浴が，単に清潔やくつろぎをもたらすというよりも，むしろ仏教の信仰をひろめる布教のために，治療の手段として用いられたのである。これらの入浴の故事が，わが国の看護史上，看護行為の始まりともいうべき位置を占めていることは，現代の看護技術のなかの清拭や入浴とむすびつけて興味深いものをおぼえる。

とにかく，入浴は最初から身体の清潔をはかることを目的としてはじまったのではなく，衆僧供養の風呂の営みが衆生施浴となり，それが進んで一般のあいだにも入浴がひろまったのである。「きびよきもの，たち風呂に入りたるもきびはよし」という清少納言のことばにあるように，入浴による爽快感は昔も今も変わりなく，また，入浴によって得られた清潔感や身体諸機能の活発化が，神仏への感謝の念となって信仰ともつながったのであろう。それが宗教とはなれて酒食遊興の享楽の手段ともなった。

一般大衆のあいだに入浴がひろまったのは江戸時代といわれている。江戸時代の儒者貝原益軒の晩年の著，『養生訓』[10]のなかの「洗浴」の項には，入浴にあたって健康上の心得のようなことが書かれている。

現代のように湯ぶねたっぷりのお湯に，肩までつかるというのとはちょっと違った方式の入浴であったらしい。たとえば，「入浴たらいの寸法は曲尺（かねじゃく）でたて２尺９寸（１尺は30cm），よこ２尺，深さは１尺３寸４分，囲りの板の厚さは６分，底はもう少し厚いのがよい。蓋のあった方がよい。全部杉の板を用いる。寒い月は上と囲りに風を防ぐかこみをつくる。……湯は冬も深さ６寸をこえてはならぬ。夏はもっと浅い方がよい。……水が深く湯が熱いのは，からだを温めすぎて汗を出し，気をのぼらせてへらす。大いに害がある。別の大釜に湯をわかして入れ，湯を浅くして熱くない湯に入り，早くつかってあがり，温めすぎないようにすれば害はない」

入浴の回数については，「入浴はあまりしない方がよい。温度が過ぎて肌の毛穴が開いて汗が出て気がへる。古人は『十日に一たび浴す』といった。うまくいったものだ」。

また，その方法は「熱くない湯を少したらいに入れて，別の温湯を肩背から少しずつかけて，早くやめると，気がよく循環し，食を消化する。寒い月はからだが温まり陽気を補助する。汗も出さない。こういう風にやれば何度も入浴しても害はない。何度も入浴するには肩背は湯をかけるだけで垢をおとさない。ただ下のほうはよく洗って早くあがってしまう」とか，「空腹時に入浴してはいけない。満腹時に髪を洗ってはいけない」。

病気のときは，「下痢及び食滞・腹痛のあるとき，温湯をあびてからだを温めると気が循環して病気がなおる。たいへんよく効く。病気のはじめだと薬をのむよりよい」とある。

熱い湯をいましめていることばが随所に出てくる。脳出血の５パーセントは入浴後であるという数字もある位で，益軒83歳の折に書かれたこの著の内容は，著者自身の経験からあみ出された高齢者の健康を維持するコツともいえよう。

入浴好きの日本人でも，生活条件や個人の好みによって入浴の習慣はさまざまであり，画一的に論ぜられない側面もある。生命を維持する上では食事や呼吸，睡眠などと違って，入浴しなくてもとくに影響ないともいえるだけに，入浴回数やそのパターンの個人差もある。また，入浴好きであっても，アパート住まいで，銭湯を利用しなくてはならない人が，仕事の都合で連日深夜に及ぶことにより，入浴できないようなこともあろう。だが，入浴の生理的影響や健康保持の上での有益性を考えるとき，それぞれの好みだけに左右されない入浴法を考える必要もあろう。

１日の仕事を終えて心身ともに疲れていても，適温の湯の入った風呂に手足をのばして入ったときの安らぎはだれしも経験することである。それは血液の循環を促し，浮力で筋肉の負担を軽減して，疲労の回復に役立つといわれている。また，全身浴は神経をリラックスさせ，鎮静・睡眠効果がある。皮膚の清潔がはかれることは，もちろんである。だがその入浴の方法をあやまると，湯ざめをしてかぜをひいたり，前述のように脳出血をおこしたり，あるいは脳貧血をおこす。

また，健康人にとっては疲労の回復に著効のある入浴も，患者にとってはかえって疲労を増すということで，病気になると入浴の可否が，患者にとっても，家族にとっても問題となる。「先生お風呂に入ってもいいでしょうか」という質問は，外来ではしばしば聞かれる患者の質問である。医療の側の対応も，入浴に関するデータが少ないのをみてもわかるように，従来の慣習に従う傾向が強い。

つまり，入浴は患者の体力を消耗するとか，循環促進による心臓への負担などを考慮して，比較的軽い病状でも禁止する場合が多い。その底流には「風呂に入らなくとも垢では死なない」という固定観念が一層入浴に対して慎重となっているようにも思われる。

入浴により心身の安楽がはかれることが期待されても，安全性の側面に十分な配慮がされなければならないのは当然である。ただ現在の入浴に対する可否の決定は，さして科学的な根拠があるとはいえず，ただ何となく入らない方が良かろうということでの禁止が多い。入浴が病状に影響するとすれば，入浴に際してのマイナス因子は何であるかをはっきりさせたいものである。

(2) 入浴の生理

入浴により，心身の爽快感や疲労の回復をもたらすのは，浴温と浮力と静水圧による人体への影響である。それは，①循環の促進，②多量の発汗，③神経の感受性の低下，④筋力の負担の軽減，⑤体重の一時減少，⑥血液組織の予備アルカリの増加（水分ミネラル，窒素化合物の消耗の結果）などである。

そこで，入浴の生理を理解した上で，安全な入浴の援助をしなければならない。

a．浴温の人体への影響

①循環系への影響

身体が湯に浸かると，静水圧によって静脈内圧が上がり，静脈還流量が増加する。すると，心負荷が増大し，左室の1回拍出量や心拍出量が増える。また，38～40℃の入浴では，心負荷の影響は少なく，毛細血管が拡張して血流が増加するが，41℃以上の入浴は，かえって交感神経が刺激されて血管収縮が起こり，入浴中の収縮期血圧と脈拍が上昇し，酸素消費量も大きくなる[11)]。

高齢者と若年者を比較した研究によると，高齢者は入浴直後と出浴直後に脈拍の上昇がみられ，若年者は入浴中から出浴直後まで脈拍の上昇がみられた。また，入浴中の収縮期血圧は，高齢者では入浴直後に一過性に上昇がみられるが，拡張期血圧は低下傾向にあり，若年者ではその低下が著明であるといわれている[12)]。ただし，40℃の入浴時，血流量は増加するにもかかわらず血圧は上昇しないという研究報告もあり[13)]，心臓副交感神経系の働きが血圧変動に影響を及ぼすことが示唆されている。

②呼吸への影響

浴槽に腰を下ろし湯につかると，酸素消費量は増大し，水圧の影響で呼吸数も増加する。入浴動作は，臥床安静時と比べ，酸素消費量は2.5倍，呼気量は2.2倍を要するといわれている[14)]。

③筋肉への影響

筋スパスムスや疼痛を寛解する。

④精神面への影響

41～42℃の比較的熱い湯は，全身への温度刺激となり，脳の覚醒を促すには効果があるといわれている[15)]。また，低温浴は神経を鎮静し，入眠に効果がある。

b．浮力の人体への影響

全身浴の場合，首以下を水中にいれると，体重70kgの人は7.9kgとなる。そのため，体重を支える筋力の負担を軽減し疲労が回復する。またこの原理を利用し水中でのリハビリ訓練が行なわれる。

c．静水圧の作用

静水圧とは，静止している水の中の圧力で，この圧力はその作用する面がどの方向をもっていても，水面からの深さが同じであれば，単位面積について同じ大きさをもつ。水中では，胸郭，腹壁，四肢のいずれも，圧のため周径が小さくなる。同時に，胸腔，腹腔，静脈末梢部の内圧は上昇する。静水圧の一部はリンパ液のうっせき・浮腫・腫脹に有利に作用するが，一方，横隔膜の上昇と運動制限・呼吸面積の縮小をきたす。

d．皮膚への影響

人間の皮膚表面は，pH4.2～6.4の弱酸性に保たれ，細菌の増殖を抑えて皮膚を保護している。身体を洗う際，従来では，アルカリ性の固形石鹸を使用することが主流であった。しかし，近年は，人の皮膚表面のpHに近く，皮膚刺激の少ない弱酸性石鹸を使用することが増えている。日本人は，汚れを落とす目的だけではなく，個人の好みの香りと泡立ちが入浴の爽快感を増すために石鹸を用いることが多い。そこで，岡田らは，どちらの石鹸が皮膚に適しているのかを検討した。この研究では，健康な成人女性を対象に，アルカリ性石鹸と弱酸性石鹸を用いた清拭の皮膚への

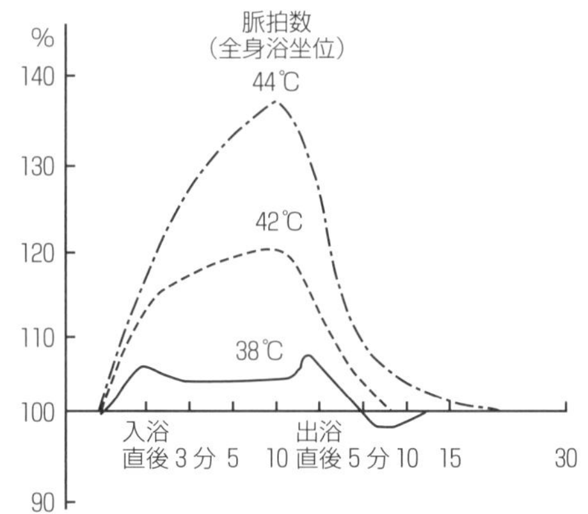

図16　温浴と脈拍数変動の関係（小林太刀夫）[16]
38℃浴の場合，入浴直後と出浴直後に一過性に増加しているが，これは温度の影響よりはむしろ浴槽出入に伴う動作，緊張の影響が大きいことを示すと解される

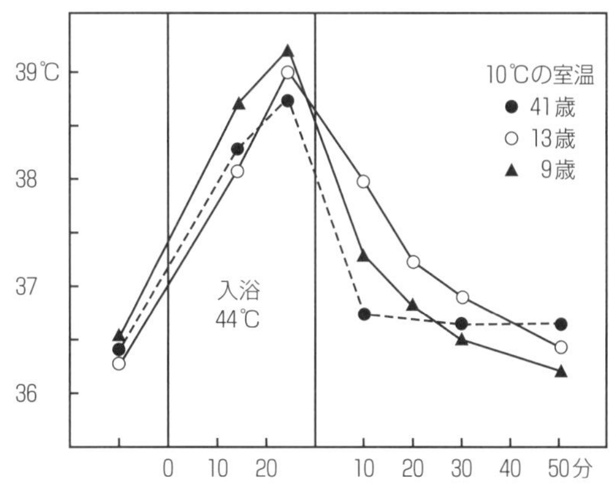

図17　入浴中および入浴後の体温の消長（岡安による）[17]

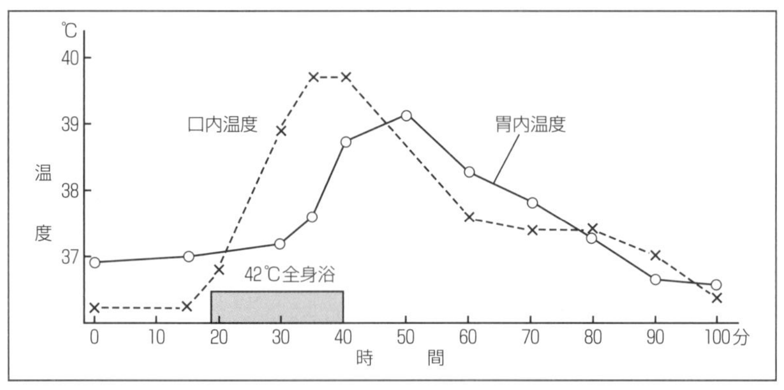

図18　全身浴による胃温度の上昇（服部）[18]（入浴した場合，全身の温度上昇をきたす）

影響を調査し，皮膚表面のpH，細菌数，皮膚刺激感について比較した。しかし，両者に明らかな差はみられなかったことから，石鹸を皮膚に残らないように拭き取れば，石鹸自体の性質は，清拭後の皮膚表面への影響に差を生まないと報告している[19]。ただし，皮脂を過剰に落としすぎると，皮脂膜除去に伴って，皮膚の水分が失われてしまうため[20]，皮膚が弱く乾燥しやすい高齢者は特に，皮膚を保護するケアが必要である。

◉入浴の可否をめぐる判断

入浴の可否は，通常医師が決定する場合が多い。だが，その基準をどこにおくかについては，確かな根拠があるわけではなく，むしろ，看護師側からの情報の提供が大切である。また，方法についても前述の入浴のもたらす影響を知った上で援助する必要がある。服部[21]は，「温度に関しては不感温度を遠ざかるほど，浸浴範囲は広いほど，時間は長いほど，人体への影響は大である」と述べ**表10**のような許可基準を設けている。これによれば，患者の運動能力がその基準となっていることに気づく。

病状上，全身浴の困難な患者は，部分浴（局所浴）を行なう。

また，石井[22]の調査も，日常生活上の入浴の可否判定に役立つ。すなわち，循環器疾患回復期患者に対して，入浴前，入浴中（浴槽中），出浴後にわたる心電図の連続記録を中心に，血圧，呼吸，自覚症の観察をも行なったものである。このなかで，入浴可否の判定基準を心電図上からST，T，心拍数，不整脈ならびに血圧の変化の５項目から**表11**の如く設けた。そしてその基準にもとずき，高血圧症，虚血性心疾患，弁膜疾患および脳血管障害の各調査例をみると**図19**の如き結果が出ている。

すなわち，入浴により５項目のそれぞれについて，著明変化を

表10　入浴と水治運動療法の許可基準（服部・細川）[23]

一般入浴	患者の状態	水治運動療法
ハーバードタンクでの入浴（背臥位入浴）	歩行不能であってもよい。ベッド上になにかにもたれて20～30分上半身を起坐させうるとき	
一般浴槽での入浴（起坐位入浴）	介助されてでもよいが，とにかく起立または歩行がなんとかできるとき	
	歩行できなくても，2～3時間なにかにもたれて上半身を起坐させうるとき	ハーバードタンク内での運動（背臥位運動）
	介助されてでもよいが，とにかく歩行ができて循環系に著明な変化のないとき，また車椅子をこぐことのできるとき	運動プール内での運動（起坐位運動）

		高度制限	軽度制限	入浴制限なし	
高血圧症	42℃	10.0%	60.0%	30.0%	10例
	漸温		16.6	83.4	12
	微温		7.7	92.3	13
虚血性心疾患	42℃	20.0%	26.6%	53.4%	15例
	漸温	6.3	12.5	81.2	16
	微温		10.0	90.0	10
弁膜疾患	42℃	22.2%	33.3%	44.5%	9例
	漸温	10.0	20.0	70.0	10
	微温	9.1	18.2	72.7	11
脳血管障害	42℃		63.6%	36.4%	11例
	漸温		11.1	88.9	9
	微温	9.1	27.3	63.6	11

□入浴制限なし　▨軽度制限　▩高度制限

図19　温浴の適否の判定（石井）

表11　判定基準（石井「循環器疾患と温浴」より）

<table>
<tr><th colspan="4"></th><th>卄</th><th>＋</th></tr>
<tr><td rowspan="3">1</td><td rowspan="3">ST</td><td colspan="3">ST上昇≧1.0mm</td><td>ST上昇
0.5～1.0mm未満</td></tr>
<tr><td rowspan="2">安静時異常</td><td>＋</td><td>ST降下
≧1.0mm</td><td>ST降下
0.5～1.0mm未満</td></tr>
<tr><td>－</td><td>STJ降下
≧1.5mm
ST虚血性降下
下≧0.5mm
$ST_{0.04}$降下
≧0.5mm
かつQX/QT
≧50%</td><td>——</td></tr>
<tr><td>2</td><td>T</td><td colspan="3">陽性Tの陰性化
完全な平低化</td><td>陰性Tの陽性化
陰性Tの深さの増大</td></tr>
<tr><td>3</td><td>心拍数</td><td colspan="3">120以上</td><td>100～119</td></tr>
<tr><td>4</td><td>不整脈</td><td colspan="3">頻　発</td><td>散　発</td></tr>
<tr><td>5</td><td>血圧</td><td colspan="3">40mmHg　↑
かつ収縮期圧
180mmHg以上
40mmHg以上　↓
かつ収縮期圧
90mmHg以下</td><td>20～39mmHg　↑
かつ収縮期圧
150mmHg以上
40mmHg以上　↓
かつ収縮期圧
110mmHg以下</td></tr>
</table>

以上の５項目につき
＋：１点　卄：３点　として合計点数を加算
０～２点→入浴制限なし
３～４点→軽度制限
５～７点→高度制限

３点，軽度変化を１点として合計点数を加算し，０～２点を入浴制限なし，３～４点を軽度制限，５点以上を高度制限とした。各疾患群ともに42℃浴では入浴制限例が高率に認められ，そのうち高度制限例は脳血管障害にはないが，その他の疾患群では10～22.2％に認められている。これに比して，漸温浴（38℃～42℃）および微温浴（38℃）では入浴制限例の頻度は少なくなっている。

(3) 入浴の援助

入浴の生理的影響を理解した上で，個々の患者の状態に合った入浴援助を行なう。湯の温度や入浴時間を考慮すれば，入浴可能の範囲をかなりひろげることができよう。

浴室内と脱衣室の温度を調整し，あらかじめ湯の温度を適温にしてから患者を浴室へ案内する。プライバシーを配慮しつつも，介助の必要な患者に対しては，浴室内に同行し，転倒や浴槽内でおぼれたりしないよう手助けをしなければならない。１人で入浴可能な場合でも，入浴中にのぼせたり，脳貧血をおこしたりすることがある。近くにいて，すぐに対応できるよう待機していなくてはならない。

大関[24)]は病臥患者への入浴援助を次のように述べている。「入浴中は絶えずその身体を支持し，３～４分にて上体及び心臓部を出し，石けんあるいはぬかをもって要所を洗い，再び全部を浴せしめ……」，そして「浴中より出しやわらかき上敷或は西洋タオルをもって覆い，大病人ならば暫時そのままにねかせておき，稀薄な赤酒，又は塩酸リモナーデを与え，冷水にてよく含嗽し，又顔を拭い，心動の元に復せしとき静かに寝衣をきせること」とある。

安全な入浴の援助を行なう上で，前述のワイヤレス心電計による科学的なデータと，大関らをはじめ先達が過去に行なってきた援助体験からあみ出されたものを結合させながら，より安全で安楽な入浴援助の技術を検討しなければならない。それには，入浴日に，入浴許可の出ている人に対して入浴時間を告げるだけでは，何も生まれてこないだろう。ある患者の場合を中心にした入浴の可否をめぐる討論と，それをうらづける実践例の蓄積が大切なのではないだろうか。

実際の援助にあたっては，心肺機能の問題だけではなく，消化や排泄との関連も考慮する必要がある。新生児の沐浴にあたって，沐浴中に排尿や排便をみることはよく体験するが，高齢者の入浴に際しても入浴中に浴槽の中で排便されて困ったというヘルパーの話を聞いた。在宅高齢者のための入浴車は一部の地域で好評を得ているが，実際の入浴介助にあたって，まごつくことも多いと聞く。入浴前の排便や排尿はもとより，常識的なことであるが，失禁や便秘の患者への浴前の処置はきちんとしておくべきであろう。

(4) 重症者に対する入浴の試み

入浴は，日常的に行なわれているだけに，食事などと同様，技術化がおくれていることを痛感する。単に身体の清潔をはかるという側面だけではなく，治療的な効果についても目を向ける必要がある。それは，古くから行なわれてきた薬用浴の効用ではなく，ふつうの入浴の効果である。かなりの重症患者に対してその苦痛の緩和をはかるための手段として，入浴を試みた例[25)]が報告されている。

その患者は子宮頸部がん末期の患者である。頭髪抜毛あり，嘔気嘔吐を訴え両下肢の浮腫著明で，腹水による腹部膨満がある。最近とくに腰痛を強く訴えるようになってきた。脊髄，リンパ管へのがん転移，大腿部の浮腫のための体位変換困難などが加わって，腰部痛の緩和は容易でなく，医師からは「セデス１g　１日３回まで」の指示が出されていた。看護師はいろいろの方法で苦痛緩和を試みたが成功せず，ある日医師とも相談の上，入浴をすすめてみたのであった。入浴後ベッドに戻るとたちまち入眠し，３時間後に目覚めて食欲があるということで，夕食を摂った。平素は食事と聞いただけで，むかつくといっていたのに，この日は病院食を約半分，別に煮込うどんを茶わん１杯食べた。体温36℃，脈拍も変化なく，その夜は朝まで良眠したのである。

この実践は，ベテランの助産師によって行なわれたのであるが，報告を聞いたときのショックのような感動は忘れられない。ところが，この報告に関連して，肝臓がんの末期の患者に対して行なった同じような体験の報告があった。年内に死は避けられないといわれていたその患者が，入浴を懇望して看護師の援助による入浴を果たし，歩行が可能となって暮から年始にかけて外泊をしたのだという。帰院して３日後に亡くなっているが，短時日でも家族とともに家庭での生活の体験ができて，大変喜ばれたという。偶然に全身浴が良かったのだというレベルから，もしかすると，そこに何か法則性のようなものがあるのではないか，という意識に発展せざるを得ない。

つまり，従来の入浴に対する医療者側の消極的な態度への反省と，入浴のもつ積極的な治療効果である。上の２例は，手のつくしようのない患者の苦痛を見るに見かねて，入浴という手段を考えついたのであるが，それが結果的には，身体的な苦痛を緩和し，精神的な安楽をもたらし，ひいては食事をしたり，起き上がることをも可能にした。２人の患者の転帰は“死”であったが，死の前に一時的にでも安楽な何日間かが過ごせたことは，家族にとっても喜びにつながるものであった。全身浴がなぜよかったのかはまだ明らかではないが，興味深い事例である。

もしかりに，入浴によって症状が悪化した場合には，湯の温度，浴室と外気温との差，入浴時間，入浴方法，入浴時の姿勢など，何が問題であったかの検討を行なうべきで，それを曖昧にしたまま，事なかれ主義で入浴を禁止することは正しい方法とは思えない。

2）部分浴の見直し

前項では，全身浴の問題について考えたが，部分浴についても，あらためて評価する必要があると思う。一般に温熱刺激は皮膚血管を拡張させ，血流量を増加させるが，局所の温熱刺激でも遠隔の皮膚や内臓の血流をよくし，湯の温度と持続時間によっては，全身を温めることにも役立つ。こうしたことから部分浴は，安楽性の技術として有効であることを見直さなければならないのではないか。

つまり，清潔をはかるために洗ったり浴したりすることが，患者の苦痛の緩和や安眠への援助にも役立つということである。心肺機能への影響を認めつつも，温湯や浴法への配慮があれば，重症者への全身浴の適用も可能であることを述べたが，部分浴についても，あらためて検討してみる必要がある。

(1) 坐浴について

今日，坐浴といえば，痔や肛門周囲膿瘍手術後のクレゾール浴が，一般的に行なわれるくらいであり，あくまでも局所の清潔保持のために行なわれている。しかし，旧来の坐浴は，もう少し全身的な効果を期待していたもののようである。再び明治の先達，大関の著[26]から引用する。

「坐浴を施さんとするときは，坐浴盤を病床の傍にそなえ，湯をくみ温度を検し，寝衣をぬがせ，湯衣（ゆまき）を着せ，西洋手拭（タオル）にて腰部をまとい，湯衣の褄（つま）を浴盤の後へかけ，臀部を浴盤に入れ両足を前に出し坐浴盤とも身体を毛布にて掩い15～20分にして**全身発汗するを度として**湯よりあげ，温かき手拭にて全身をよく拭い温かき寝衣を着せ静かに就褥させます」（傍点は引用者）。

つまり，坐浴といえども，全身からの発汗があるくらい，あたたかくして行なうことに注目したい。浴槽に湯を1/3くらい入れ，浴用の小椅子を入れてその上に腰かけるようにすれば，全身浴に比べて簡単にでき，しかも，失禁のある高齢者や，心疾患などの患者にも応用できるのではないだろうか。くふうをしてみたいものである。

(2) 足浴について

入浴できない患者にとって足浴は身体の清潔を保つ援助として行なわれるだけでなく，爽快感や安らぎをもたらすことはよく知られている。また，どんなに一所懸命全身清拭を行なっても，仕上げの足浴を省略したら，患者の満足感は半減することも，看護師であればだれでも承知していることであろう。そして，足浴が，睡眠を促す援助として有効であることも前に述べた通りである。この場合も，清潔の手段として行なった足浴が，たまたま功を奏したのであった。ところが，19世紀末より，もっと積極的な治療の意味から足浴や脚浴が行なわれていたのである。

「脚浴（足）は如何なる病人でも害はありません。温度は大概ひじを入れてみて少し熱きくらいを良といたします。脚浴盤と申しまして小さき小風呂桶に鉄砲釜がついていて湯のさめざる様にできたものがありますが，最初よき温度を見て，少し熱き位にいたし患者を椅子によらせ，両脚を脚浴盤中に入れ，椅子共に身体全部を毛布にてつつみ寒中ならば尚その上より布団で覆い，20分乃至30分位医師の指定せし時間だけそのままにしておき，終わりて浴後の処置をいたします。……脚浴は主に感冒に対し発汗の目的又は頭痛の烈しき時施行いたします[27]」というのである。

この方法に類似した民間療法がいくつかあり，たとえば，大正14年に初版が出て以来，多くの家庭で愛読された築田の『家庭における実際的看護の秘訣』[28]にも記載がある。また，西式健康法のなかで，高熱を出したときに発汗を目的として行なう足湯もある。こうした古くから民間に伝わる方法を見直してみるのも，私には大切なことに思えるのだが……。

1960年代になると足浴の生体に及ぼす影響を測定した実験研究がすすみ，玄田[29]は，「温熱効果による精神的な安静効果を得るためには，自律神経反射が関与すると考えられるので，灌流血液が充分に暖められて体温が上昇し，発汗などによる体温下降調節等が働く，20分以上の浴時間が望ましい」と述べ，「しかしながら看護の場において，20分以上の足浴が不可能な場合や，夜間短時間で足部を温めたい場合等を考えると，足背皮膚温が足浴開始10分で最高値を示すこと，足浴終了後30分においても足浴前の値にもどっていないことなどから，浴時間10分の足浴でも足部は温められると考えられる。しかし，10分以内の足浴時には，環境温度の保持，足浴終了後に使用するベッドやくつ下等を前もって温めておくなどの配慮が必要であろう」と述べている。

このように，足浴は，循環促進，自律神経活動への効果などが期待され，リラクゼーションや入眠を目的に行なわれている[30)-33)]。→睡眠の項を参照

(3) 手浴・肘浴

長期臥床患者の手が汗ばんでいたり，悪臭を帯びたりしてはいないか。患者の手の清潔はどうやら，看護のケアの盲点でもあるようだ。全身清拭や足浴は毎日行ない，顔を拭いても，手を洗うことの頻度が低いように思われる。患者の手は意外に汚れているということを看護師なら関心を持ちたいものである。

どんなに重症の人でも手掌から先を湯にひたすことはできる。片方ずつ温湯に入れて，指を尖端から根元に向かって静かにマッサージしながら洗ってあげるとよい。長期間臥床を余儀なくされている患者の手は意外に垢がたまっていることにおどろくことは多い。拭くだけではとれないのである。爪を切る前にも手浴は欠かせない。

また，片手の手浴が生体に及ぼす影響を検討した実験研究[34)]によると，手浴を実施した手の皮膚温は上昇し，最高血圧は低下したという。さらに，手浴をしていない反対側の前腕に実験的に電気刺激を加えたところ，痛みの感受性が低下し鎮静効果が見られた。

手浴は，手の清潔を目的に行なわれることが多いが[35]，手浴によって爽快感やリラックス効果が得られること，マッサージにより手指の筋緊張が和らぐこと，気分転換につながることなど，援助の可能性は大きいといえる。

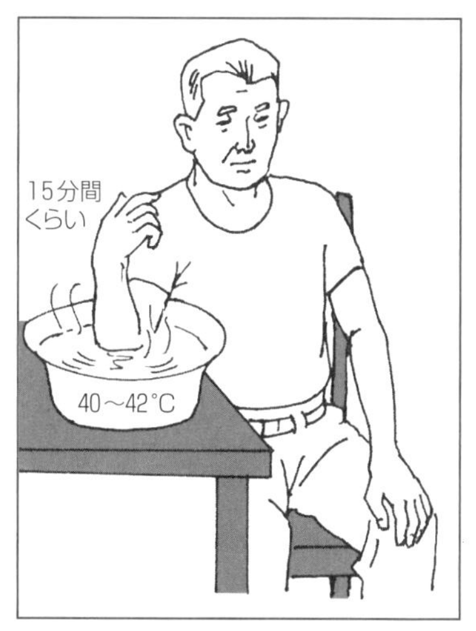

図20

さて，肘浴であるが，これは肩凝りや首すじの凝りに有効である。ふか目の洗面器に，40～42℃の湯を入れ，右肘を浸して15分くらいそのままにする。椅子に腰かけさせてテレビでも見ながら行なわせるとよい。なぜ有効なのか明らかではないが，試してみていただきたいと思う。ある外科病棟の看護師が試みたところ，胃の通過障害があって肩凝り著明な患者や乳癌の手術後の患者に効果的であったという。

(4) 陰部洗浄

後述する全身清拭の際，もっとも問題になるのは陰部の清潔である。テキストをみると「羞恥心をおこさせないように」「羞恥心をできるだけ少なく」という記述がみられる[36) 37)]。大部分の成人は，他人に拭いてもらうより，自分で拭きたいと思うだろう。しかし，思春期の患者や，若い人の場合には，当惑しがちである。その上，看護師の方も経験が浅く若い場合には，拭いてあげるにしても，自分で拭きなさいというのにも抵抗を感じるという。ある程度動ける患者に対しては「ご自分で拭きたいところを拭きなさい」といって席を外すのがよいだろう。だが，自分で行動できない人にとって，もっとも不潔になりやすい部位の清潔はきわめて重要である。

近年では，温水洗浄便座が普及している。歩行や車いすで移動できる患者は，温水洗浄便座を設置しているトイレがあれば，排泄後に使用することで洗浄できる。とくに女性の場合は１日１回陰部浴を行ないたいものである。なぜなら，①解剖学的に，太く短い尿道が膣，肛門と互いに近接している，②生理的な条件として，月経や妊娠，出産の影響で膀胱に充血やうっ血が起こり，感染の好条件をつくるからである。年齢条件では高齢者に腟炎や外陰炎を発生しやすい。ふつう，腟は，分泌腺を欠いているが，少量の牛乳様，粘液性の一部凝固した内容物が存在する。その構成成分は，多数の細菌のほかに剥脱上皮，量の変化の多い白血球，濾出液，頸管粘液の混合物で，量的には0.3～1.0gである。pH4.5～5.0の強い酸性で，外からの細菌侵入に対して抵抗性をもっている(腟の自浄作用とよばれている)。この作用の原動力は，主として卵巣から供給されるエストロゲンである。したがって，生理的な卵巣のエストロゲン分泌停止，つまり閉経期以降は，腟上皮は弱々しく，傷つきやすいうえに自浄作用も低下し，病原細菌の侵入に対しても抵抗力が失われている。

入浴を制限されている人には，尿路感染や外陰炎，腟炎の予防のために，微温湯による陰部洗浄が必要である。その際，悪臭の発生源となる皮脂腺からの分泌物（smegma）が陰唇間溝に付着しているのも忘れずに除去する。

身体的なケアの評価は，その患者の手と口腔と陰部の清潔の度合を観察することによって行なわれるのが，もっとも妥当である。

(5) シャワー浴

入浴に比べて方法は簡単であり，皮膚を洗うことと心身を爽快にすることができる。易感染性の患者や術後の患者にシャワー浴を行なった研究では，爽快感等の前向な評価が多く聞かれ，シャワー浴による創部の悪化，感染兆候はみられなかった[38)-40)]。

また，エネルギー代謝は低く，運動強度は軽度であり[41)]，入浴に比べ呼吸困難感も少ない[42)]と報告されている。

シャワーの効用はストレス解消にもよいといわれている。動けない患者を車椅子でシャワー室へ運び，車椅子のままでシャワー浴を行なわせるのもよい。安全性の点にはくれぐれも注意が肝要で，いきなり開栓して熱湯が噴出して火傷をきたすことのないように，事前に必ず温度を確かめておくようにする。洗髪の予定のない場合にはシャワーキャップで毛髪をぬれないようにしてから行なう。

3）口腔の清潔

口腔は消化器の最上端に位置し，食物の摂取，咀嚼，嚥下を行なうとともに，味覚を感じ，発声や構語にもかかわっている。口腔内の主な器官は舌と歯と唾液腺である。舌は多くの筋から成り，味蕾で感受された味は舌神経を経て鼓索神経と舌咽神経によって中枢に伝えられる。歯は咀嚼にあずかる他，歯列によってその人の容貌や表情の特徴にもなっている。唾液腺は，唾液を分泌し，食物の摂取や嚥下時に催滑作用をもたらし，消化酵素による消化の役も果たす。

発熱や下痢・嘔吐などにより水分が欠乏したり，唾液の分泌が減ると，口腔乾燥，口臭などが起きるばかりか，気分が不快になり食欲も減退する。また，口腔内が不潔であると，細菌の繁殖を促し，口内の炎症だけではなく，全身諸臓器にも影響を及ぼす。健康であれば，起床時や就寝時，毎食後に歯みがきを行なうことが，生活習慣として確立している場合が多い。

したがって，何らかの理由でその習慣が維持できなくなった場合には，それだけで苦痛になる。また，上記のような口腔の役割を考えれば，自分で清潔が保たれない人に対する意識的な援助が必要である。

口腔ケアの頻度を左右する因子は次のようである。

①意識障害患者，②酸素吸入中，③経管栄養施行中，④抗生物質大量投与中，⑤出血傾向のある場合，⑥口内炎症のあるとき，⑦絶食中，⑧気管挿管中，⑨高齢患者。

臥床していても歯みがきは可能であり，意識がなくとも吸引器を使用すればケアはできる。ただ，口腔粘膜のびらんや損傷，出血傾向のある場合には歯ブラシを用いることは望ましくない。

口腔内の清潔は看護の評価の指標の1つでもある。患者が望まない場合でも，清潔の重要性についての理解を深めるよう，働きかけなければならない。

6 清拭技術の再検討

全身清拭や部分清拭が単に身体の清潔をはかるばかりではなく，患者の心身の安楽をもたらす技術として有効であることは，前に述べた通りである。したがって，より安楽な結果を得るためには，その方法の検討が必要であることも述べた。だが現実には，どうすれば安楽な清拭技術の確立ができるかということを意識的に行なうよりも，日常の業務の一環として「ただ拭く」という作業に終わっていることが多い。つまり，その患者にとってその清拭がどのような効果をもたらしたか，もたらさなかったか，あるいはかえって疲労させたり，一時的に病状を悪化させる結果を招かなかったかなどの検討をせず，その患者に対して入院中に何回くらい清拭できたかということの方が，しばしば問題にされているようである。しかも清拭の手順はこれだけ普及していながら，個々の看護師のもっている技術水準もまちまちである。

一方では，日常の生活行動の範囲まで医師の指示によって規制され，入院時の安静度の指示に加えて清拭可・不可の指示までを受けている実状もある。それは，旧来の医師と看護師の関係のあり方の反映とともに，看護の本来果たさなければならない役割を，看護師自身が追求してこなかった弱さも否めない。また，清拭による身体各部の移動や刺激が，安静に及ぼす影響を考慮する意味からそうなっている場合もあろう。清拭の手順や方法は一応あるとはいえ，厳密な意味から技術化されていないことによる問題もあろう。

だが，どのような状態の患者には全身清拭をしてもよく，どのような場合には部分清拭にとどめた方がよいのかの判断は，看護師が判断すべきであるし，たとえ医師が清拭不可という指示を出した場合に，それが納得いくものでなければ，相互に意見をたたかわすべきであろう。そのためにもただ観念的に清拭の効用を主張するのではなく，日々の清拭場面で，看護師の行なった手技と，その結果観察し得た患者の心身の反応を正確に記録し，一例一例の清拭を蓄積して，その中から客観的法則性を引き出すことを怠ってはならないのである。

家庭で長期間臥床する患者を抱えている家族が，お風呂に入れてあげられないのが一番辛いとよくいわれる。患者もまた，入浴をしたいと希望する。看護師や保健師は清拭の技術を用いれば，たとえ入浴できずとも身体の清潔をはかることは可能であるとして，部分清拭や全身清拭を行なう。病院においても清拭は日常しばしば行なわれる技術であり，看護教育のなかでも基礎技術の1つとして教えられている。また患者の安楽をはかる上から清拭がきわめて有効な手段であることは，多くの看護師の体験からも明らかであり，褥瘡の予防や二次感染防止にも役立っている。

現在，全国の多くの病院で日常的に行なわれている清拭は，そのほとんどが，清拭車によるおしぼりタオルを用い，浴用石けんを用いて行なう従来のやり方を実施しているところはきわめて少ないようである。一方，基礎教育で教える清拭は，従来のようなウォッシュクロスと湯と石けんを用いる方法であることが多い。いずれの方法も，患者の身体の清潔をはかる上からは有効な技術である。しかし，日本人の生活習慣となっている，入浴からもたらされる心身の安らぎや爽快感をもたらす清拭という点では不十分である。生活行動の援助をする場合，日常の生活様式や生活習慣を尊重しなければならないことは前にも述べた。そのような視点からあらためて清拭を見直してみようと思う。

1）身体の清拭技術はいつごろからどのようにして行なわれて来たか

看護師という職がまだ確立していなかった頃，すなわち明治12年に海軍医務局で出版された『看病要法』[43]には，「身体の清潔を保つために屢々洗浄しなくてはならないのに，日本では，疾病にかかって健全の時よりもなお，清潔を要する場合に，入浴や洗浄を止める弊習がある。諸病にとって入浴は効果あり大部分の患者が許可されるべきだが，これをおこなうにあたっては，寒冷にさらされたり，患者自らが労力を要するためいろいろ注意をしなくてはならない。だが，身体の動揺を禁ずるような患者であっても，海綿浴（スポンジバス）は，危害がないのである。すなわち，身体の一部をあらわにして洗ったあとよく乾燥させるのである。これは，清潔法によいばかりか精神を爽快とさせ且つ体温を減じる一助ともなる」という意味のことが書かれている。これは訳書なので，日本人の安静概念から清潔を軽視する風潮をいましめたものであろうが，病気になれば少々身体が汚れても仕方がないという考えは，今日，なお医療界では払拭できず，それが前述のような清拭技術の確立を遅らせているともいえよう。

その後，看護教育の中で身体の清潔がどのように教えられてきたかについては，すでに発表した[44]ので一読していただくとして，清拭の技術そのものはどのように変遷してきたであろうか。興味深い事実としては，戦前の教科書には，清拭ということばよりも，「洗拭」ということばが多く用いられていることである。このことは，日本民族の習性を反映するものであろう。つまり，入浴できないからただ拭くのではなく，洗い拭くのである。そして，湯の温度は「堪えらるるだけのあつき湯[45]」を用い，看護師２名で行なったらしい。つまり，１人がタオルをしぼり１人が施行者となるのである。１人が拭いているあいだに，もう１人は別のタオルをゆすぎしぼってすぐ手渡せるので合理的である。

2）清拭の効用

きれいな湯や石けんを用いて身体を拭くことで，清拭の第一義的な目的である身体の清潔がはかられる。しかし，清拭技術が単に清潔をはかるためだけのものでないことは再三述べた通りである。温湯清拭は，タオルを用いて皮膚をこすることと，タオルに含まれている湯の温度により，皮膚温と皮膚血流を上昇させるといわれている[46][47]。褥瘡の予防や治療に，清拭が欠かせないのはこのためである。また清拭に伴う筋群や関節の運動は，麻痺や変形，拘縮の予防に役立つ。安定した操作と看護師のいたわりの気持が，皮膚を通して患者をリラックスさせ，観察やコミュニケーションの機会ともなる。そして，単調な病臥生活の中で変化を与え，精神的慰安ならびに身体の爽快感をもたらし闘病意欲を啓発する。ナイチンゲールは，「その解放感ややすらぎとは，生命力を圧迫していた何ものかがとり除かれて生命力が解(と)き放(はな)された，まさにその徴候(しるし)のひとつ[48]」であると述べている。実際に，そのことを裏づける事例は，清拭によって豊富に得られている。

3）入浴に近い清拭技術の検討

坐浴や足浴がたとえ部分浴であるにせよ，浴時間や浴法によっては，全身浴と同じような効果が得られるように，全身清拭もまた全身浴に近い効果が期待されるような技術をあみ出すことは可能である。その一方法が熱布清拭である。入浴に近い心地よさが得られることから，患者に喜ばれることも多い。

前述の明治時代の洗拭と，戦前の看護師の実践に学びながら，臨床の現場で普及しつつある方法である。

〈温熱刺激の効果を期待したバックケア〉[49]

㋑用意するもの

バスタオル２枚，スポーツタオル２枚（ふつうのタオルでもよいがなるべく地厚なもの４枚），トイレットバスケット１，ベースン１，できるだけ熱い湯を入れたピッチャーまたはバケツ

㋺方法

・スポーツタオル２枚またはふつうのタオル４枚を重ねてせんす折りにし，両端を持ち熱いお湯にひたして，両端を持ったままきつくしぼる。

・しぼったタオルを腕の内側に当て，熱すぎぬよう温度を調節する。

・肩から腰までと，腰から殿部までをおおうようにして蒸しタオルをあて，その上からすっぽりとおおうようにバスタオルを当て，その上から手のひらで静かに押える。（この間，タオルの温度は持続しているので，女性の場合は結髪をし，老人の場合などは首すじや肩のマッサージを行なうとよろこばれる。）

・全体のタオルを取りのぞき，石けんを用いて従来通りの方法で洗い，石けん分を取りのぞいたあと，再び蒸しタオルを当てる。

この清拭法は心身の刺激という点からの効果もあり，脳卒中後遺症の片麻痺患者や，ねたきりを長期間続けている高齢者への，自立への働きかけの１つである身体的アプローチとして有効である。また，沈下性肺炎予防や温熱刺激による腸管蠕動促進の作用もあり，興味ある実践例が積み重ねられつつある。

7 清拭のもつ治療的側面

清拭が，患者の直面している苦痛をやわらげ，疾病の治癒，健康の回復過程に有効であるという非常に積極的な側面をもっていることは日々の実践のなかで見出すことができる。とくに，褥瘡の予防や治療にとって背部の清拭が欠かせないものであることは，すでに常識的なことである。褥瘡形成が患者の病状と相互に連関があり，栄養障害や循環障害によってつくられやすいことと同時に，褥瘡によって脱水をおこしたり感染症を引きおこす結果，自立が遷延することもよく知られている。したがって長期臥床患者や麻痺や失禁のある患者に対して，皮膚の清潔と乾燥を保ち，同一部位の圧迫をさけ，マッサージなどによる循環を促進するなどの経験的法則が，過去の無数の看護実践の蓄積により引き出されてきたのであった。なかでも，温湯による清拭は，汚染を取りのぞくと同時に，温熱刺激とタオルによる拭く動作が，循環促進に有効に働くのである。この温熱と摩擦の効果を他の症状や疾患に適用できないだろうか。

1）術後の腰背痛・頭痛の緩和のために

荒木[50]によれば，腎生検後，嘔気と頭痛・腰痛のため不眠と緊張感が高まっていた患者に，熱い湯を用いて清拭したところ，嘔気と頭痛がとれ，不眠も訴えなくなったという。

また，国分[51]は，術後第１日目のモーニングケアに際して，体位変換とともに，温熱刺激の効果を期待したバックケアを行ない，筋疲労と緊張による苦痛を軽減したと述べている。

以上のような体験は，患者の苦痛を軽減しようとして看護師が試みた方法が功を奏したのであるが，清拭技術によって何が期待されるかを予測した上で種々の患者に適用できるのである。たとえば，分娩後の褥婦に対する援助である。陣痛と娩出動作のため発汗や筋疲労が著しいので，上記の術後患者に対する清拭と同様の効果が期待できるのである。

2）温熱刺激を期待する清拭

脳卒中の発作後，昏睡を続けている患者に対する温熱刺激を目的とした清拭は，意識の回復にとって有効であり，同時に褥瘡予防，血栓予防としても効果がある。この場合には，体変シーツを用いた慎重な体位変換と，できるだけ熱い湯をたっぷり用いることが大切である。

身体的な刺激とともに，言語による刺激も合わせて行なう方がよい。また，長期臥床の高齢者で精神活動の低下している場合などにも，積極的に熱布清拭を行なうことにより，表情までいきいきとして，コミュニケーションも活発になることがある。もちろん，水分の補給や頻回の体位変換，言語刺激や機能回復訓練などの総合によるものもあるが，熱いタオルを背部や胸部にあてて蒸したときの高齢者の表情から，安らぎと満足感の表情をうかがうことができるのである。ねたきりにしないという目標のもとで，今，臨床看護の分野でも，訪問看護の分野でも清拭を清潔だけの目的ではなく治療の意味を含めて実践するケースが増えている。

3）二次感染防止のための清拭

「垢では死なない」「垢も身の内」ということばがあるが，皮膚の表面は，外界からの微細なチリや，汗，脂肪などの分泌物や表皮の落屑などでたえず汚れている。皮膚は単なる身体表面の被覆物ではなく，外界からの刺激から身体を保護するとともに，体内の諸臓器からの影響をうけて皮膚自体の健康を守っている。

皮膚の最外層をおおっているのは角層であるが，この角層はいろいろの刺激物が真皮の中に侵入するのを防いでいる。しかも，皮脂腺からの皮脂と汗腺からの汗が混り，乳化膜となって脂肪膜をつくり，うるおいのある皮膚の表面をつくりあげている。通常の皮膚では脂肪膜があるために，皮膚表面のpHを弱酸性に保ち，不飽和脂肪酸を含んでいて，皮膚表面に病原菌や化膿菌が付着しても，その繁殖は妨げられるのである。しかし，だからといって皮膚の代謝産物をそのまま放置しておけば，分解産物が皮膚を刺激し，掻痒感をはじめさまざまの反応をおこす。

また，皮膚表面の水分が減り，角層表面の脂肪分がなくなってくると，カサカサして落屑を生じてくる。すなわち，高齢者に多い乾燥性の皮膚である。こうなると，外部刺激に対する防御力がおとろえ，皮膚炎や湿疹をおこすのである。また，掻痒を伴ってかきむしったりすると感染をおこす。

そこで清拭を行なう場合，二次感染を防止するという視点からは，汚れを除去し，細菌の付着していない清潔な皮膚にすることと同時に，皮膚に水分を補給し，しかも，洗剤によって溶解された皮脂膜の補充という意味からの皮膚の手当てをしなければならないことになる。一方では，汚染と浸潤の持続が真菌の繁殖を容易にするのであるとして，清潔と乾燥が強調されている。したがって臨床的にはこの２つのことを頭に入れた上で，清拭を完成しなければならないのである。

つまり，清拭の手順として，清拭したあとアルコールでマッサージをしたり，タルカムパウダーを散布したりすることは，皮膚の乾燥と，手掌によるマッサージを，なめらかに行なう上で意義がある。だが，高齢者や衰弱した患者を対象とする場合には，アルコールやパウダーを用いることは前記の理由からもよくないのである。乾燥した油気のない皮膚はますますカサカサしてくるであろう。このような場合にはハンドドライヤーの温風で表面の水分を蒸発させたあと乳液やオリーブ油を塗布する方がよい。また身体の部位によっても，その方法は検討されなければならないであろう。

杉野らの研究[52]では，女性患者を対象として身体各部のうち，上行感染の危険のある尿道口付近と，褥瘡の危険の大きい殿部（仙骨部付近）の汚染度をしらべ，実行可能な清潔のケアの方法について考察している。すなわち，殿部の汚染状態の実験では，安静臥床者30例中，清拭前に大腸菌（＋）のものは20例，（－）のものは10例であった。歩行可能な患者では，10例中大腸菌（＋）のものは１例で，他の９例は（－）であった。この患者に対し，通常の方法（ウォッシュクロスをベースンに用意した温湯で浸しながら，固形石けんを泡だたせ，陰部または殿部を洗ったのち，別のベースンに用意した温湯で，タオルやウォッシュクロスをしぼって，石けん分を除去するまで数回清拭する）を試みた結果，約半数例が菌陰性となった。そこで，さらによい結果を得ようとして，清潔な温湯でしぼったタオルで上から下に向けて３回，１回ごとに新しいタオルに変えて拭くという清拭方法を試みたが，これにより成績の向上はみられなかったという。

また，陰部については，対象患者79例について行なった。その安静度別内訳は，安静臥床者49例，ベッドの周囲歩行可は５例，トイレットのみ歩行可は12例，歩行可は13例であった。そして，安静臥床者49例中，46例が，毎日何らかのかたちで身体の清潔をはかるケアをうけているにもかかわらず，実験清拭前に菌（－）であったものは22％であったという。安静臥床患者はベッド上の排泄を行ない，入浴も不可能といった条件にあるため，陰部の清潔が保たれにくいことを示している。そして，陰部の場合には通常の清拭や薬液を浸した拭綿では効果なく，１％石けん液と温湯による洗浄（清潔な温湯をピッチャーに2000mL用意し，切り綿を，１％石けん液に浸して外陰部を十分洗ったのち，温湯で洗い流し，ついで石けん液に浸した新しい切り綿を使用して，陰唇を開いて尿道口の周辺を中心によく洗い，さらに新しい切り綿を用いながら残りの温湯全部でよく洗浄した。最後に新しい切り綿を温湯でしぼり，水分を拭きとった）により，その半数が菌（－）となったという。この成績は0.1％オスバン液による洗浄とほとんど差がなかった。研究者らは，以上のような実験結果から

①入浴不可能な患者の，殿部，陰部ともに大腸菌汚染度は高い。
②安静臥床患者にたいしてはできるだけ頻回に陰部の清潔に心がける必要がある。
③陰部の清潔はできるだけ洗浄方法をとることが望ましい。

とまとめている。

二次感染防止という視点からの清拭は，部位によっては効果がなく，皮膚の状態に応じた方法の選択が必要である。

全身清拭の技術は，表皮に付着した垢やほこりを取りのぞくばかりではなく，温熱やマッサージによる循環促進の効果を期待して，種々の症状を緩和できることが体験により明らかである。また，清拭時の体位変換や関節の運動は，固定した患者の状態に対する心身上の変化をもたらす。また清拭がきっかけとなって患者・看護師間の信頼関係が成立するという効果もある。それらの1つひとつが相互に作用しあい，総合的な力を発揮するとき，患者は清潔獲得による爽快感を味わい，闘病意欲の動機づけにもなり得るのである。看護の基本技術である清拭をもっと1人ひとりの看護師が実践的に追求する必要がありはしないだろうか。

〈引用文献〉

1） 遠藤真由美・高峰道子：ベッド上生活患者のシーツの汚染度―細菌学的検討，看護学雑誌，53(10)，p.981～987，1989.
2） 高峰道子・小野敏子・嶋森好子ほか：病院における寝具類の交換基準の研究，看護，46(2)，p.203～213，1994.
3） ナイチンゲール，F.，湯槇ますほか訳：看護覚え書，第6版，p.159，現代社，2000.
4） 杉靖三郎ほか編：健康管理百科，p.93，ダイヤモンド社，1972.
5） 神木照雄：感染症に対するNursing Careのあり方についてのひとつの考察―基本的看護活動と感染防止，看護技術，通巻216号，1971.
6） 安斉伸ほか：座談会―清潔その文化的背景と民族性を探る，看護研究，8(3)，1975.
7） 川島みどり：臨床指導実習におもう，看護の科学，1(3)，1973.
8） 吉田秀夫監：看護白書，労働旬報社，1969.
9） 赤沢真代・阿部幸子：入院患者の手洗いにおける意識・行動調査―消化器内科・外科病棟でのアンケートを実施した一考察，東邦大学看護研究会誌，6，p.16～21，2009.
10） 松田道雄：貝原益軒「養生訓」，p.129，中央公論社，1973.
11） 長家智子・樗木晶子・長弘千恵ほか：安全な入浴方法開発のための基礎的研究，九州大学医学部保健学会紀要，2，p.17～24，2003.
12） 樗木晶子・長弘千恵・金明煥ほか：入浴における呼吸・循環動態の変化の違い―高齢者と若年者の比較，九州大学医学部保健学科紀要，4，p.19～26，2004.
13） 奥田泰子・大槻毅・長尾光城：心臓副交感神経系の動脈圧受容器反射による上昇性および下降性の血圧調整機能は入浴時に増大する，川崎医療福祉学会誌，18(1)，p.129～136，2008.
14） 三浦昌子・木戸上八重子・横山文子ほか：日常生活行動負荷に関する実験―軽労作入浴時の生理的負荷，京都大学医療短期大学部紀要，1，p.55～61，1981.
15） 楊箸隆哉・矢部正之・石川千津ほか：焦点/清潔ケアの価値を見直そう；その効果の科学的検証　清潔ケアの多面的効果の検証　入浴が脳波に及ぼす影響，看護技術，47(1)，p.23～28，2001.
16） 小林太刀夫：入浴と循環器系統について，日本医師会雑誌，43(12)，1960.
17） 横山巌：入浴の効用，からだの科学，No.97，p.134，1981.

18)　服部一郎ほか：リハビリテーション技術全書，第2版，p.121，医学書院，1984.
19)　岡田ルリ子･徳永なみじ･相原ひろみほか：弱酸性石鹸を用いた清拭の皮膚への影響―アルカリ性石鹸との比較において，愛媛県立医療技術大学紀要，1(1)，p.35～39，2004.
20)　亀井智子：看護の視点で石鹸と皮膚保護清浄剤を科学する―高齢者のドライスキンを防ぐための方法.臨牀看護，32(5)，p.736～741，2006.
21)　20)に同じ，p.183.
22)　石井靖夫：循環器疾患と温浴，昭和医学会雑誌，30(11)，1970.
23)　20)に同じ，p.183.
24)　大関和：覆刻版「實地看護法」，p.49～50，医学書院，1974.
25)　桑野タイ子：事例を通して考える看護，p.113～114，看護の科学社，1978.
26)　24)に同じ，p.51～52.
27)　24)に同じ，p.52～53.
28)　築田多吉：家庭における実際的看護の秘訣，広文館，1965.
29)　玄田公子：足浴の生体に及ぼす影響，滋賀県立短期大学学術雑誌，第20号，1979.
30)　金子健太郎・熊谷英樹・尾形優ほか：足浴が生体に及ぼす生理学的効果―循環動態・自律神経活動による評価，日本看護技術学会誌，8(3)，p.35～41，2009.
31)　大島千佳・有田広美・藤本悦子：片足足浴により対側下肢への循環促進効果，日本看護技術学会誌，8(3)，p.65～73，2009.
32)　古島智恵・井上範江・児玉有子ほか不眠を訴える入院患者への足浴の効果，日本看護科学学会誌，29(4)，p.79～87，2009.
33)　工藤うみ・工藤せい子・冨澤登志子：足浴における洗い・簡易マッサージの有効性，日本看護研究学会雑誌，29(4)，p.89～95，2006.
34)　池田理恵･深井喜代子･岡田淳子：手浴が実験的疼痛閾値に及ぼす影響，川崎医療福祉学会誌，12(2)，p.253～257，2002.
35)　宮下輝美･矢野理香：臨床における手浴の実態調査，日本看護技術学会誌，7(2)，p.30～36，2008.
36)　松田たみ子：第21章　身体の清潔，坪井良子・松田たみ子編：基礎看護学 考える基礎看護技術Ⅱ 看護技術の実際　第3版，p.169～193，ヌーヴェルヒロカワ，2005.
37)　氏家幸子：第2章 D 身体の清潔，氏家幸子・阿曽洋子編：基礎看護技術　第5版，p.277～325，医学書院，2000.
38)　丹治恵美子･小山田久美子･早坂一子：婦人科疾患術後患者のシャワー浴開始時期の検討―抜糸前シャワー浴の安全性と有効性の確認，第27回日本看護学会集録（成人看護Ⅰ），p.79～81，1996.
39)　松尾由紀子・淡路里香・井川美幸ほか：心大血管手術後の下半身シャワー浴早期導入による効果.第25回日本看護学会集録（成人看護Ⅰ），p.8～10，1994.
40)　堀内淳子･長谷部恵･西沢尊子：創を被覆しない抜糸前シャワー浴の安全性と術後看護における意義.臨床看護研究の進歩，2，p.28～33，1990.
41)　児玉有子・井上範江・橋口暢子：シャワー浴時の生理的変化―手術を控えた婦人科系疾患患者と健康な女性との比較.日本生理人類学会誌，13(2)，p.29～34，2008.
42)　西川悦子・山崎ひさみ・小笹美保ほか：入浴が慢性呼吸器疾患患者に及ぼす影響の検討―湯に接する範囲による比較，第27回日本看護学会集録（成人看護Ⅱ），p.7～9，1996.
43)　ウイリアム・アンデルソン：看病要法，海軍医務局，1879.
44)　東京看護学セミナー・看護教育検討グループ：技術の視点からみた看護教育―その史的考察と反省，看護技術，通巻269号，1974.
45)　24)に同じ，p.46.
46)　浅川和美・奥村百合恵・和田滋子ほか：清拭による局所循環促進効果―皮膚の表面温度・血流の変化からとらえる，看護技術，45(3)，p.103～108，1999.

47）須藤小百合・青木健・冨岡真理子ほか：圧力の異なる末梢部温湯清拭が皮膚血流反応に及ぼす影響，日本看護研究学会雑誌，31（1），p.121～128，2008.
48）3）に同じ，p.160.
49）川島みどり編：看護技術の安楽性，p.114，メヂカルフレンド社，1974.
50）荒木久恵：術後1回目の清拭で学生と私と意見がちがった例，看護学雑誌，36（10），1972.
51）国分アイ：安楽を図るための看護実践の技術化，看護学雑誌，36（10），1972.
52）杉野佳江ほか：細菌汚染度からみた身体の清潔方法に関する実験（第１報），愛知県立看護短期大学雑誌，4，1973.

第6章

姿勢の保持と運動

日常の起居動作が無理なくできる健康人でも，長時間同じ姿勢をとることはむずかしい。まして，病気や障害のためにみずから身体を動かすことが不可能な人や，病状などから一定の姿勢をとり続けなくてはならない人にとって，如何に苦痛を少なく安楽に過ごすことができるようにするかについての看護師の援助は重要である。また，長期間ベッド上で臥床していた人を，はじめておこしたり，歩行させたりするときの安全性や，運動機能回復のための訓練など，姿勢と移動，運動に関する技術をこの稿では考えていこうと思う。

さて，そこでまずぶつかるのが，「姿勢」と「体位」ということばの使いわけである。この点に関して氏家らは「姿勢を〈すがたが動いている状態〉ととって，行動や動作のひとこまであると考え，それが静止している状態を体位とする[1)]」と区別している。ところが「姿勢とは各人がほとんど無意識にとった固有のからだの構え，またはからだつきのことをいい，意識的に自分に与えられた位置をとることを体位という[2)]」と書かれているものもある。

アメリカの整形外科アカデミーの1947年の姿勢についての委員会では，「姿勢とは，身体の一部分のそれぞれ他の部分に対しての配置関係」と定義づけているという。すなわち，身体を構成している頭部，上肢，脊柱，骨盤，下肢の総体の相対的関係が姿勢であるというのである[3)]。また，姿勢の中に構えと体位を含め，「構えとはバランスのとれた身体各部の位置で，体位とは重力の方向である[4)]」というのもある。

運動学における姿勢（Posture）の定義は，体位（Position）と構え（Attitude）に分けて考えられている。「体位は重力に対する位置関係を表し，構えは体の各部位の位置関係を表す」[5)]。

著者としていずれをとるべきか迷ったが，ごく一般的に用いられている「姿勢」ということばを用いながら，固定した身体の位置を述べる場合に，看護用語化している「体位」ということばを用いることにした。用語の統一については，他にもいろいろあるが，早く何とかしなければならない問題である。

1 姿勢の基本となる直立について

1）直立二足歩行を獲得した人類史的意義

電車の中で，中学生らしい２人の少年が，人間は立っているときの姿がほんとうに人間らしいのか，それとも横になって寝ているときの姿がほんとうなのかと論じ合っていた。著者は，これから書かなければならないテーマと関連があるので，耳をそばだてて２人の会話を聞いていたが，結局のところ，24時間のうち，寝ている時間は３分の１なのだから，立っている姿の方が，人間らしいのであろうという意見に落ち着いて下車していった。

今日，人間が立って歩いている姿を見て，奇異に感じる人はいないだろう。だが人間生活のなかでこの当然なことが喜びにつながる場面も多いのである。乳児が臥位から寝返り可能となり，這い這いをし，ある日１人で立つことができるようになり，おぼつかない足どりではあっても２本の足でよちよち歩きをするさまを見て，若い両親が微笑みをかわす光景を目にしたことはないだろうか。また，わが子の成長の目安として「背が伸びた。大きくなった」というときは，直立の姿勢が基本である。看護の場面でいえば，長期間病臥を続けていた人が，支えなしに病院の廊下を歩く姿に，本人の喜びはもとより，家族や看護者もともに「良かったね」とうなずき合うことも多い。

前述した中学生が彼らなりに導き出した結論である「立っている姿」は，これから姿勢や運動を考えていく上での基本となると思われるので，人類が獲得した直立二足歩行の歴史的意義を見ることにしよう。

ヒトが，類人猿を含めて他の哺乳動物と異なる最大の特徴は，直立歩行を行なうことである。数十万年の昔，樹上生活をしていた人類の祖先たちが，２本の足で大地におり立ち，平地の上では，歩行の際に，手の助けをかりるという習性をなくして直立の歩行をはじめた。「猿から人間への移行にとっての決定的な一歩はこれによってふみ出された[6)]」ということばは，あまりにも有名である。そして前方の２本の足を手にかえることのできた人類は，自由になった両手を使って，石や木や骨を加工して道具とし，これを手の延長として使いこなし，自然のひきおこす困難や地上の動物たちとたたかいながら環境をつくりかえていった。これは他の動物が，与えられた環境に適合するように，自分の身体の構造や生理を変えて生存していくのとは全く違っている。そして，この手の発達が人類の労働を生み出し，手の神経を発達させ，それをつかさどる脳の働きを促し，共同生活・集団労働をするなかで言語を生み出していったのである。

いいかえれば，直立二足歩行を獲得したことが，ヒトを人間たらしめることになったともいえるのである。したがって，この直立二足歩行に合理するような身体各部の特徴をつかんで，立ったり座ったり，寝たりする姿勢や，移動動作，運動訓練などにも目を向けていく必要がある。すなわち姿勢の基本ともなる骨格の様相，各部筋肉の収縮などが，直立と二足歩行に関係する特徴をそなえていることである。

2）直立二足歩行に関係する人体の特徴

第１に，身体を支える本幹である脊柱は，四足動物のアーチ型とは異なり，頸椎と腰椎部で前彎し，胸椎と仙骨部で後彎して全体としてゆるいＳ字型となる。この彎曲は重い脳を支えるうえに意味がある。また獣では頭蓋に対して後向きについている大後頭孔が，頭蓋の下側に移動してきて，ヒトでは頭蓋の真下に下向きについている。これも直立がもたらした位置であり，頸椎の彎曲は頭部に平衡のとれたすわりを与えている。だがこの脊柱の彎曲もヒトが生まれながらにそなえているものではない。

ではいつ頃からつくられるのであろうか。胎児が母親の胎内にいるときには，脊柱全体が後方突の彎曲を有し，子宮の壁に適合するような姿である（A)。これが母体から娩出され，子宮壁による外からの抑圧からの解放により一変する。脊柱が伸び，股関節，膝関節も伸びてからだ全体が水平位となる。生後３～４か月して頭を持ち上げるようになると，頸椎には前方凸の彎曲がおこり，頸部の伸筋群（ES）の発達が著明となる（B)。這う時期になると腰部も持ち上げられるため腰部の伸筋群（ES）も，股関節の伸筋群（HE）も発達してきて，腰椎に前彎形成がおこる（C)。

そしてそれは，腰椎の前方から大腿骨についている腸腰筋（IP）の働きで一層強く前彎する。立ちはじめると，頸椎部と腰椎部の筋（ES）と股関節の伸筋（HE）がよく発達し，腹筋（F）は弛緩して，腰部を前方へつき出して歩く（D)。4～5歳の学齢前期から学齢期にかけて，腹筋の発達とともに，腰椎前彎が軽度となってくる（**図21**)。

また，ヒトの骨盤は上方に向かって広くなり，直立したときに内臓を支えるのに適している。四肢では，足の構造に注目したい。かかとの骨（踵骨）は，ヒト独得のものである。踵骨の上に足底の骨が密にならんで，前後左右のアーチを作る。この結果，地面につくのはかかとの骨と足の骨の先の部分だけとなり，かかとにかかる重心を，この骨のアーチをばねにしてつま先に移し，たくみに歩くことができるのである。このアーチも骨や筋肉の発達に伴ってできるのであり，生後3年くらいまでは扁平である。また足の位置も，歩行をはじめる前は回外しているが，立って自分の体重を支えるようになると，自然に中間位となってくるのである。

また，直立歩行が姿勢の基本であることを証明するものとして，椎間円板内圧の負荷[9]を指摘する人もいる。これは，臥位の場合は別として，座位や椅座位の方が，立位よりも内圧の負荷が大きいということからきている。

脊柱を垂直に保つためには，筋肉の働きも重要である。脊柱の前後に付着している筋肉は，長さも走行の方向もいろいろで，脊

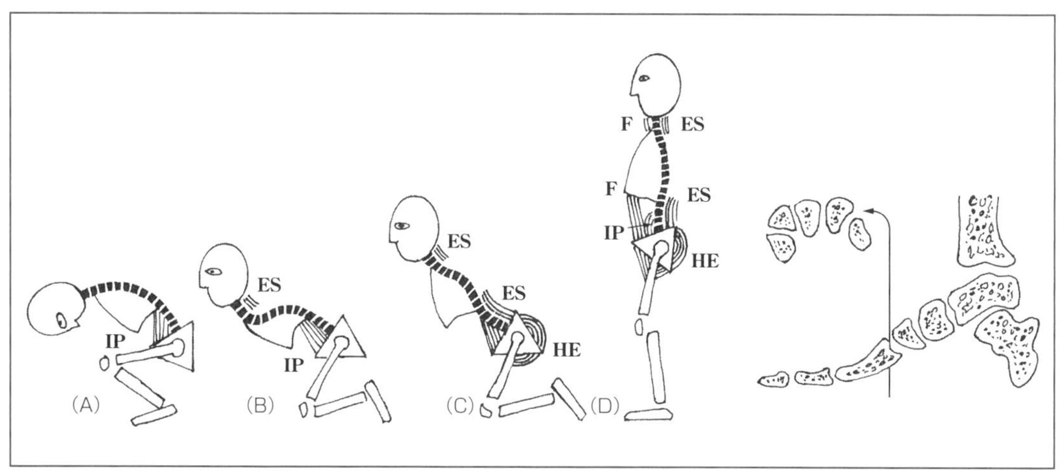

図21　人間の姿勢の発達（R. Cailliet「からだの科学No.52」より）[7]

図22　ヒトの土ふまずと足のアーチ（井尻「人体の矛盾」より）[8]

柱起立筋と称されている。また，脊柱の運動と保持のためには，さらに表層にある強大な背筋，腹筋，腰筋なども関係しており，これらの筋がおとろえれば，脊柱は張りを失って本来の形を維持できなくなるのである。

ヒトが直立歩行を獲得したことが，今日の人間存在に根源的意味のあったことは前述したが，二本足で立って歩く姿勢を維持するための機構は，生理的な弱点ともなっている[10),11)]。たとえば，脊柱の垂直方向の重力で，上下２つの彎曲のバネ構造や椎間円板により多少緩衝される。しかし，頭蓋という重いものを脊柱の上部に支えていることから急激に前後に振動を与えると，むちうち症候群のようなことがおこってくるし，背中を前屈した姿勢を習慣的に連続的にとり続けると，頸椎や腰椎に障害がおこってくる。

3）直立時のよい姿勢とは

臥位の場合でも，座位の場合でも，直立の姿勢が基本となることを頭に入れた上で，よい姿勢について考えてみよう。小学校低学年の教室にも見られるように「姿勢をよくしましょう」ということは，小さいときからうえつけられてきている。これは脊柱がたんに，体幹を支えるばかりでなく，脊髄の容器ともなっており，身体各所に影響をもたらすことの外，貧弱な姿勢は精神的な状態にも影響することから強調されるのである。ある腹部大手術をした患者が，はじめてベッドから離れ，１人歩きをしようとしたが，自信なく座わり込んでしまいそうになった。そのとき，１人の看護師が「背を伸ばして，大きく目をあけ，遠くを見るのよ」と声をかけてくれた。「背すじを伸ばして目を高くあげたとき全身に自信がみなぎったようだった」とその患者は語っている。身体の姿勢が精神面にも及ぶ一例である。

よい姿勢は，力学的合理性や作業能と大きな関連をもつ。よい姿勢の一般的な基準としては「力学的に安定し，長時間に及んでもあまり疲労しない姿勢」である[12)]。

基本的立位姿勢の理想的アライメント（alignment：配列）は，BrauneとFischerによって「正常姿勢」と名づけられた立位姿勢であり，頭部，体幹および下肢の重心が直線上に位置している[13)]。安静立位時に脊柱を後方から支えている筋群は，脊柱起立筋である。ただし，立位姿勢の保持には，胸腔と腹腔の内圧によ

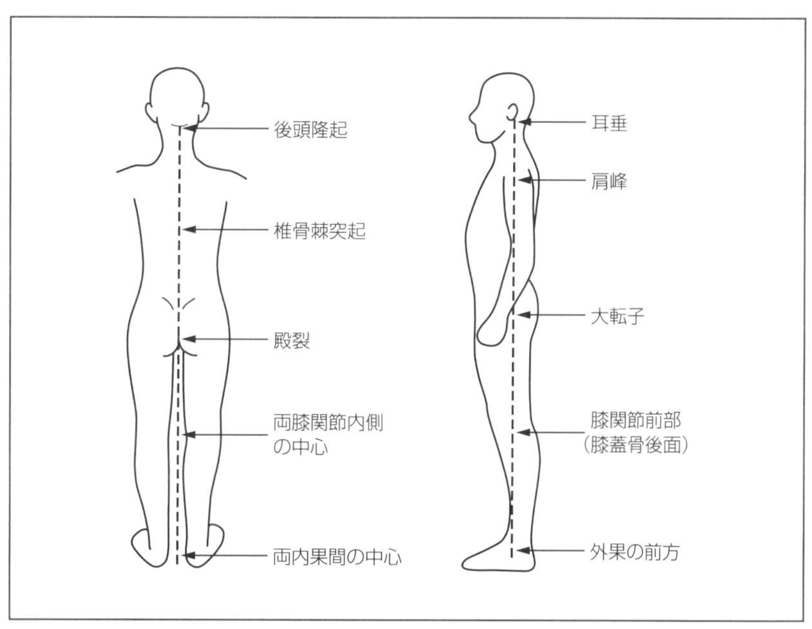

図23　基本的立位姿勢の理想的アライメント（中村ほか）[14)]

る前方からの脊柱の支持も重要な役割を果たしている。大腿部では，大体二頭筋および大腿四頭筋に非持続的な筋活動が生じている。下腿部では，腓腹筋やヒラメ筋の持続的活動がある。安静立位姿勢を保持するための抗重力筋のうち，頸部筋，脊柱起立筋，大体二頭筋およびヒラメ筋を「主要姿勢筋」と呼ぶ[14)]。

基本的立位姿勢では脊柱起立筋が優位であるが，楽な立位姿勢になると腹筋群の活動が増加する。軍隊式直立不動の姿勢を長時間にわたって保持すると，筋群の過緊張によって下肢筋群に循環障害がおこる。またエネルギー消費は楽な立位姿勢より約20%も増加する[15)]。

ヒトの直立姿勢についてくどいほど述べてきたが，それは後述する仰臥位，側臥位，腹臥位などとも関連があるからである。

2 運動と姿勢

1）生体リズムとしての運動

生体内部では，細胞，組織，器官がそれぞれ固有の生活リズムのもとに生命を維持している。すなわち，呼吸，循環，消化，分泌，排泄，代謝など，連続的な運動の継続による生活活動が行なわれている。そのリズムは活動と休養の２相性サイクルをもって成り立つといわれ，「一般的に活動は生体の分解的過程であり，休養は合成的過程であって，両者のいずれかが過度に進むか，または停滞すると，平衡がやぶれて正常機能を失う[16)]」ことになる。活動のなかには，身体的，精神的，あるいは感覚的な活動があるし，身体的活動１つとってみても，量的には重労働から静作業までいくつもの段階があり，質的には労働やスポーツ，日常生活動作など多岐におよんでいる。

ここで取り上げる運動は，いわゆる具体的運動――骨格，関節，筋肉の活動の合成としての――であるが，その場合でも，関節や筋肉のメカニズムの問題としてだけからこれをとらえることは正しくない。たとえば運動をしたときに，筋肉の代謝産物は，血液や組織液の中に入り込み，さらに必要な物質を筋肉内に取り込む。そのメカニズムは，呼吸，循環，栄養，代謝と無関係ではない。また，運動による精神機能について，情緒の安定，感情の純化，活動欲求の充足，気分転換，協調性，信頼性の涵養などがあげられている[17)]。

たとえば，「小さいときから活発でしかも大学生になってもスポーツ選手を続けているもののグループは，その反対のグループに比べて社会性が豊かなうえに精神的にも満たされている傾向が示された[18)]」という調査がある。さらに，トレーニングにより運動能力がたかまっていくことを考えれば，人体の適応の問題にも目を向けなければならないであろう。

つまり，強調したいことは，看護の場面でしばしば必要となる体位変換の技術にしても，単にある固定した姿勢から別の固定した姿勢への変換，移動というせまいとらえ方をするのではなく，以上のような生体固有の生活リズムの視点から，連続的に見ていくと同時に，身体機能の総合との関連でとらえていかなければならないだろう。

そして，患者の運動機能の回復を早め，日常生活行動の自立性が高まるように，患者の動作能力を最大に引き出すように援助することが必要である。

ところが，筋の種類や名称，個々の機能についての知識はあっても，また，それらが，所属の骨格にどのように付着して部分的な運動をするかがわかっていても，総合的な運動や移動，あるいは特定の姿勢がもたらす生理的な影響について健康を維持し，体力のパワーアップする上での記述はかなりあるが，病人の場合の記述はきわめて少ない。しかし，日常の看護実践の中でぶつかる患者の姿勢や運動・移動動作への援助に際して，それらの知識を統合した技術を適用しないわけにはいかない。したがって，これまでもしばしば述べてきたように，個々の看護場面での体験例の分析の必要に迫られるのである。

病人の援助をするにあたって，ともすると安静や休息の重要性に目が奪われ，運動の必要性を忘れたり，軽視しがちになるが，運動を中止する期間が長いと，それに伴う障害が種々おこってくる。身体的には，関節の拘縮や変形，筋の萎縮をはじめ，褥瘡や沈下性肺炎，尿路結石，循環不全などであり，精神的には，食思不振，無気力や意欲の喪失，精神的活動の低下などである。

不活発な生活や安静でおきる，全身のあらゆる器官・機能に生じる「心身機能」の低下を「廃用症候群」と呼ぶ。これは高齢者に特におこりやすく，いったん生じると回復が困難で，若い人の場合よりも質の高いリハビリテーションが必要となる[19)]。常時，かかわることのできる看護師がベッドサイドにおいて，廃用症候群の予防に寄与するためのケアを実施することが重要である。

2）運動と健康

体力は，身体的要素と精神的要素に大別されており，身体的にも精神的にも健全であってこそ体力があるといえる[20)]。身体的要素は，さらに防衛体力と行動体力に分けられるが，生理機能すべてが行動体力からみた運動であり，運動を行なうことは生理機能を賦活し，鍛錬することになる。そのため，健康を保持増進させるためには，定期的な運動が必要である。

波多野[21)]は，「成人を対象にして質問紙調査を実施し，体力についての自己評価によって“体力あり”群と“体力なし”群に分け，日常生活の諸相について調べた結果，“体力あり”群はスポーツ行動が活発なうえに健康上の悩みが少なく，社会的・精神的健康度がかなり高いことが証明された。また，別の中年グループについて調べてみると“体力あり”群は高校，大学における体育・スポーツ経験を高く評価し，全般的に積極的な人生態度が目立った」と述べている。

中高年における運動不参加ないし運動不足は，体力低下もさることながら生活習慣病と深く関わっている。糖尿病・脳卒中・心臓病・脂質異常症・高血圧・肥満などの生活習慣病の多くは，不健全な生活の積み重ねによる内臓脂肪型肥満が原因となって引き起こされる[22)]。適切な運動・身体活動は，生活習慣病の予防やストレスの解消に有効である。特に，日常生活における身体動作や歩行など，軽い活動の積み重ねが，健康の維持に大きな役割を果たすことが認識されている。

小野[24)]は，運動と健康の関係を，「骨格筋というものに生命維持作用がある」として，とくに，動きに関係のある緊張筋線維と相性筋線維の関係を次のように述べている。

「立位でいるときグラグラしないように身体を支えて安定を保っているのが緊張筋線維，走ったり歩いたりするときの主役になっているのが相性筋線維であり，大脳の細胞を賦活し栄養する情報の担い手となっているのが，この緊張筋線維である。つまり大脳の生理的な働きを維持していくためには，緊張筋線維が力を出しているときに送り出すさまざまな情報が必要で，この脳細胞と足の筋肉のなかの緊張筋線維との間には，線維が１本だめになれば脳細胞も１個だめになるといわれるほどの強い因果関係がある」。したがって，ねたきりの人に対して，看護師が「常にマッサージをしたり，さすったりしても本人が立たないかぎり，緊張筋線維はどんどん変性してしまう。逆にたとえばじっとしていても，立ってさえいたら，それが腰をかがめて中腰の姿勢であっても緊

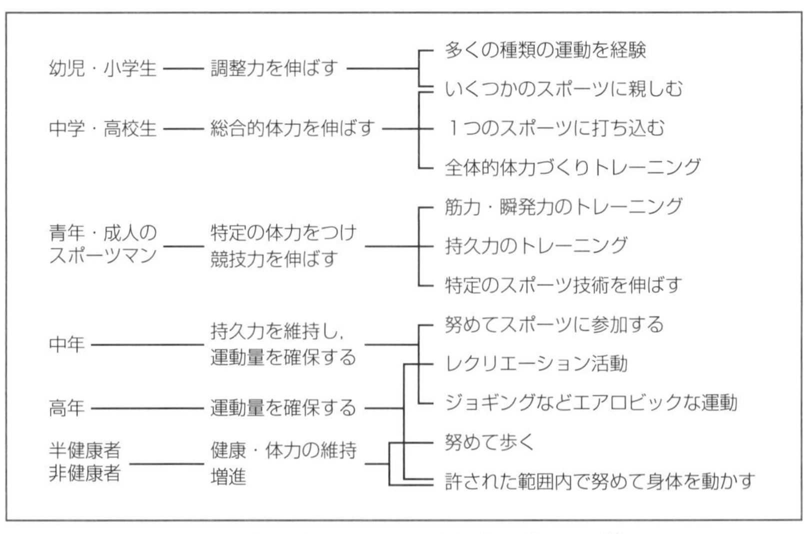

図24　各年代における運動実践のポイント[23)]

張筋線維はなんとか変性を起こさないですむ。同時に脳細胞も変性を起こすことなく生理的機能を維持できる。中腰の姿勢で１～２分じっとしていれば，それだけで運動はもう十分なんだということになる。これを必要最少運動量とよんでいる」という。

3）運動の基本となる姿勢の生理の理解

（1）起立姿勢における脊柱と筋群の動き

起立姿勢における脊柱は，常に重力に抗してバランスを保っているために，抗重力性の力が働く。脊柱は脊椎の機能的単位の集合体であり，一定のカーブを作ることは前に述べた通りである。脊椎の機能的単位は，脊椎——椎間板——脊椎[25]であり，これは前部と後部（**図25**）にわけられる。前部は椎体とその間の椎間板で構成され，荷重をうける支持性の部分であり，かつショックアブソーバーとしての構造である。後部は２個の椎間関節があり，この部分は非荷重性であり，脊椎運動の方向性を調節する。

椎間板は繊維輪にかこまれて髄核があり，髄核は若い正常なものでは80％が水分であって，上下を椎体，周囲を繊維輪でかこまれ密閉されている。したがってこの部分に圧力が加わると，パスカルの原理により，各方向に平等にその力が伝えられる。しかし老化とともに，繊維輪や髄核は弾力性を失うので椎間板の動きはなめらかではなくなる。

機能単位の後方部分は，椎弓，横突起，棘状突起および椎間関節で，いずれも筋の付着部となる。これらの筋の収縮と弾力性は，脊椎の運動，バランス等に働く。

脊柱は傍脊椎筋と胸腔および腹腔につつまれていて，胸腔内圧

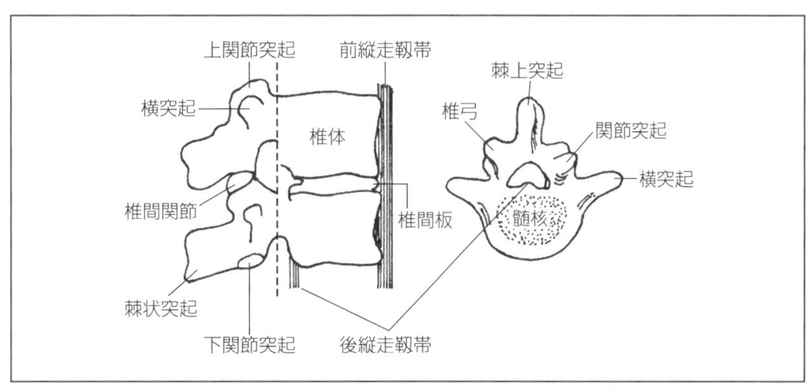

図25　脊椎の機能的単位[25]

や腹腔内圧が高まれば，脊柱保持につながる。すなわち，脊柱の力の強さは，傍脊椎筋の働きと，この胸腔・腹腔内圧の上昇によって強まるのである。胸腔内圧の上昇は，肋間筋，肩甲帯筋，横隔膜の収縮によって，また腹腔内圧の上昇は，腹筋および横隔膜の収縮によって惹起される。そして，胸腔内圧の上昇は下部胸椎にかかる力を50％弱め，腹腔内圧の上昇はL_5～S_1間の椎間板にかかる力を30％減少させるという。すなわち，脊柱を立位に支えるためには，多くの筋群の収縮が総合的に働いているのである。

(2) 血圧，脈拍数に及ぼす姿勢の影響

種々の姿勢が生理に及ぼす影響のなかでもっとも日常的に観察でき，しかも手軽に測定できるのが，血圧である。臥位の人を急に起こしたときに，一時的に不快な気分となったり，意識喪失するなど，しばしば体験する。これは，静水力学的圧力の差から，立位では体下部に血液が集中し，そのため心臓への還流血液量が減少するためである。そのため心臓から拍出される血液量が減少し，動脈の充実性が悪くなり，血圧が低下する。血圧が低下すれば，脳への血流量も減少して，上記のような症状を呈する。だがこのような状態も長くは続かず，せいぜい30～60秒でもとの状態に復する。正常な人では，血圧が下れば頸動脈洞，大動脈壁などの緊張が低下し，それが刺激となって，末梢の動脈，ことに腹部内臓領域の血管が収縮し，この部の血液を心臓に返して，血圧を上昇させる反射がおこる（体位血圧反射）。そして，血圧が再び上昇して臥位のときよりもやや低い値に安定する。

だが，疲労していたり長期間臥床している患者，病後間もない

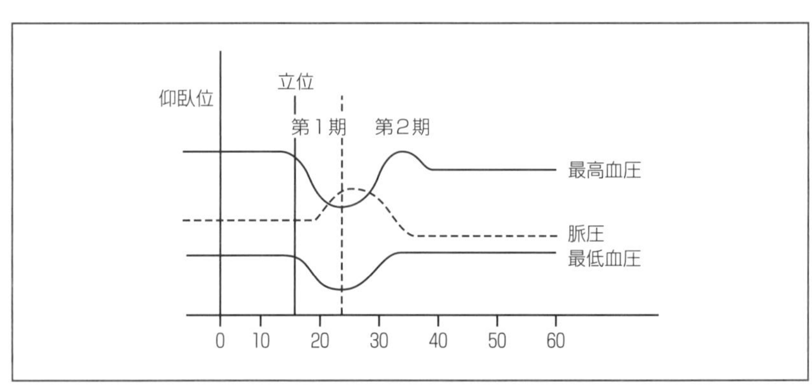

図26　立位における血圧，脈拍数の変化[26)]

注：体位血圧反射の過程を２期にわけ，最高血圧の下降する時期を第１期とし，血圧の回復してくる時期を第２期と表現することもある

表12　側臥位における体機能の変化[27)]

体機能	上側	下側
発汗	増加	減少
体温	上昇	低下
鼻の粘膜	縮小	腫脹
血圧	上昇	下降
唾液	増加	減少
腎の尿生成量	増加	減少

人では，腹部内臓血管の緊張がおとろえているために，この体位血圧反射がスムーズに行なわれず，急に座位や立位をとらせることによって脳貧血症状をおこすのである。長期臥床患者の急激な体位変換が，ショックや死を招く危険があるのは，このためであり，体位変換の安全性を考慮する上からつねに意識しなければならない。立位における血圧，脈拍数の変化は**図26**の通りであり，血圧の降下と脈拍の増加が一致するが，血圧の回復に伴って臥位時よりも徐脈の傾向となる。

脈拍数を単純に循環機能の指標とすることは危険であるが，体位変換時の1つの目安としてその変動の要因を知っていることは大切であり，安全性の最低基準としても必要であろう。脈拍数は臥位＜座位＜立位の順で増加することはよく知られているが，その変動が循環機能に関係がありとする報告もある。たとえば，循環機能の良好な人では臥位と立位の脈拍数の差が少なく，立位で脈拍数の少ない人は，臥位となってもほとんど変化しなかったという。また反対に，立位で脈拍数の多い人は臥位の脈拍数が大きく減少したという。運動で身体をきたえた人，とくに循環系器官を駆使するスポーツ選手は，安静時脈拍数が少なく，臥位と立位の脈拍数の差も少ない。体位変換時の脈拍の観察の重要性は，このような点からもいえることであり，とくに，循環系の障害をもつ患者の体位の変換に際して脈拍数の変動には細心の注意を払わなければならない。

また，脈拍数の変動は情緒と無関係ではなく，むしろ不安や緊張，興奮などの方が姿勢の変化によるものよりも数が増すことも知る必要がある。体位変換が疼痛を増強するのではないか，病状を悪化するのではないか，と心配する患者や，看護師の手技そのものに不安を感じている人は，姿勢の変化による脈拍数の変動の上に，このような要因が加わっていることを見るべきであろう。

(3) 循環血液量に及ぼす姿勢の影響

心臓病患者が好んで起座姿勢をとる理由として，循環血液量の問題がある。立位では，静水力学的圧力の差から血液が体下部に集まり，心臓への還流血液量が減少することは前述したが，静水力学的圧力の上昇した部分の毛細管からは，血液の蛋白以外の成分（水やその他の物質）が組織内に出ていく。この立位から臥位にもどったとき，血管外に出ていた液体は血管内にもどり，体下部に集まっていた血液が心臓に還流されていく。臥位では心室自体も最大の大きさとなるので，拍出量も増えて，心臓の負担が大となる。したがって，心臓疾患のある患者の場合，心臓の余力が減少しているために，肺循環で心臓に還流する血液が肺にたまって，肺の呼吸面積が少なくなり，呼吸困難を呈するのである。したがって起座位をとることによって，心臓への血液還流量を減少させ肺うっ血を取りのぞく。このことはまた，肝疾患や腎疾患における臥床安静の根拠ともなる。すなわち，立位によって，心臓への血液還流量増加をはかるための腹部内臓の細動脈や毛細血管の反射的な収縮は，腹部諸臓器の血流量を低下させるので，これを防ぐために臥位をとらせ，血流量を増加させてそれぞれ病変のある臓器へ酸素の供給をはかる目的をもっている。

肺容量に及ぼす体位の影響については，呼吸の援助（第２部第１章　安楽な呼吸を助ける）のところでふれたのでここでは省略する。

(4) 圧反射と姿勢

姿勢の援助に際して，圧反射という現象により，圧を加えられた側の諸機能が低下することを知っておいた方がよい。これは，半側発汗現象から考察されたものである。幼児が母の乳房に吸いついているとき，母の肌と触れた部分の発汗はなくとも，上になった方の顔や頬が汗ばんでいるとか仰臥位の場合，左右両側とも発汗しているのに，側臥位をとらせると，上側の身体半分が汗をかくという現象である。

これは，皮膚圧迫による神経反射現象で，この反応をおこす皮膚の敏感度は，部位により著しい相違があり，腋窩と胸部側面一帯がもっとも鋭敏で，ここから遠ざかるに従って鈍くなるという。この原理を応用すれば，夏の暑いときの過ごし方を考える上で役に立つ。また，体温測定にあたって，側臥位の場合に上側の腋窩で高くなることも知る必要があろう。唾液分泌，尿生成も同様のことがいえる。

4）日常生活動作の合理

日常生活動作は，ある姿勢から姿勢への動的変化の連続によって行なわれている。ある仕事の目的に応じて，立位をとったり座位をとったり，あるいは両上下肢をさまざまな角度や方向に伸展したり屈曲させたりする動作をする。これらの動作が種々の法則性に適ったものであれば，疲労は最小で，しかも効率的な作業が達成できるのであるが，職業や生活様式によって，特定の姿勢を維持し続けなければならないときには，さまざまの問題が生じてくる。たとえば筋肉や椎間板に異常な刺激を加えるような姿勢では，筋肉は疲労して痛みを生じ，椎間板の周辺に機械的な刺激を生じて疼痛や運動制限をもたらすようになる。

したがって，合理的な筋や関節の使い方や動かし方についての知識をもって，障害を未然に防ぐことは，産業能率の点からも注目されているが，看護師としては，人びとの健康を守るという立場から考えていかなければならない。だが，前にも述べたように，日常生活動作を身体の部分の働きとして見たり，筋肉や関節だけの問題としてとらえられないところにむずかしさがある。すなわち，筋肉の働きを理解する場合でも筋の神経制御，栄養物を供給する血管，栄養物を分解して必要エネルギーを生産する方法，筋肉中の化学分解産物のゆくえなど，身体内のさまざまなはたらきを知らなければならない。さらにこれらのはたらきがシステムとして筋を動かすが，それらのシステムが単独に働くのではなく，他のいくつかのシステムの働きと相互に関連性をもちながら全体的な働きとなるのである。

人間の日常動作や作業動作については，さまざまな分析がみられている。たとえば人間工学は人間の安全・健康，快適性やパフォーマンスをよくするために，人間と機械（システム）との調和を考える学問である[28)]が，看護技術や看護業務の改善や，福祉用具などにも活用されている。ボディメカニクスとは人間工学用語で「身体の骨格・筋・内臓等の各系統間の力学的相互関係」を意味する[29)]。介助する看護師の身体的負担を減らすための，効率的な対象の動かし方として推奨されてきたが，力学が基盤であるため人間の感覚や心理は考慮されていない。看護の対象は荷物ではなく，動きを引き出すことが可能な人間である。人間の動きや心理を考慮し，コミュニケートしながら動きを支援するような援助は，無理がなく安楽で安全だといえる。

急速な高齢化に伴い，疾病構造が変化し生活習慣病等の慢性疾患が増加しており，早期から自立支援に向けた援助が急務である。その中で，動きを障害された人の動きを引き出し，支援するキネステティクが日本に紹介され，広がりをみせている。

キネステティクという言葉は「動きの感覚の学習」という意味である[30)]。看護師が，キネステティクを通して感覚と動きの能力を伸ばし，相手に余計な力を使わずに動ける方法を伝えることで，相手はセルフコントロールを維持または取り戻すことができる。キネステティクの概念には，①インタラクション（interaction：相互作用），②機能解剖，③人の動き，④人の機能，⑤力，⑥環境の6つがある。

①インタラクション：相手と看護師が共通の目標に到達するように，ある行為により関係を持つこと，情報を交換することを意味する。看護を効果的に行なうための大前提は，はっきりとした間違えようのないインタラクションをすることである。

②機能解剖：人の肉体について，自分で経験して得た知識が相手の動きの能力の発展を支援し，基本的な日常の活動を助けるための基礎となる。基本的な援助のときに運動器官がどう動くかについて詳しく知ることが，自分にも相手にも役立つ。

③人の動き：動くことは全ての内臓機能の最も基本的な条件であり，臥位，座位，立位，歩行，行動などの活動が人の自立した生活を可能にしている。人は動きによって環境と関係を持ち，環境を変化させている。

④人の機能：体位の保持，体位の変換，移動は人の基本的機能であり，複雑な機能の基礎である。滑らかで流れるような動きは，仰臥位から肘をついた腹臥位，胡座，四つん這い，片膝立ち，片足立ち，両足立ちへとつぎつぎに動きが伝わる。

⑤力：ただの物理的な「力」ではなく，「動きに伴って人間が出す力」である。「力」は扇の要のようなものであり，インタラクションのいろいろな要素をつなぐ。

⑥環境：環境を人とその活動に合わせることで，「人の機能」と学習能力が飛躍的に改善する。

5）運動と休養に関する指標

生体内部には，それぞれに固有な活動と休養のリズムがあることは前述したが，そのリズムも2種類ある。すなわち，短時間のスケールで考えるものと，長期のスケールで考えるものとである。前者はスポーツトレーニングのように，1日数時間とか数日間にわたる一連の運動で，通常一夜の休養や睡眠により，もとの状態に復することがたてまえとなる。後者は永続的な職業生活に関する活動で，長期にわたって作業を続けることのできるような活動と休養のリズムである。

運動はすべて，強さ，速さ，持続時間の3要素をもっている。一方，休養は運動によって正常なバランスを失った条件，たとえばエネルギー源の欠乏，不用代謝物質の増量，蓄積などを復元する過程である。そして，運動，休養ともにそれぞれの指標をもっている。その指標とは，エネルギー代謝，代謝当量，生体機能にもとづくものなどである。

(1) エネルギー代謝率（relative metabolic rate：RMR）

エネルギー代謝率は，さまざまな身体活動やスポーツの身体活動強度を示すものであり，活動に必要としたエネルギー量が基礎代謝量の何倍にあたるかによって活動強度の指標としている。

RMR＝(活動時のエネルギー消費量－安静時のエネルギー消費量)／基礎代謝量
＝活動代謝量／基礎代謝量

エネルギー代謝率は，体格，性別，年齢が考慮されている基礎代謝量を基準としていることから，体格，性別，年齢に関係なく強度を利用することができる。

表13　日常生活作業のエネルギー代謝率（RMR）[31)]

作　業	RMR	作　業	RMR
読　　書	0.1	掃きそうじ	2.5～3.0
裁　　縫	0.3	そうじ（棒ぞうきん）	3.5
身 支 度	0.4	ふとん上げ	4.3
食　　事	0.4	ふとん敷き	5.3
電気ミシン	0.6	歩　行　60m/min	1.8
入　　浴	0.7	歩　行　80m/min	2.8
アイロンかけ	0.9	歩　行　100m/min	4.7
タイプライター	1.4	子供を抱く	0.4
炊　　事	1.5	子供を抱いて歩く	2.1
洗　　濯	1.4～1.5		

(2) 代謝当量（metabolic equivalent：MET）

さまざまな身体活動時のエネルギー消費量が，安静時エネルギー消費量の何倍にあたるかを指数化したものをMETといい，アメリカで広く使われてきたが，最近では，わが国でも運動処方の場合に利用されることが多くなった。安静状態を維持するために必要な酸素量（酸素必要量）を性別や体重に関わらず3.5mL/kg/分を１単位とした。METとRMRには以下のような関係が成り立つ。

RMR＝1.2×(MET－1)

(3) 脈拍，血圧，体温，呼吸数の変化による指標

これらの指標は，通常私たちが看護ケアの場面でしばしば観察し得るものであり，患者は安静な時期（心身ともに落ち着いた状態のとき）の数値を基準として，その変動を異常の徴候として受けとめることは経験的に行なわれていることである。最近，看護の領域でも，個々の生活行動がどの程度の負荷となっているかについての研究が散見されるようになった。

南沢ら[32)]は患者のベッドを中心とした一連の体位について調べ，心拍数とエネルギー消費量との間に相関を認め，負荷量の尺度としての心拍数の有用性について述べている。

藤江ら[33)]は，患者を床上生活から日常生活へ復帰させる回復期を想定し，25～39歳の健康な成人女子10名を対象に，心拍数とエネルギー消費量の関係を知る目的で実験を行なっている。すなわち,「心拍数は，立位時11.05拍増（1.17倍），歩行時16.02拍増（1.25倍），踏み台昇降時29.14拍増（1.43倍）となった。

次に，エネルギー消費量の労作毎の変化を比で比較すると，安静仰臥位を１とした場合，立位時1.15倍，歩行時1.98倍，踏み台昇降時2.97倍となった。

各労作での特徴は，安静仰臥位と立位の間で，心拍数が著しく増加したのに比べて，エネルギー消費量の変化はさほどみられない。また立位と歩行の間では，心拍数の増加はわずかであるのに比べ，エネルギー消費量は安静時の約２倍に達する増加である。歩行から踏み台昇降の間では，両者ともに著しい増加がみられた」という。そして,「心拍数とエネルギー消費量の両者の間に $r=0.758$ という相関を得た」と報告している。

こうした研究を積み上げていけば，従来から経験的に判断を下

していた患者の活動レベルを，科学的なうらづけのもとで判定することが可能となろう。

ただ脈拍数や血圧値は，動作以外の複雑な因子が影響するので，数値のみを見て単純にその動作の負荷を判断することはさけなければならない。また，静作業時には，長時間にわたって脈拍数も少ないし，カロリーの消費量やRMRも小であるが，それにもかかわらず静作業の負担は自覚的には高い。これと同じように，終日ベッド上に休んでいて，諸動作をあまりしない人の場合，脈拍や血圧の変動が少なくても，精神的な疲労や不安を自覚していることも多いので，一概にこれらの数値のみを用いるべきではない

表14　生活行動別心拍数とその増加率[34)]

行動内容		平均心拍数	増加率	順位
臥位	早朝排尿後に臥位安静	55.2	0	0
	寝返りを含む臥床安静	57.6	4	1
	仰臥位で腕を立てて本を読む	63.2	15	3
座位	半座位で休息する	61.8	12	2
	椅子座で新聞を読む	64.4	17	4
	座って身支度（２分間）	66.5	20	5
	ソファに腰かけテレビを受け身でみる	67.0	21	6
	洋式便座で排尿・排便	69.4	26	8
	ソファに腰かけ熱中してテレビをみる	72.4	31	10
	椅子座でコーヒーを入れ飲む	73.0	32	11
	椅子座で食事をとる	75.0	36	12
	正座で化粧する	77.4	40	14
	正座で整髪する	78.2	42	16
立位	立位で休息する	67.4	22	7
	室内歩行する	70.0	27	9
	ゆっくり散歩する	77.8	41	15
	戸外の歩行	79.6	44	18
	歯みがき・洗顔する	80.2	45	19
	１分間で14段の階段を降りる	81.5	48	21
	立位で身支度（３分間）	84.0	52	23
	１分間で14段の階段を昇る	84.5	53	25
立位（家事）	ふとんを静かにたたむ（２分間）	76.5	39	13
	炊事する	78.6	42	17
	すりおろしの料理をする	80.8	46	20
	掃除機を使う・整頓する	83.2	51	22
	食後の片づけ	84.0	52	24
	手もみでふきんを洗う	84.6	53	26
	洗濯機にバケツで水を汲み入れ洗う	85.4	55	27
	ふとんをあげる（３分間）	94.7	72	28
	レンジをこする	102.8	86	29

注：45歳のある女性の１日のデータである。増加率は臥床安静時を０とした場合である

ことも承知しておきたい。

だがそれらのことを考慮しつつもなお，手軽に測定できる脈拍，血圧，体温，呼吸数を指標にした観察は重要である。毎日のケアの中で，患者の移動動作，歩行，排泄，食事，清拭，入浴などの前後の変動を正しく観察記録し，疾患や症状の程度を示す他の検査値や，患者の疲労感や訴えなどとの関連を追求してみなければならない。それにより，現在，曖昧なままに決められている安静度を考える資料ともなろう。その意味からも近田らの実測データ（**表14**）[34] による，生活行動別心拍数とその増加率は参考になる資料である。

同時に，安静をとり続けていた患者や，早期離床の患者，リハビリ中の患者らのさまざまな事例を分析することにより，運動の限界や許容量，安静の必要性や害などについての考察ができるはずである。

3 患者の安楽と姿勢

1）臥位について

直立位がヒトを人間たらしめ，姿勢の基本として理解すべきであることは前述した通りである。だが，直立位は活動上有意義ではあるが，休養という面からは合理的な姿勢ではない。直立姿勢を保つためには，抗重力筋をはじめ多数の筋群の緊張が必要である。筋の緊張があれば，筋紡錘が興奮し，インパルス（興奮によって伝わる電気的変化）が発生して大脳皮質の興奮を高めることになる。脳の休養には，骨格筋の弛緩がきわめて重要であり，かつ有効であることを見れば，姿勢による筋の緊張量を少なくすることが休養にもつながることがわかる。したがって，健康人であっても疲労回復のために無為安静に過ごしたり，横臥したりするのである。

すなわち臥位の姿勢は，体重を支える面が広いので，重力に対する筋の緊張がもっとも少なく，そのため筋の消費するエネルギー量をも節約できる。また，インパルスが上行する頻度も少なく，休養には適している。姿勢による重力の作用量は**図27**の如くであり，したがってインパルスの発生量にも影響する結果，姿勢は意識の覚醒度を支配するのである[35]。

病人では，安静の必要から臥位をとる場合と，全身の衰弱や，消耗のため，筋緊張が弱まって臥位をとらざるを得ない場合とがある。また，腹部に激痛があるときなど，腹筋の緊張をさけ疼痛をやわらげるために，すすんで臥位をとるのである。だが，臥位が直立位より楽であるとはいっても，その姿勢を継続することは決して安楽ではない。また，生理的にはエネルギー消費量が少なくても，行動制限による苦痛や精神的不安を考慮しないと，臥位そのものの効果は半減することになる。

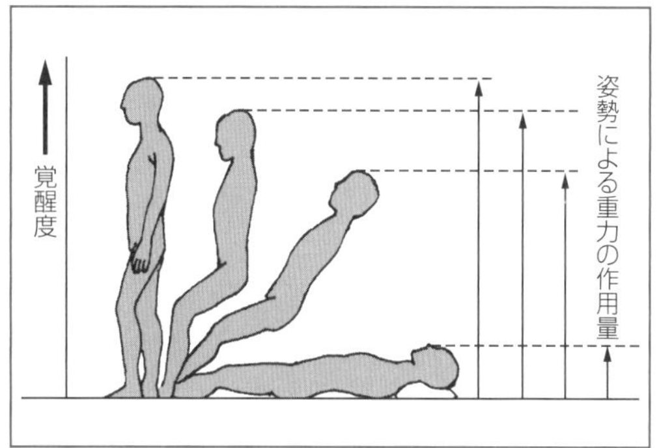

図27　姿勢と覚醒度[35)]

(1) 仰臥位

休息や睡眠時にもっともよくとられる姿勢として仰臥位がある。仰臥位は，頭の位置によって全身が影響を受けやすく，また，腹部の安定筋（内腹斜筋，腹横筋）は骨から骨に付着していないため，左右がアンバランスになると腹部の安定筋は十分に機能できなくなる[36)]。その状態で頭や下肢を空間に動かすと，胸郭や骨盤が回転し，動かせば動かすほど頸部や股関節前面の筋は短縮した状態で活動することになるため，筋緊張が高くなってしまう[37)]。こういった状態が長時間継続すると関節拘縮がすすみ，呼吸も浅くなる。そのため，正常なアライメントが維持できるよう体格にあわせた枕の高さ，脊柱の彎曲に沿って，ある程度凹凸可能なマットレスの硬さ，柔らかさがポイントとなる。体格に合わせて枕やクッションを用いて体圧を分散させることが必要である。たとえば，特に痩せている人の場合は，腰部の彎曲部に小枕をはさんだり，膝の屈曲部に枕やクッションを入れるなどして体圧を分散させる工夫をする。仰臥位時では，仙骨部に体重の約44％が集中し[38)]，褥瘡の頻発部位である。その他，後頭部，肘頭部，肩甲骨部，踵骨部にも体圧が集中するため，褥瘡の予防に努める必要がある。

氏家らは，カーボン紙を用いて種々の姿勢の体位跡の分布の研究を行なっているが，それによると，「仰臥位の場合には，脊柱部，頸部，膝関節部をのぞき，全身に体圧跡がみられ，なかでも肩甲骨内縁の部分と踵の部分に圧迫がもっともいちじるしい[39]」という。このことは，仰臥位の安楽をはかる上でも，褥瘡の予防や体位変換の援助をはかる上でも重要な示唆を提示するものである。

また，水平仰臥位は術後の体位の基本でもある。注意しなければならないことは，舌根沈下による気道閉塞や誤飲である。それを予防するため，枕をはずし，頭部は横に向けることが必要である。気管チューブ挿入中も枕はしない方が吸引が容易にできる。しかし，心不全や呼吸困難のある場合は，水平仰臥位ではかえって肺うっ血をおこし，症状を悪化させる。脳の静脈還流は，頭部を挙上したときより悪い。

(2) 側臥位

臥位における体位変換は，仰臥位と左右の側臥位を交互に行なうのが一般的であるが，臥位のまま食事をしたり，いずれかの体側の疼痛を防御したり，術部の位置などによって側臥位がとられる。また片麻痺のある患者の場合は，利き手を上にした側臥位を好むことも知られている。また，周囲の環境が側臥位の方向を決定するという，興味深い観察も行なわれている。それは次のようなことである。

「４人部屋の左側に寝ている患者を，右側に寝ている患者のベッドと変えてみたのです。そうすると，左側臥位でないと眠れないといっていた人が，右側のベッドに変わったら，いつの間にか右側臥位になっていることを発見したのです。それは，暗い方を向

表15　左右の側臥の比較[40]

左側が下方の場合	右側が下方の場合
1．心臓が下部にきて圧迫される。 2．左上肢血圧のほうが右上肢血圧より高いので，それだけ軀幹の圧迫に耐えることができる。 3．利手が一般には右上肢である場合が多く，その場合は右上肢の筋力のほうが高いので右上肢が自由であり有利。 4．利手のほうが巧緻性も一般には高いので，細かい仕事は利手である右手のほうがしやすい。 5．呼吸量が大きい（右側肺が自由であるため）。	1．肝臓が下方にきて圧迫される。 2．右上肢の血圧は左上肢の血圧よりも低いので，それだけ軀幹の圧迫に耐えることができない。 3．利手が一般には右上肢である場合が多く，その場合には右上肢の筋力のほうが高いので，不利である。 4．利手でない左手は巧緻性が一般には低いので，細かい仕事はしにくい。 5．呼吸量が小さい（心臓部だけ肺の容積が小さい）。

いて寝るとか，人のいない方を向いて寝るとか，外の方を向いて寝るということで，環境に関係があるのではないかということを感じて，治療体位と結びつけたわけです。治療上必要な体位を長時間持続させるときは，そういうことを配慮するというように[41]」。

また，内臓の機能は解剖学的位置によって必ずしも左右対称ではないので，左右の側臥の違いを知っておくことも必要である。

しかし，左右の側臥の選択は習慣にもよるので，必ずしも一致はしていない。

側臥位では，下側上下肢への圧迫が不快になりやすく，頭部と上側上下肢の保持する位置の難しさがある[42]。また，耳介部，肩峰突起部，肋骨部，腸骨部，大転子部，膝関節果部，踵骨部，外果部，内果部に体圧が集中するため，褥瘡の予防に努める。枕やクッションを使用して接触面積（基底面積）をできるだけ広くし，除圧・分散効果最大に引き出すこと，安定性のよい体位をめざすことが原則となる[43]。

前記した氏家らの研究では，側臥位の体圧跡がもっともあらわれたのは胸部であったとして，心臓などへの負担を配慮した，安楽な側臥位の研究の必要性を述べている。

自分で側臥位を保ちにくい患者の場合には，これまでも枕や毛布を使って背部を支えるなどの工夫がされてきたが，安定した姿勢で，しかも，胸郭などの圧迫を最小にするためにはどうすればよいか，ポイントをおさえた確かな技術の適用が望まれる。

（3）腹臥位の効用

腹臥位は，臨床ではあまり積極的にとられない体位であるが，生理的にもっとも落ち着く肢位といわれている[44]。腹臥位の臨床的知見としては，呼吸機能の改善（排痰，換気量の増大など），関節・筋の機能改善（関節拘縮の改善，筋緊張低下など），排便機能の改善（便秘の改善など），排尿機能の改善（残尿の流出など），精神機能の改善（発語，意欲の向上など），褥瘡の改善，摂食機能の改善（筋緊張低下による頸部後屈の改善）などが挙げられている。特に関節・筋機能の改善は，姿勢の保持や運動に大きく関係する。冨田[45]は，腹臥位は腹部の安定筋を抗重力位で積極的に使う唯一の姿勢であり，筋緊張のバランスを整え，呼吸の問題を改善できると述べている。

高齢の場合や心身に障害がある場合には，無理をせず半腹臥位から実施していく。体位変換の時は，声をかけながらゆっくりと行なう。できるだけ相手の動きを引き出しながら介助することを意識し，片麻痺の場合には，健側の上肢を身体側面に密着させて手を殿部に挟み込み，患側が上になるように体位変換する。

体位変換後は,挟み込んだ健側上肢を肩からゆっくり引き出し,姿勢を整える。頸部の反り返りがないよう頭部の枕が高すぎないこと，胸腹部の圧迫感や肩関節の外旋および腰部の反り返りがないようクッション等で調節する[46]。また，相手に合わせて下腿部とマットの間の隙間をクッション等で埋めたり，上下肢にクッション等を用いて体圧を分散させる。

2）臥位時の安楽をはかるために

(1) 筋肉の弛緩をはかる

筋の弛緩は休養の前提として欠かせないものであることは前述した。そこで，臥床患者が，臥床の生理的メリットを十分に活かせるようにするため,全身の筋の弛緩をはかるための援助を行なう。

圧力の除去と筋緊張の緩和，適切な肢位の保持を目的として行なう援助技術をポジショニング（positioning）といい，圧迫管理・緊張緩和・不良肢位の回避が重要である[47]。ふだんの臥位姿勢が心地よい状態であれば，筋の弛緩が図られ，結果的に拘縮や褥瘡の予防や改善につながる。

さらに，マッサージやタクティールケアを行なったり，保温に配慮し,身体的なくつろぎや安らぎをもたらすような手段（入浴,清拭，バックケア，足浴など）を行使し，精神的ななぐさめをもたらすよう働きかける。また，積極的な筋の弛緩をはかるためには，リラクセーションの技術がある[48]。これは，随意筋を意志的に，高度に弛緩させるのである。これができるようになるためには，筋感覚を意識することから始まる。すなわち筋を緊張させたり弛緩させたりして，そのときの感覚を体験することにより，筋緊張を取りのぞくことが可能となるのである。この場合も事前に入浴をしたり，マッサージなどを行なって，筋の血流を十分に保つことが望ましい。このような筋の弛緩により，精神的弛緩も得られるという。

(2) 体位変換

どんなに良い姿勢でも，また一時的には安楽であると感じられるような姿勢でも，１つの姿勢を固定したまま長時間続けることは苦痛につながるものである。また単に苦痛であるばかりでなく，体液は身体の下部に移動し軽い浮腫状を呈し，循環を阻害する。そこへ自身の体重による圧迫が加わり，種々の障害を惹起する。その障害は，褥瘡のような局所的な変化のみならず，各種身体機能の変調をおこすのである。

臥床安静の害は，生活不活発病といわれる廃用症候群を引き起こす。自分で動けない人の場合，動きの支援が足りなかったために生じるといえる。動きの支援として，体位変換は重要である。

体位変換には大きく２つの種類があり，仰臥位，30度側臥位，側臥位などの他の体位へ変えていくことを「大きな体位変換」という[49]。

一方，自分では十分に動けない人でも，その人が持っている動きや関節の可動性を最大限に利用して，重さのかかる箇所を少しずつ移していくことを「小さな体位変換」と呼ぶ[50]。「小さな体位変換」は，がんの終末期などで痛みが強い場合や，夜熟睡している場合などに利用できる。現在行なわれている２時間ごとの「大きな体位変換」に「小さな体位変換」を加えることで，患者の安楽性と安全性（生理的な機能の低下や褥瘡の予防）につながる。

「大きな体位変換」では，自分がふだん，どのように体位変換をしているかを理解しておくことが重要である。体位変換は動きの支援である。はじめは全介助であったとしても，介助を受けているうちに徐々に自分の動作として獲得し，介助量が減っていくように援助していく。したがって，自立している人間が行なわないような動作の介助は極力避けるべきである。

仰臥位から側臥位への援助では，対象に声をかけながら，対象が両膝を立てた状態で，骨盤と肩甲骨を順番に，尺取虫のように動かしながら水平移動するように介助する。ベッドの片側に寄ったら，向く側と反対の膝を立て，股関節を伸展させながらゆっくりと骨盤を回転させ，胸郭，頭の順で回転をサポートしていき，体位を整え終了である。膝を立てるのが困難な場合は，向く側の下肢が下になるように下肢をクロスさせ，頭，胸郭，骨盤の順で回転をサポートしていく。

(3) 関節可動域訓練（他動運動）

患者がまったく動けないときの他動運動は，関節の運動可能範囲が正常に保持され，血栓形成予防の上からも重要な援助である。各関節には正常可動域がある。１日に少なくとも１回，全四肢を各関節の可動範囲いっぱいに動かす。体位変換時には，上の方の上下肢の運動をすれば，交互に全四肢の運動をすることになる。この際，注意深く，関節を無理に曲げたりしないようにしなければならない。

患者の身体的状態，病気の経過，年齢などにより可動域は異なるので，個別的な配慮のもとで訓練を行なう。脳血栓や脳出血後遺症の訓練はもとより，自分で身体を動かすことのできない患者に対して，患者の状態が許す限り実施すべきである。

脳卒中・片麻痺の患者に対する可動域訓練について，二木[51)]は次のような９原則を述べている。

◉関節可動域訓練（他動運動）の９原則

①発作直後，ないし２～３日目から多少意識障害があっても行なう。
②必ず患者を背臥位にして行なう。
③必ず両側に行なう。
　――まず健側にしてみせて安心させる。
④１つの関節の運動を行なう際に，近位の関節の固定をしっかりと行なう。
⑤痛みの起こらぬ範囲で行なう。
　――“痛かったらいって下さい”といっておいて，痛みをおこす直前でやめる。
　――弛緩期には，肩は関節可動域の半分ぐらいでやめる。
⑥１つの動作に少なくとも３～５秒かけてゆっくり行なう。
⑦各運動をそれぞれ３～５回ずつ行なう。
　――変形の起こりやすい関節の運動は，それ以上に入念に行なう。
⑧発病初期には，各運動を１日２回，全部一通り行なう。後になれば１日１回でよい。
⑨痛みの起こる部位には，開始前に温湿布を行なう。
　――温度覚が低下している場合は，やけどをさせないように注意する。

◉関節可動域訓練の項目

上肢	下肢
1．肩……屈曲（前方挙上）	1．股……屈曲・伸展
外転（側方挙上）	内旋・外旋
水平内転・水平外転	内転・外転
内旋・外旋	膝伸展位での股屈曲
2．肘……屈曲・伸展	2．膝……屈曲・伸展
3．前腕…回内・回外	3．足……背屈・底屈
4．手首…屈曲・伸展	内反・外反
5．手指…母指―開排・分回し	4．足趾…屈曲・伸展
２～５指―中手指関節の屈曲	

(4) 関節拘縮・変形の予防

動きが少なくなると筋は萎縮し，関節は拘縮や強直をおこす。関節拘縮をおこすと姿勢に制限が出てくるとともに，特定の関節周囲の組織に持続的に負荷を加えることにつながる[52]。筋萎縮を防ぐための最大の方法は，離床し，抗重力活動を行なうことであるが，さまざまな制約によって離床ができないこともあるので，自動・他動運動とともに，ポジショニングで筋緊張の緩和に努めることが重要になってくる。

他動運動を行なう場合には，皮膚や筋などの組織の伸張状態やずれ・摩擦に注意を払うことは当然であり，関節に無理な力が加わり，脱臼や骨折などの悪影響をもたらさないように注意を払うことが必要である[53]。

これまでは，尖足予防として板やクッションなどを使って足関節を底屈させないようにしてきたが，この方法だと股関節と膝関節も固定してしまうことになり，ますます動けない状況をつくってしまう。尖足は，動きの支援不足によって，足関節を底屈させる腓腹筋，ヒラメ筋，後脛骨筋が萎縮しておこるため，足関節を背屈・底屈させる動きを支援することのほうが効果を期待できる。「小さな体位変換」の１つとして取り入れると無理なく実施できる。

3）座位について

社会の高齢化に伴い，1989年に策定された「高齢者保健福祉推進10ケ年戦略（ゴールドプラン）」の施策の１つとして，健康管理と寝たきり防止のための10項目「寝たきりゼロへの10カ条」が推進されてきた。これにより寝たきり状態の高齢者が減り，日中，車いすで過ごす高齢者が増加した。座位は，静的に安楽に座っているように見える状態であったとしても，さまざまな抗重力活動を必要とする動的姿勢である[54)]。座位には，半座位，長座位，正座，胡座位，椅（子）座位などがある。日本は文化的に床座といわれる畳や板の間に座布団を敷いて座ることが一般的であったこともあり，椅子を生活の中で，目的に合わせて使うことは，これまであまり考えられてこなかった[55)]。

現在，最も使用されている「標準型車いす」(折りたたみ式スリングシート車いす）は，一般的に歩行の難しい人や重度障害者の移動用具としてつくられているため，椅子機能としては問題がある。スリングシートの椅子は一般ではキャンプや釣りなどの折りたたみ椅子として野外活動で使用するが，屋内で椅子として使われることはない[56)]。この標準型車いすによって骨盤の後傾，傾斜，回旋などを生じるため座位姿勢が崩れ，転落や褥瘡，変形・拘縮などといった問題が生じてくる。このようなことから看護師は，日常生活の安全と安楽のための座位姿勢の援助について考えていかなければならない。

(1) 椅子座位

最適な椅子座位姿勢は，座り心地のよい，機能的，移動が容易，生理的，外観がよい，介護しやすいなどの基準がある[57)]。脊柱や頭部の位置は垂直線上，生理的彎曲の最小の範囲であり，これにより，筋のストレスを最小にして長時間の座位で過ごすことが可能になる[58)]。しかし，基本的に座位は不安定な姿勢であり，抗重力筋の疲労などにより骨盤，脊柱・体幹，頭頸部が不安定になるため，姿勢を一定に保持することが困難になる。

自律神経活動の観点から，仰臥位，両足を接地した背面密着座位，背面開放座位の比較を行なったところ，仰臥位，両足を接地した背面密着座位，背面開放座位の順で有意に交感神経を賦活化，副交感神経活動を低下させた[59)]。このことから，背面を開放した椅子座位を促していくことは心身に刺激を与え，やや前傾した状態では作業姿勢となるため，手を使った作業と組み合わせることでさらに心身の刺激となる。

(2) 不良座位姿勢と座位保持の援助

前述した標準型車いすのスリングシートの座面形状はたわみが生じてしまい，長時間の座位姿勢では苦痛が生じる。加えて筋力の低下や麻痺・拘縮，認知症などにより，適切な座り直しができないと姿勢が崩れてしまい，車いすからの転落や褥瘡だけでなく，円背，側彎，体幹のねじれ，骨盤後傾を誘発してしまう。そしてさらに，頸部の可動性の低下，嚥下障害の誘発，胸郭の圧迫，心肺機能の低下，消化機能の低下，肩関節可動域制限などを招き，座位での活動性の低下，立ち上がり困難を引き起こし，より介助を要する状態をまねいてしまう危険性がある[60]。

安定した座位姿勢を保持するためには，個々に合った車いすを使用することが重要である。現在ではモジュラー型車いす（身体寸法や能力および用途に合わせて調整できる車いす）が推奨されている。座面の高さや奥行き，アームサポートの高さ，バックサポートの張りなどの調整によって，接触面が増えて座位が安定するとともに，手足の動きが自由になりADLやQOLの向上にもつながる。

標準型車いすを使用している場合でも，スリングシートのたわみに対応するボードの使用，円背・側彎や骨盤後傾などに対応するクッション類の使用によって安定した座位をサポートできる。しかし，それだけでは不十分なことも多く，褥瘡のリスクのない場合でも１回の座位時間を1時間以内として，立ち上がることや介助により臀部を浮かすなどの姿勢変換を行なう必要がある[61]。また，活動と休息のバランスに配慮し，疲労により座位姿勢が崩れている場合には，臥床姿勢でのポジショニングで疲労の回復と筋緊張の緩和を促し，再度活動できる状態へと心身を整えることも大切である。

座り直しの援助は，対象の前方から片方ずつ殿部を浮かせて後方へ移動するように介助すると骨盤の動きを促し，歩行の前段階の訓練にもなる。片方ずつ殿部を浮かせるのが困難な場合には，でるだけ対象に前傾になってもらい，前傾姿勢のまま後方から引くように介助する。

(3) 起き上がり・立ち上がり・移乗動作の援助

できるだけ自分の力を最大に発揮できるよう，個々に合った声かけや介助の方法について検討する。介助の際は，個々に備わる自然な動きを阻害することなく，状況に適した確かな方法を用いて安全・安楽に実施する必要がある[62]。

起き上がりの援助は，側臥位になってできるだけ股関節を90°に屈曲して下腿をベッドから出し，靴が履けない場合はここで靴を履いてもらう。介助者は，下側になっている肩甲骨と上側になっている骨盤を支えながら，対象が肘を使いながら弧を描くように起き上がるのをサポートする。

立ち上がりの援助は，軽く足を引き，体幹の重さを下肢に乗せるようにお辞儀を促して，骨盤が前傾していることを確認してから，立ち上がりを介助する。対象に合わせて，車いすのアームレストや柵などを利用したつかまり立ちや，介助者が上体を支えながら立ち上がりの動作の妨げにならないように注意して立ち上がりを促す。

移乗動作の援助は，立ち上がり，（中腰）歩き，座る動作の総合的な援助であるが，場合によっては，座り直しの援助も加わる。状況に応じてつかまり立ちをした後，車いすのアームレストや柵などにつかまったまま，あるいは介助者が上体を支えながら，方向転換をしながら数歩歩行するのを介助し，着座を促す。

立ち上がりや移乗動作の際に特に注意したいのは，おむつやズボンを引っ張り上げて介助しないことである。股間が締めつけられるだけでなく，介助される側は屈辱的な気分を味わう。また，おむつやズボンが緩い場合には，身体が支えられていないので安全性に問題を生じる。

4）褥瘡の予防

褥瘡は，2005年に日本褥瘡学会により「身体に加わった外力は骨と皮膚表層の間の軟部組織の血流を低下，あるいは停止させる。この状況が一定時間持続されると組織は不可逆的な阻血性障害に陥り褥瘡となる」と定義されている。実際には単なる阻血にはとどまらず，Berlowitzら[63)]の指摘する4種類の機序，すなわち，①阻血性障害，②再灌流障害，③リンパ系機能障害，④細胞・組織の機械的変形が複合的に関与するものと考えられている（日本褥瘡学会，2009）。

褥瘡発生後のケアは大切であるが，褥瘡を発生させないためのケアが最も重要である。看護師は対象の日常生活の姿勢を見直し，不当な筋緊張が誘発されていないか，体圧が分散されているか，摩擦やずれは生じていないか，などに配慮するとともに，「動き」について意識することが必要である。「大きな体位変換」「小さな体位変換」などをうまく取り入れることや，日常生活行動の中で動きを引き出しながら援助していくことが，血液やリンパの流れを促すことにつながっていく。

褥瘡の予防について，日本褥瘡学会（2009）は以下の７点を挙げている。

(1) 皮膚の観察

褥瘡か否かを鑑別するために重要で，判定のための的確な手法をもとに評価を行なう。発生後の深さ判定においても重要である。

(2) 褥瘡発生の予測

リスクアセスメント・スケールを用いて行なう。その際，褥瘡発生の有無にかかわらず，定期的にリスクを評価することが必要になる。

(3) 圧迫・ずれの排除

臥位・座位時の体位変換方法や体圧分散用具の選択等，褥瘡発生予防・発生後ケアにおいて重要となる。

(4) スキンケア

浮腫・多尿・便尿失禁など褥瘡発生にかかわる要因への予防的介入であり，ケアに用いる物品や方法，褥瘡発生後のケア方法である。

(5) 栄養管理

身体計測や食事摂取量・方法，ならびに生化学データ等，褥瘡発生や発生後の増大に影響する要因を定期的に評価し管理する方法を示す。

(6) リハビリテーション

不動や関節拘縮など褥瘡発生へ影響する要因への観察ポイントや介入方法，発生後の管理方法を示す。

(7) 患者教育

褥瘡発生，再発予防にむけた患者・家族（介護者）への指導・教育をどのように行なえばよいかを示す。

〈引用文献〉

1）氏家幸子ほか：姿勢とその安楽に関する検討（その１），看護技術，通巻264号，1974.
2）橋倉一裕：姿勢，万有百科大辞典（医学），小学館，1973.
3）金田清志：姿勢を正すとどの意味，からだの科学，No.52，1973.
4）吉田時子：看護学総論Ⅱ，メヂカルフレンド社，1968.
5）日本リハビリテーション工学協会 SIG姿勢保持編：小児から高齢者までの姿勢保持　工学的視点を臨床に活かす，p.147〜151，医学書院，2007.

6)　エンゲルス・菅原仰ほか訳：猿が人間化するにあたっての労働の役割，マルクス・エンゲルス全集20巻，大月書店，1966.
7)　R. Cailliet：人間の姿勢の発達，からだの科学，No.52，1973.
8)　井尻正二：人体の矛盾，p.183，築地書館，1968.
9)　杉靖三郎ほか：健康管理百科，ダイヤモンド社，1971.
10)　9)に同じ.
11)　8)に同じ.
12)　齋藤宏・村松秩・矢谷令子：新版姿勢と動作―ADLその基礎から応用，p.3～4，メヂカルフレンド社，2000.
13)　Berlowitz DR, Brienza DM：Are all pressure ulcers the result of deep tissue injury? A review of the literature，Ostomy Wound Manage，53(10)，34～8，2007.
14)　中村隆一・齋藤宏・長崎浩：基礎運動学 第6版，p.194～198，医歯薬出版，2007.
15)　14)に同じ，p.336～348.
16)　朝比奈一男：休養，医歯薬出版，1971.
17)　中野昭一編：運動・生理・生化学・栄養　図説運動の仕組みと応用普及版，p.2～12，医歯薬出版，2001.
18)　波多野義郎：ひとの一生と運動―“多様化の時代”ライススタイルに即した運動を，月刊ナーシング，6(1)，1986.
19)　小熊祐子：特集　運動とは何か　定期的な運動（身体活動）にもたらす健康上の効果，公衆衛生，76(6)，p.437～439，2012.
20)　12)に同じ.
21)　18)に同じ.
22)　大川弥生：介護保険サービスとリハビリテーション―ICFに立った自立支援の理念と技法，p.45～46，中央法規出版，2004.
23)　18)に同じ.
24)　小野三嗣：“運動は健康の特効薬か―その人の“適応能力”と“心の動き”にあわせた健康づくりを，月刊ナーシング，5(6)，1985.
25)　西法正ほか：腰痛とボディ・メカニックスの関係，看護技術，通巻206号，1970.
26)　杉浦輝子：体位変換の生理，看護技術，通巻121号，1964.
27)　26)に同じ.
28)　山岡俊樹編：ハード・ソフトデザインの人間工学講義，p.13，武蔵野美術出版局，2002.
29)　柴田しおり・山本康稔・徳永恵子・只浦寛子：第5部/第1章F姿勢を保つ・活動を整える，藤崎郁編：系統看護学講座専門3　基礎看護学〔3〕基礎看護学技術Ⅱ，p.178～231，医学書院，2006.
30)　フランク・ハッチ，レニー・マイエッタ，スザンネ・シュミット（1992），澤口裕二訳：看護・介護のためのキネステティクス　上手な「接触と動き」による介助，ふくろう出版，p.13～14，2009.
31)　14)に同じ，p.197.
32)　南沢汎美ほか：体位と心拍数，看護，33(12)，1981.
33)　藤江恵子ほか：患者の日常生活動作と心拍数・エネルギー消費量の関係，第15回日本看護学会集録看護総合，日本看護協会出版会，1984.
34)　近田敬子ほか：入院患者の“動・静”に伴う消耗度を探る―より的確な安静ケアのために，月刊ナーシング，5(9)，1985.
35)　渡辺俊男：体位の生理学，看護技術，通巻264号，1974.
36)　冨田昌夫：運動療法，その基本を考える―重力への適応，理学療法研究，27，p.3～9，2010.
37)　36)に同じ.
38)　真田弘美編：臨牀看護セレクション 褥瘡患者の看護技術―最新の知識と看護のポイント，p.23～25,

へるす出版，2002.
39)　1)に同じ.
40)　大島正光：ボディ・メカニクスからみた体位変換，看護技術，通巻264号，1974.
41)　増田澄江ほか：座談会―体位をめぐる患者の要求と医療上の要求の接点，看護研究，8(3)，1975.
42)　5)に同じ.
43)　田中マキ子：動画でわかる褥瘡予防のためのポジショニング，p.70～77，中山書店，2006.
44)　5)に同じ.
45)　36)に同じ.
46)　大宮裕子：第4章　腹臥位療法，川島みどり編：触れる・癒す・あいだをつなぐ手，p.230～249，看護の科学社，2011.
47)　柴田しおり・山本康稔・徳永恵子・只浦寛子：第５部/第１章Ｆ姿勢を保つ・活動を整える，藤崎郁編：系統看護学講座専門３　基礎看護学〔3〕基礎看護学技術Ⅱ，p.178～231，医学書院，2006.
48)　16)に同じ.
49)　澤口裕二：アウェアネス介助論　気づくことから始める介助論（下巻），p.994～1419，シーニュ，2011.
50)　49)に同じ.
51)　二木立：脳卒中・片マヒのリハビリテーション，代々木病院医報増補版，1976.
52)　日高正巳:『褥瘡予防・管理ガイドライン』と臨床実践　リハビリテーション全般，臨牀看護，35(14)，p.2140～2147，2009.
53)　52)に同じ.
54)　桂律也：第3部第8章　座位姿勢を考える，伊藤利之・田中理監，日本車いすシーティング協会編：改訂版車いす・シーティング―その理解と実践，p.153～161，はる書房，2007.
55)　廣瀬秀行・木之瀬隆：高齢者のシーティング，p.1～60，三輪書店，2006.
56)　55)に同じ.
57)　55)に同じ.
58)　55)に同じ.
59)　大久保暢子：第４部第１章　意識レベルを高める背面開座位，菱沼典子・川島みどり編：看護技術の科学と検証　第２版，p.170～179，日本看護協会出版会，2013.
60)　加島守：第５部第16章　高齢者のシーティング，伊藤利之・田中理監，日本車いすシーティング協会編：改訂版車いす・シーティング―その理解と実践，p.297～305，はる書房，2007.
61)　木之瀬隆：『褥瘡予防・管理ガイドライン』と臨床実践　シーティングによる褥瘡予防　ガイドラインによるシーティング技術の扱い，臨牀看護，35(14)，2148～2159，2009.
62)　川島みどり編：イラストで　理解する初めての介護―心と技術，p.74～88，中央法規出版，2011.
63)　13)に同じ.

第7章

衣生活と身だしなみの援助

古人類学によれば，ヒトは熱帯地方を故郷として誕生した。強烈な太陽光線から身を守るために，メラニン色素を分泌する細胞が活発化して，その当時のヒトの皮膚は色をもっていたと考えられる。しかし，地球の気候の変化により，あるいは食物をもとめて寒冷な地方へ移住するにつれて，人体の自然の防御機構も変わった。食物摂取量の増加と自発的または非自発的筋肉活動により，また末梢の血管を収縮させることで，ある程度の寒さに順応することができたであろう。だが，このような生理的な防衛だけでは寒冷との闘いは成功しなかったのである。

動物は，環境に適応するためには，その進化の過程で，自身の生理，生態，身体構造を変化させることはよく知られている。しかし人間は，他のいかなる動物ともちがって，身体の外部に身体の延長ないしは，それに代わるものを作り利用する。すなわち，自然環境との闘いにおける衣類の利用は，他の道具類の活用とともに人間が動物と本質的に異なる点である。諸説はあるが，今から約400万年前，地球上にヒトが出現した。アウストラロピテクスとよばれる。狩猟にあけくれ，食物やきれいな水をもとめて移動するヒトのむれは，寒さや風や害虫から身をまもるため獣皮を身にまとい放浪を続けた。この獣皮時代は約９～10万年続く。やがて，農耕牧畜の定住生活（新石器時代，約１万年前）に入って，草木の繊維による織物が使われはじめたというのだから，長い原始時代の発展史からみると，衣服の歴史はまだはじまったばかりといえるだろう。

そして綿や麻の栽培，養蚕，羊の飼育を通じて，木綿や絹，羊毛の繊維を，天然染料で染める技術が進み，糸つむぎ，はたおりが女の仕事として，東西を問わず広まっていく。18世紀後半から19世紀にかけて，産業革命は紡績の機械化を実現し，その後の科学，技術の進歩は木材からスフを，石炭から人造染料やナイロンを生み出し，現代では石油化学の発達に伴って各種の合成繊維が生まれている。

ともあれ，現代生活においては年齢，性別に関係なく，四季の別なく衣服は欠かせないものとなっている。今日ではその機能的な面とともに，衣服や服飾は人格や人間性の表現の手段でもある。着ることへの関心や執着は，人びとの経済的背景や生活環境，趣味などによって個人差もあるが，昔から“馬子にも衣裳”とか“衣食足りて礼節を知る”などということばがあるように，衣服の人間の心理的な側面への影響も無視できない。

とくに，病気や障害があれば，衣服の着脱や清潔の保持も自由でなく，また苦痛が先立ち，着るものや着ることへの関心は，健康時に比べて弱まる傾向がある。また，新陳代謝の低下は，より保温の必要性を生じさせるであろう。衣服の着脱を援助するのみではなく生理的諸機能を損なわない健康な衣生活，人間の尊厳を失わないための衣生活の援助こそ看護師の仕事である。

1 衣服の性能

衣服の性能は数々あるが，その主なものは保健的性能，感覚的性能，装身的性能，耐久的性能などである。保健的性能は，身体保護，体温調節，衛生保持機能などがあるが，衣服を着用した場合の快･不快感の問題も含まれる。これを衣服の材質からみると，厚さ，重さ，通気性，吸湿性，熱伝導性，帯電性などが問題となろう。また，衣服形態も関連する。

感覚的性能は，さらにこれを触感的性能と運動的性能にわけて考えることができる。触感的性能は，手ざわりや肌ざわりなどの感覚的な性能であり，繊維の硬軟，滑粗，弾力，温冷感などが問題となる。運動的性能は，衣服を着用して運動する場合の快・不快，着脱の自由さなどであり，衣服の大きさやデザインが問題となる。また圧迫感の有無は保健的性能とも関係する。

装身的性能は，染色性や洗浄性，ならびに形態が時代の流行ともかかわりあうが，着る当人の主観的，心理的な問題や好みと関係している。耐久的性能は，材料の強さや，仕立ての確実さなどによる耐久性である。

1）衣服と体温の調節

衣服が体温調節に役立っていることを示す実験として，皮膚温の測定がある。皮膚温は外気温の影響をうけやすいのであるが，胸，腹，背など衣服に覆われた部分は，四肢などのように外気に直接触れている部分より変動が少ないことを証明している。そしてこのことは衣服そのものに，皮膚温ならびに体温の調節を補助する役割のあることを物語るものである。

しかし，その範囲には限界があり，18℃±10℃といわれている。すなわち，8℃以下になれば，快適に過ごすためには暖房が必要であり，28℃以上になれば，どんなに薄着をしても暑いということになる。最近は，冷暖房や空気調節などの技術が進み，室内の気候を人為的にコントロールして，快適な環境をつくることも可能となった。このことは，一見，衣服の体温調節機能の意義がうすれたようにも思えるが，室温と外気温の差や，経済性からみて，衣服の体温調節機能はまだまだ重要である。

ではどのようにして衣服は保温に役立ち，あるいは涼しさをもたらすのであろうか。寒暑の別なく体温を恒常的に保てるのはなぜであろうか。これは，衣服が外界の温度の絶縁体の役割を果たすためといわれている。空気は熱伝導の低い物質であり，この空気を有効な絶縁体として用いるために，衣服を構成する材料の厚さや性質が問題となるのである。たとえば，綿は固くなる傾向があって空気層がうすくなる。ウールはかなりの弾力性があり，圧力を加えても元の形に戻る。そして重ね着をすることにより，衣服と衣服のあいだに空気の層をつくるので，保温に役立つのである。

環境温度の相違によって，着用する衣服の量は異なることは，誰しも経験的に知っている。だが，環境温度ばかりが衣服量を決定するのではなく，気流や運動量（人体の熱生産量）によっても，異なるのである。たとえば，室温21℃の室内で静座して仕事をする事務員にとって快適な服装は，10℃の気温のもとで時速約5キロで歩く人にとっても，また，0℃の気温で時速約10キロで走る人にとっても快適であるのである。

このことはまた，看護の面で留意しなければならないことである。ナイチンゲールは，「注意深い看護婦は，つねに病人に眼を注（そそ）ぎつづけているが，とりわけ体力のない患者，病気の長びいている患者，衰弱した患者などのばあいには，体熱の産生能力の低下がもたらす結果を用心して見守るのである。ある種の病状においては，健康時よりも体熱の生成がはるかに少なくなり，体温を保持するために体力を要求される……患者の足先や脛にときどき手を当てて温度を確かめ，冷え込みの徴候を見つけたばあいはそのたびに，湯たんぽ，暖めた煉瓦，暖めたフランネル地などをあてがい，同時に温かい飲み物を与えるなどして，体温が回復するまで手当てを続けなければならない……一般的に言って，衰弱している患者は，夕方より明け方に寒さにやられると考えてよい[1)]」と述べている。

ある看護師は，抄読会で以上の文章を読んで，反省をまじえながら感想を述べていた。それは，「重症患者の観察を自分なりにしていたつもりであったが，朝になって何が一番苦しかったかということを聞いてみたら，その患者は寒いのが一番辛かったといった。看護師は一晩中動きまわるし，身づくろいもしているので寒さを感じなかった。そのため患者の立場にたつことができなかった[2)]」というのである。

忙しく働き，動きまわっている看護師には適温でも，臥床している患者にとっては，涼しすぎたり寒いことはよくあることである。特に季節の変わり目，朝夕の気温が日中のそれと比較して差があるときの，身づくろいや掛け物への配慮がきわめて大切である。

熱消失に対するからだの絶縁体は，体表もしくは，衣服の外側にある静止した空気の層，衣服そのものおよびからだの表皮組織による(**図28**)。

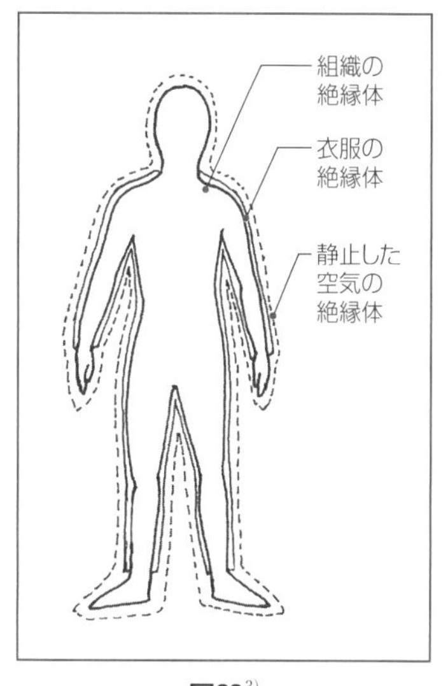

図28[3)]

では，暑さに対する衣服の性能はどうであろうか。前述のように，衣服で体温調節可能な温度の上限は，約28℃である。このような状態では，衣服の表面温度と外気温の差がほとんどなくなり，裸体の方が熱の発散がよくできて涼しいといえる。しかし，それも室内の場合であって，戸外で強い太陽光線をうけるときや，大地や建物が輻射熱源となるようなところでは，輻射熱から身を守るために衣服が必要となる。同時に衣服の絶縁機能を最小にしなければいけない。夏に白い衣服が用いられるのは，かなりの量の太陽輻射熱を反射し，軽くてだぶだぶの服装が，輻射熱を防ぐのである。わが国で夏季に好んで用いられる浴衣や甚平は，衣服と肌の間に空間をつくり，通風性があって，輻射熱の強いときには裸よりかえって涼しいのである。

2）衣服気候について

自然環境下のなかで，人間がもっとも快適に過ごせる期間は短い。そこで，衣服や住居により，快適な気候をつくり出すのであるが，衣服内につくられた外気温と異なる局所気候を衣服気候という。私たちが気候やその日の寒暖に応じた適切な衣服を身につけている場合の衣服気候は，衣服最内層温度が32℃±1℃であり，湿度は50±10％であるという。何枚も重ね着をしている場合，衣服気候は外層に近づくほど気温は低く，湿度はしだいに大となる。気流は25±15cm/Secであり，ほとんど不感気流の状態である。

家政学の分野でこの方面の研究が進んでいるので，『被服構成学』[4] から引用させていただくことにする。

「要するに，われわれが環境気温に適応した衣服を着用していれば，それによって身体の周囲に形成される衣服気候は非常に暖かく，また乾燥したものであり，また空気はほとんど静止の状態にある。これが衣服気候の特色であり，このような状態のとき，もっとも着心地よく，またその着衣状態は衛生的に妥当ということができる。ただし，このような衣服気候の恒常性は，身体軀幹部に限られたものであって，頭部や四肢部においてはその趣きを異にする。

すなわち，身体軀幹部の衣服気候は一定に保つ必要があるが，四肢部にはその必要がない。換言すれば，われわれの恒体温維持に密接な関係があるのは身体軀幹部であり，被服が絶対必要なのはこの部分である。これに対して，頭部や四肢部は環境気温の変化に対して，皮膚表面からの体熱放散を適宜に調節する一種の放熱装置とも考えられる。したがって頭部や四肢部の露出面積を加減することが衣服気候の調節上の一つの要点ということができよう」というのである。

3）着心地のよさ

着心地のよい衣服の第一の前提は，材質の選択である。衣服着用の目的や季節により，衣服の材質はいろいろであるが，基本的には次のような条件が着心地に影響してくる。最近はさまざまなハイテク素材が開発され，紫外線遮断，透湿防水，防臭，抗菌，揮発，芳香，蛍光などの他，その目的によって材質を選択できるようになった。

(1) 通気性と含気性

普通の環境下でも，人体は皮膚からつねに１時間約30～50mLの水分を発散し，高温環境や運動時には発汗する。同時に，新陳代謝の結果生ずる二酸化炭素が排泄されている。したがって，以上のような水分やガスを外界に放散させ，身体のまわりに心地よい衣服気候をつくるためには，衣服材質の適当な通気性は欠かせない。もし，衣服に通気性がないと，衣服下には二酸化炭素が0.08％たまり，湿度60％以上となり，不快となる。しかしまた，通気性が大きすぎると，冬季など冷たい空気が入り込み，かえって不快である。したがって保温的な衣服の組み合わせとして，最外層の衣服の材質は通気性の少ない目のつんだものを選び，内層には通気性の大きなものを選ぶのが好ましいのである。

通気性の大小は，材質の違いによっても幾分異なるが，織り方や糸のより方によっても異なる。一般に平織の方が斜織より通気性は大で，同じ織り方でも，織り糸が細く糸密度が小さいものほど通気性が大きくなる。

衣服の性能のうちで，保温性は重要な１つであるが，衣服の材質の保温力は，含気性によって大きく左右される。空気は衣服材料に比べて，熱の伝導率が低いので，衣服内に大量の動かない空気を含んでいるほど，その保温性も大きいということになる。冬季に重ね着をするのはこのためで，薄いものをゆるやかに重ねて着るのが，もっとも暖かな着方である。含気性は，原料の種類，糸の太さやより方，布地の厚さや加工法によって異なる。羊毛製品は一般に気孔容積が大きく，含気量も大である。織り方では朱子織より平織の方が含気量は大きく，糸の太さでは太糸製品の方が，より方ではよりの甘い方が含気量は大きい。保温力は含気量の大小だけではなく，含気状態によっても左右されることも知っておいた方がよい。“空気を着るのがあたたかさのコツ”といわれるのもこのためである。したがって衣服は身体に密着するものよりも，適度のゆとりをもって設計される。

(2) 熱遮断能

保温を考える上で，空気層の厚さと熱遮断能との関係がしばしば問題となる。実験によれば，いずれの衣服材料でも，空気層0のとき，熱遮断能は最小で，空気層の厚さを増すにつれ，熱遮断能は大となるという。しかし，層の厚さがある値以上になると，かえって熱遮断能は低下する。これは同じ毛布の枚数でも，離被架を使用するときは，電気あんかや湯たんぽなどで保温に留意しなければならないことからも明らかであり，空気層がある一定の厚さ以上になると，対流がさかんとなって，毛布などを通じて内外の空気の交換が行なわれるためである。

熱遮断能をあらわすのに，便宜上，クロ（clo）とよばれる単位を用いる。これは，気温21℃風速3 m/秒以下，相対湿度50％の室内で，静かに座わっている人間に必要な絶縁量である。この条件のもとでは，人間は1 MET（1新陳代謝率）の熱を発生し，平均皮膚温度を33℃に保ち，そしてそれが人間を快適な状態に保つと考えてよく，物理用語でいえば，それは衣服の表と裏の表面の間が0.18℃の温度差のときに，1 m^2につき1時間に1カロリーの熱を通す程度の絶縁量である。絶縁は主として衣服の繊維中に含まれる空気によってもたらされる。

衣服の熱遮断能は，有風時に低下することは風の吹きすさぶ戸外で衣服を着ていても，身体の芯まで冷やしてしまうことからも理解できよう。風は，皮膚と衣服のあいだ，衣服と衣服のあいだ，または繊維そのものに含まれている暖かい空気を吹き払ってしまうのである。

(3) 吸湿性と透湿性

夏季の衣服を考える上で，吸湿性の大であることは，着心地をよくする条件から欠かすことはできない。一般に天然繊維に比べて合成繊維は吸湿性に乏しい。用途別に分類した衣服地の吸湿量は**表16**の通りである。

また，人体表面からの発汗や不感蒸泄した水分が，衣服を通して拡散・蒸発されることも，着心地のよさに影響する。繊維や布のこの水蒸気透過の現象を透湿性という。衣服材質の透湿性は繊維自体の性質よりも，厚さや糸密度，気孔量などによる。

表16　単位面積あたり吸湿量[5)]

用途	市販名	繊維混紡率(%)	厚さ(mm)	重量(mg)	吸湿量3時間後(mg/10cm²)
肌着	メリヤス冬用	もめん 100	1.14	22.2	3.50
	メリヤス合用	もめん 100	1.12	17.1	2.64
	バンロン	ナイロン 100	0.84	14.6	0.83
	カシミロン	カシミロン 30 もめん 70	1.06	19.3	2.03
スリップ	レーヨン	ビスコースレーヨン 100	0.53	11.1	2.85
	ベンベルグ	キュプラ 100	0.41	11.9	2.40
	アセテート	アセテート 100	0.40	11.8	0.80
ブラウス	ブロード	もめん 100	0.32	11.9	1.84
	麻	ラミー 100	0.40	10.1	0.93
	レーヨン	ハイポラン 100	0.31	8.8	1.92
	アセテート	アセテート 100	0.25	9.1	1.06
	ナイロンタフタ	ナイロン 100	0.16	7.2	0.04
セーター	手編（中細）	ウール 100	3.32	37.4	6.15
	ラムウール	ウール 100	3.33	20.9	4.06
	ボンネル	ボンネル 100	1.52	20.7	3.80
	カシミロン	カシミロン 100	1.26	22.0	1.35
	テトロン	テトロン 100	0.78	11.1	0.22

(4) 活動，着脱に適していること

もっとも理想的な衣服は，着ていることを意識しないで衣服の役割を果たしているものといえよう。衣服は動物の毛皮，小鳥の羽毛に匹敵するものであるから，衣服着用のために活動が困難となったり，着脱に不自由であってはならない。そのためには，材質はもちろん，形態や重量なども問題となってくる。

とくに，衣服による圧迫の害は，昔からいろいろと指摘されている。たとえば，女性のコルセットやキャミソール，和服の帯などによる圧迫についてである。コルセットは，ギリシア時代，女性が腰を狭くするために殿部に帯をまいたのが始まりといわれ，ローマ時代にこれが胸衣にかわり，14世紀にコルセットという名前がつけられた。フランス革命で一時姿を消したが，その後また現われている。コルセットは呼気の状態で固くしめつけるので，胸郭下部は圧迫，縮小され，とくに腹部内臓ではその圧迫のために，胃の変形や機能障害，肝臓変形などがおこるとされた。最近

表17　帯の身体に対する圧力…側胸部〜側腹部[6)]

衣服種類	帯圧 (g/cm²)	帯幅 (cm)	着用部位
○婦人盛装和服（丸帯，帯揚，帯留，腰紐，伊達巻）	50〜290	15〜18	
○婦人平常和服（腹合帯，帯揚，帯留，腰紐）	35〜160	15〜16	盛装より2〜4cm低い
○和服（改良帯）	15〜90	同上	
○小児和服（三尺）	10〜17	7〜12	
○看護師服	35〜120	4〜6	
○ツーピース（インサイドベルト）	15〜55	4	
○ワンピース	5〜30	2〜4	
○男子背広	25〜80	3〜8	低い
○男子和服	15〜75	7〜10	低い

では，種々改良がされて圧迫が少なくなってきて，むしろ姿勢をよくしたり，内臓下垂を防ぐ意味があるともいわれている。しかし，腰をかけて前屈したり，深呼吸をすると，1 cm²あたり40gをこえることもあるので注意を要する。

和服の帯は，普通に正座したときは，帯圧が1 cm²あたり61g，帯全体の面積に換算すると67kgになり，そのために横隔膜が上昇し，胸もしめつけられて呼吸運動は20%も低下する。実験によれば，帯の圧力が1 cm²あたり40gをこえると内臓の変位・変形があるという。一般的に衣服による圧迫は40g/cm²以下におさえることが必要である。各種の帯（ベルト）の身体に対する圧力は**表17**の通りである。

重い衣服は疲労を増し，発汗を助長するので，快適な着心地のためにはできるだけ軽い方が好ましい。とくに，高齢者や発育期の子どもの衣服は，デザインよりも着やすさに重点をおく必要がある。

4）衣服材料の安全性

化学繊維のめざましい発展と，それに伴って加工技術もいちだんと進み，衣生活上に各種の変化をもたらした。しかし，反面いろいろな問題がおきている。とくに人体に及ぼす影響について安全性の面から検討してみよう。

(1) 繊維の帯電性

衣服材料と皮膚，衣服材料と衣服材料が摩擦すると静電気が発生する。この静電気が衣服にたくわえられる性質を帯電性という。冬季，空気が乾燥しているときに，暗闇の中で脱衣をすると火花が散ることがあるのは，この静電気のためである。帯電性の大小は，衣服材料の種類や摩擦する２種類の衣服材料によっても異なり，天然繊維に比べて化学繊維に著しいのは，日常の衣服の着脱時にだれしも経験することである。

この帯電性の人体に及ぼす影響についてはまだ不明であるが，塵埃の吸着性が高く，合成繊維の寝具が室内の塵埃を吸着するため，喘息の誘発となるのではないかという意見もある。

(2) 加工処理剤による皮膚への影響

衣料の欠点をカバーするための加工処理剤は数多くあるが，まだ人体への安全性が確認されていないものもあり，新しい肌着によるかぶれや，新しい服地による目や咽喉の刺激などがある。

防しわ，防縮のためのホルマリン樹脂加工は，尿素やホルマリンを使用しての加工であるが，処理が完全でないと，皮膚炎の原因ともなる。肌着類は身につける前に洗ってから使用するのが望ましい。

防菌，防カビの処理には，有機水銀化合物，有機錫化合物，フェノール系化合物などが用いられ，靴下，肌着，おむつなどはこの衛生加工をしているものが多い。これらは発汗などによる細菌の繁殖を防ぐために処理されているのであるが，かえって着用中や洗たく中，あるいは乾燥中に，汗や脂，日光や洗剤などの作用により変化して人体に悪影響を及ぼすともいわれている。

衣料を柔軟に肌ざわりをよくするための柔軟加工剤は，家庭でも洗たく後の仕上げとして使用されている。カチオン活性剤，アニオン活性剤，非イオン活性剤，両性活性剤などが用いられているが，皮膚障害をおこしやすい。最近，新生児のおむつかぶれが多いのは，このためではないだろうかという意見もある。

その他，防虫加工，防炎加工，螢光漂白など，種々の加工処理がされているので，品質表示を確かめ，着用前にこれらの処理剤をよく落としてから用いるようにすることが望ましい。

(3) その他

その他，可燃しやすい衣服材料を使用していたため，石油スト一ブやガスストーブに衣服が引火して，火傷の範囲が広範に及んだ例などもあり，化学繊維は，耐久性や軽さの点でのメリットに対して，思いがけぬ危険をはらんでいる面も注目しなければならない。

2 健康と衣生活

著者がかつて勤務をしていた外来耳鼻科で興味ある観察をしたことがある。成人の難聴者の調査[7]をした際，その難聴の原因の大半が乳幼児期に急性中耳炎を反復した既往があったということである。そこで，乳幼児期の中耳炎患児に対する再発予防を重視し，母親への指導として「風邪をひかせないこと」を強調した。ところが，冬季を中心に春先や初秋の気温の変動期になると，きまって同じ顔ぶれの患児が来院する。「また，耳だれが出ました」「昨夜から機嫌が悪くて……」というのである。「あら，また風邪ひかせたの？」といってみても始まらない。注意深く観察すると，患児たちの衣服の着用の仕方に２通りの傾向のあることを知った。

１つは大事にしすぎて，厚着の傾向である。患児の襟元から手をさし入れてみると，発汗で肌着までじわっと湿っている。室内と戸外の衣服の調節に対する配慮が全くされていなかった。湿った衣服は熱伝導度が高まるので，急激に冷却され，これでは風邪の原因となる。この母親らに対して，著者らは，「衣服の調節」と「寝具の調節」について再三の指導をしたものである。

第２の傾向は「こどもは風の子」ということで，風邪気味で鼻汁が出たり咳嗽が出るといいながら，大腿部もあらわな短ズボンにソックスというでたちで，見れば鳥肌が立っている。短い上着でズボンの境目から腹部の皮膚が覗いているというかっこうである。「服装の状態で母親の健康への関心や知識の程度がよくわかるわね」と話しあったものであった。

川村ら[8]によれば，「冬を経過した春と，夏を経過した秋とでは，気候馴化の状態はかなり異なり，冬―春―夏の移り変わりは，寒冷に鋭敏で，厚着をすることが多く，また夏―秋―冬の季節では，夏からの開放的な習慣から暑熱に対する感覚が鋭敏でうす着が多く，この季節に風邪をひくものが多い」という。厚着か薄着かの判定のめやすとして，「衣服重量／体重（%）および衣服重量／体表面積（%）」をあげている。これは，一般に衣服重量は，衣服のもつ保温力に比例すると考えられることからである。

しかし，寒風の中で薄着で走りまわる元気な子どもたちや，無頓着と思えるような服装で，風邪ひとつひかない人もいることをみれば，耐寒能力は個人差が著しいことも明らかである。生活背景や性差，年齢，活動（労働，運動），食事などの条件を考慮した上で，衣服の形態や枚数などがきまってくる。また人間には，寒暑に対する適応能力のあることはよく知られしかも訓練によってその幅もひろがってくるといわれる。緒方[9)]によれば「出身地によって耐寒性に相違ありとするならば，見方によっては，これは生後において与えられた環境からの鍛練の効果の相違である」といい，だが，寒暑鍛練効果には２つの面が共存して「１つは鍛練は大きな順応をよびおこしうるものであることと，もう１つは一定の限界が存している」という。すなわち，範囲をこえた薄着や厚着は，身体的障害をひきおこすことになりかねないのである。

ある実験によれば，乳幼児の衣服内温度について，「中庸着に比べて薄着は約0.8℃低く，厚着は0.5℃高く，また運動時に上昇する衣服最内層温度は薄着は0.5℃上昇するのに比較して厚着は1.0～1.5℃である[10)]」という。

さて，衣生活と健康についてのまとめをしておく。

①呼吸運動や活動を妨げない範囲の衣服重量であること。ふつう衣服重量は，その大部分が上半身着用の衣服では左右両肩部に，下半身着用のものでは，腰部の２か所に集中してかかるので，重い衣服を着用すると，圧迫により健康上の障害がおきるのである。

②体熱の放散を抑制したり，新陳代謝を妨げるような厚着をしないこと。また，厚着は身体の活動範囲をせばめ，運動不足となる。

③極度のしめつけや，長時間の異常圧をさけ，ゆるやかな衣服であること。帯やしめつけの強いファンデーション類は，その圧により，内臓臓器の変位・変形と機能障害，血液循環障害，呼吸運動障害，成長発育の阻止，皮膚圧反射への影響などがある[11)]。

④よく乾燥した衣類を用いること。湿潤した衣服は，乾燥衣服に比較して熱伝導性は３～５倍となり，保温力が低下する。とくに肌着，おむつ，寝具などの乾燥は衛生上からも重要である。

⑤清潔であること。衣服の目的の中には，汚物吸着性があり，人体表面より分泌される水蒸気や皮脂，皮垢，排泄物などを接着

させられなければならない。そのためには，つねに清潔な肌着類を着用すべきである。

3 衣服の社会的・心理的要素

これまで，主として衣服の機能的側面に目を向けてきたが「人はなぜ着るのか」をめぐる研究は，歴史学者，文化人類学者，哲学者，心理学者，社会学者によって古くからさまざまな角度より行なわれている。私たちの周囲の事象をみても，単に防暑や防寒のみに衣服を着用しているのではないことによくぶつかる。たとえば，男女の服装のちがい，真夏でも背広を離さないサラリーマン，毎年かわる流行など，合理的に納得のゆかない場面は数多い。以下いくつかの文献をみながら考察してみよう。

心理学者ラングナー[12]は，衣服は美貌とちがって，「皮一重よりずっと底が深く，長年にわたって宗教，道徳，セックス，結婚およびわれわれの社会活動や社会制度に対して，実際に影響を与えて来た」といい，「すべての衣服は『発明』であって，人間はこの発明をする主な動因の役を果たしたのが，人間の劣等感である」，また衣服着用の結果の１つとして，「衣服が着用者に与えた自負心があり，仲間の人間の賞讃の念からうる喜びだけでなく，衣服を着ること自体から生まれる喜びがあった。人間の新しい皮膚（衣服）は，裸で暮らしていては，絶対に感じたことのないような安心感と自負感とを与えた」と述べている。

賀川[13]は，衣裳の心理を，次のような表示により説明する（**図29**）。すなわち「一枚の着物を作る場合でも，寒温・乾湿に対する生理的適応性を第一の条件とし，それに対して年齢，職業，季節，昼夜，運動，性別，階級，事象，時代，気分，などの心理的要素が加わり，生理的，心理的要素を合して，更に被服の材料，織り方，形，色，模様，光沢，肌ざわり，ひだ組合せなどの各方面から考える」，すなわち「体にもしっくり合い，自分の気分にもそぐい，着て肌ざわりがよく，動いて運動しやすく，

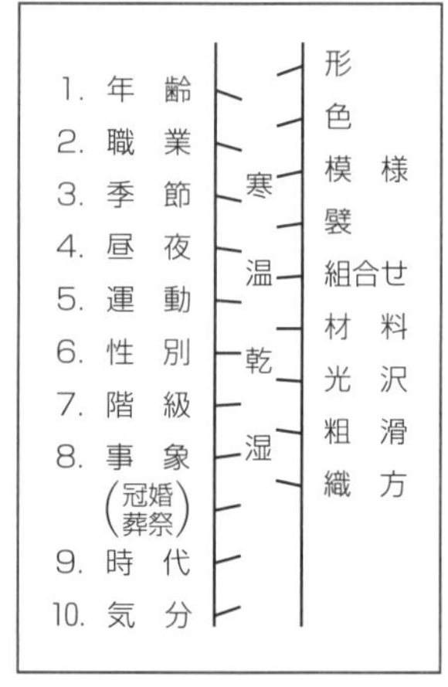

図29[13]

見て見心地がよく，香うていやな染料の香いや，かび，汚垢，ほこりなどの香いせず，却って何となく香気を放ち，歩くときに衣ずれなどがして気持よく足さばきの出来るようなものを人々は好む。視覚，聴覚，嗅覚，触覚，運動覚に訴えて凡てが満足なるもの」という。そして，「衣裳は文化が心理的になればなる程，生理的要素より心理的意味をもつことが多くなり，寒温・乾湿を離れてある観念の符号となることが頗る多い」と。

また衣服が男女の自然の肉体的差異をこえて，はっきりと男性用，女性用と区別される理由として，「男の優越感を主張し，男に奉仕する立場に女を引き据えておこうという男の欲求から起った。この目的は，長年にわたって女の動きを封じたり，不自由にしたりする衣服を用いることによって達成された」というが，女性もスラックスをはく時代であり，現代にはすでに通用しない考え方であろう。

わが国でも，戦前，男性の洋服化の方向の進み具合に比し，女性の洋服化がおくれた。それは，和服に比して洋服の方が高価であったことにもよるが，戸坂[14)]は「労働様式にその原因あり」として，「当時の婦人の労働の大部分が，畳式の家庭内労働であったため」と述べている。かつては女であれば一通りの和服を仕立てることができたし，洋服は仕立業者に依頼しなければならなかったであろう。しかし，今日では電車に乗っても和服姿の方が少なくなっている。それは洋服の機能的，活動的な長所が需要を増やし，既製服の生産工程が発達したことにもよる。そして女性の社会的進出が一層これらに拍車をかけたといえよう。

男は国防色と称するカーキ色の国民服，女はモンペという，衣服の国家統制という暗い戦時中の時代を今では想像できないだろう。多様で多種な服装を選択する自由のある現代の若者たちが，表面的な装いだけに終わらず，衣服による表現の自由を，内実のもの，確かなものにしてほしいと願う。

しかし，今和次郎[15)]の指摘にもあるように，衣服はその着用の空間（住居）の様式によって，相応の美しさが得られる。また着る目的により，民族性や地方性のある着方や衣服の種類，色などが近代社会における民俗の規準として残っているものも少なくない。一方でそれらを尊重しつつも，やがて衣服は，世界の人びとの人種や国籍を問わず「人間の相異点より類似点を強調するものになろう[16]」という意見にも耳かたむける必要はないだろうか。

4 画一的な衣服について

わが国は制服の国であるという。とくに諸外国に比べて学生の制服が普及し，古くから男は詰襟，女はセーラー服というイメージが強い。このような制服（ユニフォーム）は，一面では経済的であるが，一方で，日本における教育の単元的な画一という意見もある。

職業人の制服としては，自衛官，警官，鉄道職員，デパートや銀行の女子従業員，看護師などに特有なものである。戸坂[17]は「職業的ユニフォームは，ミリタリー・システムによって指揮したり指揮されたりする場合に欠くことのできぬ服装である」といい，ラングナーもまた，ユニフォームの語源（ユニは1つ，フォームは形）から[18]，「ある特定の集団の制服を着ることによって，人は服装から，自分は個人として自由に行動する権利を放棄し，所属する集団の規則に従い，その規則の制限内で行動せねばならないということを表明している」という。そして「着用者の職業をしめすこの種の制服の使用は，ある人間の優秀な職業上の能力や，地位に対する信用を衣服によって付与しようとする主旨からの発明である。われわれは，自分が制服姿の看護師の監督下におかれてみると，その女性がなんらかの免状をもっていると考えるでしょう」というのである。

ユニフォームの画一性のもつ意味が，社会的にはさまざまな影響を及ぼしていて，あるときは国家的権力として，あるときは職業的権威として政治的にも機能していることを認めなければなるまい。病院に来院した患者が，薬品の匂いや，機械のふれ合う音とともに，白衣姿の医師や看護師に対して，ある特殊な感情をもつのも，こういった要素に由来しているものといえよう。

ユニフォームではないが，患者の病衣もまた，画一的なものを用いるとしたら，その心理的影響に目を向けないわけにはいかない。管理面からは画一的な病衣を提供した方が，面倒さが省けてもパーソナリティを尊重するという点からの弊害も考慮しなければなるまい。

5 病人の衣生活

1）個性を尊重した衣生活への援助

長谷川美津子「イギリスでの入院付添体験記[19]」のなかに，アリスおばあちゃんの微笑ましいエピソードが紹介されていた。その中に，衣服に関する記述がある。アリスさんは，「いつもピンクのガウンにピンク系のネグリジェで，これは前ボタンで後は背中までわれて重なっているだけで，トイレ動作にはとても便利です。……ある日，入浴のあとでドレスアップしたいからと，ナースが着替えをとりに来て，コルセットまでもち出し，黒のドレスに着替えてきて，皆から素敵だとほめられると，本当は首にレースのスカーフとネックレスがまだ足りないのよと一言，そして真赤なかわいい靴が大好きで，それをはいて病棟を散歩」というのである。

ここはれっきとした病院で，老人ホームではないことに注目しよう。アリスさんという１人のかわいいお洒落な老婦人の個性が尊重されている光景が，目に浮かぶようである。

一般に，病院に入院すると，退院するまで，“ねまき”姿で24時間を過ごすことは，わが国ではふつうとなっているようである。急性期や手術後，あるいは重症者の場合には，終日臥床を余儀なくするので，機能面からも合理的な病衣を着用した方がよい。だが，ベッド上で起座して過ごしたり，歩行可能な患者にとって，あるいは慢性の長期患者にとって，来る日も来る日も“ねまき”姿で生活することは苦痛ではないだろうか。

かりに，病人自身がそのことを苦にしていないとしても，精神的・心理的に何らかの影響を及ぼしていないだろうか。健康人でも，風邪やその他で２，３日臥床して，ねまきのままで過ごしていると，気分的にも滅入ってしまうことがある。とくに，回復期に向かうと日常の服装をした方が，気持もすっきりして活動的になることを経験する。1日の大半を病室で過ごす病人にとっても，衣生活上のけじめを日課の中でつけることが，闘病意欲や回復意欲につながってくるのではないだろうか。

軽症や回復期の患者ばかりでなく，意識障害があったり，ねたきりの高齢者の衣生活に関しても，個性を尊重した援助が大切であることはいうまでもない。

ヘンダーソンは「衣類をうばわれること，また衣類の選択を許されないこと，これらはいずれも人間に自由の損失をまざまざと思い知らせるものであり，差別待遇とか，刑罰とかのひとつの形として用いられたりもしてきている。看護師は衣生活に関しての患者の自由が，不必要に侵害されてはいないかどうかを常に観察し，そうでないように患者を援助することができるはずである[20]」と述べている。意識障害があり，とくに昏睡状態の患者のケアに際して，衣類を着用させないで，二重にしたバスタオルやタオルケットのあいだに患者をはさむ形でねかせることは，全身状態の観察や，処置に際して便利であることは確かである。しかし，そのように裸にしておく期間はできるだけ短くするべきであろう。また，もしケアのやりやすさから，バスタオルなどを用いるとしたら，できるだけ衣服に近い形をくふうすべきである。たとえば，菅原[21]は脳梗塞でねたきりとなった夫を２年間在宅で介護している妻の実践例を次のように紹介している。

すなわち「洗濯後よくすすいで柔軟剤による仕上げをし，日光乾燥したバスタオルをさらに手でやわらかくもみほぐしたものを３枚用意する。１枚は身体の下に敷き，もう１枚は２つ折りにして上半身にかけるが，そのさい一方の肩からななめにおろし，胸部中央でV字型に折り返し，もう一方の肩にかける。もう１枚は下半身を覆う」。こうしておけば，汚れの度合いに応じて，その部分のタオルを交換することができ，下に敷いたタオルは体交シーツとしても使用できるというのである。

かつて脳外科病棟で，意識障害患者に対する積極的な看護展開をした北大脳外科チームの次の記述は，意識障害者の衣生活への援助を考えるためのヒントをもっているとはいえないだろうか。「私たちは，過去５年間の意識障害患者の看護記録を再検討してみた。その結果，きわめて興味ある表現を発見したのである。つまり上下肢の運動についての記録で，そのほとんどに共通するものは，(患者が)〈シーツを腹部や胸にかける〉という表現である」，というのである。この報告者紙屋は，意識障害患者の記録に共通するこの表現を，意識障害者の合目的しぐさの１つとして評価し，「この記録の意図に，自動運動の範囲を具体的に表現」していると分析する[22]。

だが，著者はこのしぐさを，掛け物をかけようとする四肢の運動としてとらえると同時に，「自分の身体を覆う何かを求める」しぐさともうけとれると考えたのである。意識障害の過去5年間の看護記録のほとんどに共通するこの表現ということからも，客観的に意識のないと思われるような患者に対しても，その人が健康な意識下であれば，求めるであろうプライバシーや人間の尊厳を忘れてはならないことを，この意識障害患者は看護師に教えているといえよう。

全患者に共通の“病衣”を着用させている施設の場合，患者の個別性を尊重し，家庭にいたときの延長としての病院生活という観点からの検討は必要であろう。ただ，入院中の病人のねまきは，洗たくや管理の面からみて，また，家庭の経済状態などから，必要なときにいつでも使用できるとは限らない。とくに，飲食物や排泄物などにより汚染しやすい小児や認知症高齢者の場合には，洗たく済みの常備の病衣がそなえられてある方が合理的である。ただその場合でも，それぞれの情緒面を考慮した色柄や模様のあるものが望ましい。

2）保健衛生的な配慮

患者の人格を尊重し，個性を表現するための種々の配慮は必要であるが，すべての患者の衣生活に共通する衛生面の基本的な事柄を忘れてはならない。

(1) 清潔であること

あらためて述べる必要はないと思うが，洗たく済みの清潔な肌着やねまき，シーツ，寝具類の清潔は，病人の衣生活援助の第一条件である。この問題については，清潔を保つ看護（p.153〜154）を参照されたい。病室に一歩入ったとき，患者の衣類や寝具類から発する臭気に敏感にならなくてはいけないと思う。衣服の汚れは，人体からの汚れと，外界からの汚れがある。前者は，汗，表皮脱落物（皮脂，皮垢），水蒸気かガス体，排泄物，唾液などによるものであり，これは健康な場合にもある汚れだが，病人の場合には，この他，分泌物や浸出液，血液，吐物なども汚染の原因となる。また，外からの汚れは，ほこり，飲食物，薬液などである。衣服着用の目的の1つは皮膚の清潔を保つことである。したがって直接肌にあたる衣類は，汚れを吸着する性能が必要であり，ガーゼ，サラシ木綿，メリヤスなどが適している。

清潔という場合，肉眼的な清潔と，細菌学的な清潔があるが，そのいずれも大切である。洗たく済みとわかっていても，誰のものかわからないシミなどがついているシーツ類は不快なものである。また，衣類が媒介する感染も少なからずあり，病人の着用したねまきやシーツ類は，消毒してから洗たくに出さなければならない場合もある。明らかに伝染病と考えられる患者のほか，肺炎双球菌，ブドウ球菌，連鎖球菌，緑膿菌などの感染のおそれのある患者の衣類は，慎重な取り扱いが必要で，看護師は必ず消毒済みのものを洗たくに提出しなければならない。

衣服の汚染を取りのぞき，衣服を衛生的に保つ手段として，洗たくがもっともよい方法であることは常識である。洗たくの効果としては，水洗による細菌の希釈ならびに除去，熱による殺菌，乾燥による殺菌，仕上げによる殺菌が考えられる。病院によっては患者の私物の洗たくをひきうけているところもあるが，多くは，面会に来た家族が病棟の所定の場所で洗ったり，自宅に持ち帰って洗うなどしているようである。洗たくをした後，直射日光による乾燥は，とくに呼吸器疾患の場合は必ず行ないたい。もしそれが不可能な場合には，半乾きのあとアイロンをすみずみまで当てて仕上げるようにする。

(2) 湿潤は衛生の敵

在宅高齢者の訪問を行なったときのことである。その老人は，離れの一室の一隅に寝かされていた。室内は整頓され，清掃もゆきとどいていた。ふとんも天気のよい日には陽に干すなどしていたのが，約2か月後，その老人が検査のため入院することになって，マトレスを動かしたところ，老人の臥床していた部分の畳が，変色し，カビの生えかかっているのを発見した。老人の身体から発散する水分や，尿などがふとんとマトレスをこえて畳にまで及んでいたのである。

湿潤した寝具やねまきは，不快であるばかりか，保温性を低下し，不潔となりやすいので注意しなければならない。最近は通気性があって水を通さないマトレスもある。定期的に清潔にすることが必要である。衣類の湿潤は，ⓐ人体皮膚面からの発汗が著しく，水分の蒸発が妨げられたとき，ⓑ湿度の高いとき，ⓒ衣服が垢などで汚染しているときなどに著明となる[23]。衣服が湿潤すると，布地の含気量が減少して熱伝導性が高まり（水の熱伝導率は，衣服材料のそれの10～15倍）放熱が大きく過冷の状態となって風邪ひきの原因ともなる。とくに直接肌にふれる衣服が濡れたようになっていると，衣服が皮膚に密着しやすくなり，空気層が小さくなって保温力が低下する。

(3) 病衣の形態

臥床患者の衣服は，汚れや水分を吸着し，ゆるやかで軽く，かつ着脱に便利なものでなければならない。その意味から，化学繊維は適さず，木綿製品がよい。和服形式のねまきは，着脱の便利さからは，パジャマやネグリジェなどの及ばないところである。だが臥床中，裾がずれ上がったり，胸もとがはだけたりする欠点があり，袖口が広いため血圧測定や注射に際しては便利でも，保温の点から一考を要する。また，上下がつながっているため1か所が濡れたり汚染すると，全体を取り替えねばならないなど改善の余地がある。ツーピース形式の和服型ねまきや筒袖，マジックファスナーつきの袖口の工夫などされたものが各種ある。

病人のねまきの場合，形態とともに考慮しなければならないのは，布地そのものの伸縮性であり，呼吸や運動を妨げず，かつ肌ざわりの良さという点から薄地のメリヤスなどが適している。

6 身だしなみの心理

衣服を着用する目的が，単に寒温・乾湿を防ぐためだけでなく，人間の美に対する本能的欲求のためでもあることを理解しなければならない。同時に衣服に付随する服飾品や，化粧，髪型などに関しても，病人だからといって，これを禁止したり，画一的にすることはよくない。健康であっても，その日の服装や髪型が，自分の好みに合い，美的感覚を満足させるものであれば，気分も晴れ晴れとする。憂鬱なことがあったり，何となく不快なときには，化粧をしたり結髪をするのも億劫になるが，またそのようなときにきちんと身じまいを整え，気に入ったアクセサリーなどがピッタリきまると，能率も上がり，さっぱりした気持になるのはだれしも経験することである。

このような身だしなみに関する心理は，病人の場合でも同じである。そのときの苦痛の程度にもよるが，終日同じ環境で目に入るものは，病室の天井とある方向から見た壁だけであるという単調な療養生活では，なお一層の心づかいが必要である。

人間が自分の存在することを表現する方法はきわめて多面的であり，どのような病人にあっても，表現する権利があり，看護者がそれを抑圧する特権は持ち合わせていないことを銘記すべきであろう。

このような意味から考えてみると，朝の洗面やひげそり，結髪，爪切りをはじめベッドの清掃や周囲の整頓も，単に清潔な日課の面から大切であるばかりでなく，病人自身の人格の表現という点からもおろそかにできない。医師の回診や家族，知人の面会に際しても，心理的なひけ目を感じないでのぞむことができるような身づくろいを援助すべきである。

かつて看護学生として結核病棟に実習した著者の体験である。数年間を療養し続けていた中年の女性であったが，栄養事情も悪く，かなりの重症で再起が危ぶまれていた。その頃，種類はまだ少なかったが，スタイルブックが出はじめていた。その女性は仰臥位のまま，白く細い腕でページをめくりながら，「早くこんなの着て歩いてみたいわねえ。このスタイルなんかどうかしら。モンペをはいている時代に病気になってしまったから……」，と話していた。そして，「ユニフォームを脱いで私服になって窓の外まで来て見せて！」ともいった。健康への憧れのようなものを，看護学生の姿を通して確かめたいような口ぶりであり，２，３人の同級生をさそって，質素ではあったが色とりどりの服装で窓辺に行ったのを記憶している。

つまり，病人自身が表現できない健康美を周囲の人びとに求めることもあり，もっとも身近にいる看護師は，自分のためばかりでなく病人のためにも，清潔なユニフォームを清楚にしかも美しく着こなし，健康的な化粧や活動的な髪型でふるまいたいものである。

〈引用文献〉

1）F. ナイチンゲール，湯槇ますほか訳：看護覚え書，第６版，p.31～32，現代社，2000.
2）川島みどり：ともに考える看護論，医学書院，1973.
3）O. G. エドホルム，長町三生訳：作業の人間工学，p.77，平凡社，1971.
4）柳沢澄子編著：被服構成学，p.233，光生館，1971.
5）4）のp.242.
6）三浦豊彦：生活の衛生学，労働科学研究所出版部，1970.

7）　川島みどり：難聴患者のもつ問題点，第15回看護研究学会集録，日本看護協会出版部，1966.
8）　川村一男ほか：被服衛生学，建帛社，1976.
9）　緒方維弘：適応，健康の生理学９，医歯薬出版，1973.
10）　12）に同じ.
11）　12）に同じ.
12）　ローレンス・ラングナー・吉井芳江訳：ファッションの心理，金沢文庫，1976.
13）　賀川豊彦：賀川豊彦全集第７巻，第3版，衣裳の心理，キリスト新聞社，1981.
14）　戸坂潤：戸坂潤全集第４巻，勁草書房，1963.
15）　今和次郎：今和次郎全集８巻，服装研究，ドメス出版，1968.
16）　12）に同じ.
17）　14）に同じ.
18）　12）に同じ.
19）　長谷川美津子：イギリスでの入院付添体験記，看護実践の科学，２(1)，1977.
20）　V. ヘンダーソン・湯槇ますほか訳：改訂版・看護の基本となるもの，p.46，日本看護協会出版会，1973.
21）　菅原恵子：バスタオルを利用した寝たきり老人の寝衣，月刊ナーシング，６(3)，1986.
22）　紙屋克子：意識障害患者へのアプローチ，看護学雑誌，39(2)，1975.
23）　8）に同じ.

〈参考文献〉

1）　井尻正二ほか：地球の歴史，岩波新書，1961.
2）　ヘルマット．G. ランズバーグ・倉嶋厚ほか訳：からだと天気，河出書房新社，1970.
3）　杉靖三郎ほか：健康管理百科，ダイヤモンド社，1972.

第8章 患者の精神面を尊重し要求や意志の表現を助ける

「実習に行って一番むずかしいと思うのは患者さんとの〈コミュニケーション〉ということです。私たちはまだ未熟なので，受持の患者さんにどう接近したらよいかわからず，受持患者さんと直接話すことなく１日が終わってしまうこともあります」。ある看護学生の言葉である。

また，「肝硬変の末期で，全身倦怠感が著明で，終日じっと目を閉じたまま，看護師が何か働きかけようとしても反応してくれません。体位変換をしたり，足浴をしたりしながらようすを見ています。とにかく口をきこうとしないのです」と，重症患者とのコミュニケーションのむずかしさについて，問題を投げかけた看護師の言葉もある。

看護実践過程の中で，対象とのコミュニケーションの重要性はしばしば指摘されている。中川は「病んでいる当の主体にとっての〈わずらい〉の内容は，将来の人間的存在としての不安につながる。不安が，不快，不調，不能と結びつくとき，悪循環回路を形成するが故に，それを遮断するために救助を外にもとめる。その遮断はまずもって，救助者（とくに医療者）とのコミュニケーションとして始まることは医療の実践内容を明らかにする場合とくに重要である[1]」と述べている。

確かに，対象とのコミュニケーションの成立は，医療や看護をすすめていく上での重要な要素である。問題はそれが，きわめて操作的な問題として論じられるところにある。つまり「どうすれば……」というところに関心の力点がおかれすぎてしまうことにある。また，看護師側の一定の尺度と期待に，対象の反応を当てはめようとしておこる問題もある。

そこで，本稿では，日常生活行動面における精神生活面に目を向けながら，病人や障害者，乳幼児や高齢者が，みずからの要求や意志を正しく表現したり，伝えたりするために，看護師のできる援助の側面と，その基盤となる考え方について学んでいこうと思う。

1 社会的存在としての人間の理解

狼の群の中で育った少女カマラとアマラの２人姉妹は，1913年に狼から取り返されて，孤児院で育てられた。カマラが７歳，アマラが１歳半くらいのときであった。下の娘アマラは３歳で亡くなったが，姉娘カマラは孤児院で10年間生き，17歳で死亡した。

カマラとアマラは孤児院にきて生活するようになってからも，仲間の狼とかつてそうしていたように，互いに重なり合って眠り水やミルクを飲むときも，いつも地面にはいつくばってペチャペチャなめたという。カマラは夜行性の動物である狼の習性がぬけず，夜になると動作が活発となり，ドアを手でひっかきながら狼のように吠えたという。そして，10年のあいだ，献身的な世話を受けたにもかかわらず，しゃべれる言葉はわずか４～５語でしかなかったという。そして遂に人間社会に適応できずに死んでしまったのであった。

この狼少女たちの事実からも明らかなように，人間は他の動物とは異なる精神作用を営む可能性のある，ぼう大な脳細胞をもって生まれてきても，それが適切な時期に人間社会の中で訓練されないと，言語能力や思考能力は育たないのである。姿かたちは人間で，生理的に生存したとしても，それは〈人間として〉生きたことにはならないのである。

人間関係を問題にしたり，コミュニケーションをはかる上で，この社会的存在としての人間を決して忘れてはならない。ともすると，私たちは，患者の精神面に関与しようとする際に，対象者個人にだけ目が向いてその人の生きてきた歴史の中でかかわった，また現在かかわっている多くの人びとのその患者に対する影響を忘れがちである。家族や友人，その人にもっとも近い人びとの感情的交流に関心をもたなければならないのである。また経済的利害の程度や有無なども，その人を取りまく人間関係に影響を及ぼすことをも知る必要がある。さらに，たとえ現在身よりがない１人暮らしの高齢者であっても，その背景にはさまざまな複雑な社会とのかかわりをもっていることを忘れてはならないのである。

2 人間のことばの発生の歴史

C. H. クーレイは，コミュニケーションとは，「それによって人間関係が成立し発達するメカニズムを意味する。それは精神のすべてのシンボルであるとともに，空間を距ててシンボルを運搬し，あるいは時間を経過した後でこれを保存する手段でもある[2)]」と定義している。すなわち，コミュニケーションには，表現と伝達の二側面があり，記録としての機能も期待されるということである。

現代は情報化社会といわれるように，新聞やテレビ，ラジオ，インターネットなどのマス・メディアによる情報伝達手段から，郵便や電話，Eメールなどのパーソナル・メディアによる伝達手段など実に多様である。そして，その媒体となる主なものは言語であり，視覚，聴覚によってそれがとらえられる。

言語以外の身ぶりや表情，声の調子や抑揚なども意味を伝達するのに役立つが，何といっても言語はコミュニケーションの主役でもある。その言語の歴史について知ろうとすれば，人類の起源にまでさかのぼらなければならなくなる。人類が他の動物と同じような生物的存在から，さきにも述べたような社会的存在へと飛躍し，人間として自己形成し，社会を形成する契機となったものが労働であることは，今日ひろく認められている。その労働も単独労働ではなく，共同労働であり，集団労働であった。人びとは外敵（野獣・寒冷など）とたたかうために群落をつくり，集団生活を行なったのである。

集団で生活し労働する過程で，相互に合図が必要である。この必要性が，人間の考える力に不可欠の言語を生み出す社会的基礎となった。単純な感情や欲求をたんに伝えるだけなら，動物にもそれはある。たとえば，ホエザルは，15から20の叫び声を出し，警戒，命令，不安，喜びなどを伝える。チンパンジーは32種の声が出せるといい，メンドリは10種の鳴き声をもつといわれる。

だが人間は共同労働の過程で，もっと複雑に何かをいわなければならなかった。最初は，一定の対象が人間の欲望を満足させる性質をもっていることを自分の脳髄にきざみこむだけでよかった。だが，次第に一定の対象と他の対象との区別が必要となり，それを表示する（名前をつける）ために，身ぶりや手ぶり，対象のなき声や形をまねた模倣語や絵文字が生まれた。しかし，身ぶりや模倣語では表現できないもの，たとえば，人間によって使用されうる諸対象の性質や，人間が協同でなしとげようとした目的や，目標とした成果などに関連したことを表現したり，人間と対象との関係や利用の方法などを伝えるためには，音節で区切られた言葉を必要としたのである。

そして，次のような生理的基礎が複雑な言語能力を発展させた。すなわち，直立歩行をするようになった人間は，口からの呼吸が容易となり，声門をめぐる身体的構造が変化し，火の発明により，固いものを噛みくだく必要がなくなって顎が退化し，顔面も平らになって口腔が大きくなり，舌の動きも自由となって，人間特有の構音や，多くの語音を出すことに役立ったのである。

さらに，パブロフによって解明された第2信号系，すなわち言語信号の発展は，感覚による外界との直接なつながりを抽象し普遍化することをもたらすことになった。つまり，動物や人間に共通の第1信号活動による対象の反映は，視覚・聴覚・触覚などの「感性的刺激」による個別的・具体的・直接的な信号活動によりキャッチされる。だが言葉が生まれると，対象についての「信号の信号」すなわち人間にだけ特有の第2信号活動が分化する。「赤い花」を直接見なくとも「赤い花」という言葉から，それをイメージできるし，「寒い」「冷たい」などの感覚を言葉によって体験することができるのである。さらにもっと複雑な思惟の表現や抽象化も可能となり，過去の経験の蓄積や未来の予想もできるのである。

このような第2の信号系すなわち言語は，第1の信号系から進化したものであり，どんな状況のもとでも2つの信号系はたえまなく相互作用しあっている。つまり，感覚なしにはどんな言語もどんな思惟も存在しないのである。なぜなら第2の信号は第1の信号の信号としてのみ発達するからである。同時に，第1の信号系の発展は第2の信号系によって条件づけられ，方向づけられる。このことは私たちが患者のある状態に出会ったときを思いおこせば理解できよう。

つまり，能動的に患者を注視してもたらされるところの知覚の集中（観察）により，患者の状態を言語によって表現し，思惟したり，対象である患者に，言語によって確かめたり，他の看護師や医師にその状態を伝えたりする。知覚した事実が正しくとも，その表現（第２信号系による言語）が正しくなければ，誰かによって訂正されることになる。また，表現がまずければうまく相手に理解されないといったこともおこるであろう。

こうして言葉の発達と文字の発明は，人間相互の意志の交流をはかったり，情報を伝え合ったりするほか，人間の思惟活動の結果や認識活動の成果を，記録し保存することをも可能にしたのである。労働の未分化な段階では，獲物のとり方や食物採取の方法などを，器用な人の行為の模倣によって体得するしかないが，言葉を獲得して，表現と伝達の手段を駆使できるようになれば，その方法が言語により多くの人びとに伝えられて，労働の質が飛躍的に高まったことは推測されることである。

言語は対象の命名や人びととの交流の手段として用いられるばかりではない。人間の脳髄の思惟活動は，まさに言語という手段によってのみなされるのである。つまり，心に浮かぶどのような考えも，言語なしには生まれないのである。「人間は話すからこそ知恵（サピエンス）があるのだ。人間の体は原初以来何一つ変わっていない。違ったのは精神の働きだけである。人間は言語のおかげで自己を完成し，知性を発展させてきたのである。はじめは動物の叫びとかわらないただの音の信号にすぎなかったものを，幾世代もかけて言語に完成し，それによって思考をつくり，世界と自己を頭脳の中で意識するまでになったその事実くらい，不思議にも素晴らしいことがほかにあろうか[3)]」。

3 能率化推進と人間疎外

日常の社会生活の場面でも，機械化の進行にともなってコミュニケーションが欠如し，当惑したり，ときに苦笑したくなるような経験をする。最近では，しごく当然となった駅の自動販売機や両替機にしても，最初のうちは戸惑うことも多かった。今でも高齢者の中には，自分の着駅までの運賃を確かめるために一苦労しなければならない場面もある。機械の故障や，思い違いで硬貨が１枚不足したときなど，ブザーを押しても顔を出してくれるわけでもなく，小さな隙間からの声を頼りにおどおどしてしまうのである。

看護過程の中でも，とくに人間の精神面へのかかわりが重視されるようになった背景には，医学の進歩や医療技術の発展によって，患者の人間性を軽視したり，否定するような状況が生まれてきたこととも無関係ではない。病院が高層化し，設備の近代化がはかられるようになってから，働く者の動線は短縮化したかもしれないが，職員間相互のコミュニケーションの機会が減ったことも事実である。

ある患者は外来の看護師の忙しさにふれて，「看護師さんは患者と目を合わせようとしませんね」と著者に語ったことがあった。待合室でどんな思いをして待っているかを，ただ一目視線を合わせるだけで経験のある看護師ならわかるはずである。ところが決して目を合わせずに，口先だけでていねいな言葉で話す様子に，患者としてとてももどかしい思いをしたというのである。

通りすがりに見た，ある外来の診察室の入口に，こんな貼紙がしてあった。

「診察中医師に話しかけますと，その間医師の手を休めることになり，診療の能率が下がります。その結果，あとの方の待ち時間にも影響しますので，もしお聞きになりたいことや，お話したいことのある方は，メモに書いて看護師におわたしください」

この外来の看護師は，診療の過程における医師と患者とのコミュニケーションの重要性をどのように考えているのであろうか。一方通行的な伝達は，事務的な手続きとなり得ても，医療の本質とはかけ離れたものである。すべてに能率が優先するかぎり，つねにもたらされる疎外感が積み重ねられると，やがてそれがストレスとなって，別の問題へと発展していくことになる。極端ないい方をすれば，今日，看護の諸場面における対患者との関係で，言葉や相互交流によるコミュニケーションの手段を省略することにより生じる“問題”が如何に多いかその解決をめぐって看護師がふりまわされる結果を生み出しているともいえよう。

能率化を急ぐあまり問題がこじれて，その解決をはかるために，操作的な人間関係論や心理的接近法の必要性が生じるとしたら，何とも皮肉なことではないか。

4 日常生活行動上の諸問題が自分で解決できない患者の不安と苦痛

人それぞれの精神生活のありようは実に多彩である。年齢や性，生育歴や家庭環境，家族背景によって，また，知的レベルなどの多様な因子によって，病気や障害の受けとめ方も一様ではない。それぞれの個別性によりその対応の方法が異なるのは当然である。だが，一方で，多くの患者を見ていると，それらの背景を超えて共通な問題が存在する。患者の療養上の生活に責任をもつ看護師として，日常しばしば出会う入院患者の精神面の問題の特徴について考えてみたい。第1の問題は，生活環境の変化と生活上の規制による反応である。たとえば，高齢者が入院することによって，認知症が進行したり，乳幼児の場合には，退行的な反応が見られるなどということは，これまでにもすでに指摘されていることである。

患者は病気そのものからくる体調のくずれや不安に加えて，入院しなければならない事態になったことへの心理的な動揺がある。しかも，それまでの自己の生活とはかけ離れた，入院生活独自の規制からくる不自由さへの当惑や，不満やあきらめは，実に多様な反応としてあらわれる。

狭い空間に身をおかれて，プライバシーは保障されているとはいえない。多床室の場合には殊更である。カーテンによる視覚的な遮断がかろうじてされていたとしても，音はつつぬけである。見なれない医療器械や，入れかわり入ってくる医療職種の顔ぶれにまず当惑する。誰が自分のことに責任をもってくれる人であるかを知るまでには相当の時間を必要とするであろう。ふつう健康な成人の生活は，朝起きてから夜就寝するまで，実に数多くの選択の繰り返しであるといってもよい。何を着るか，食事はどうするか，どのような1日を過ごすかなど……。そのような日常性は，入院によってすっかり失われる。起床や就寝の時間も，入浴の頻度も時間帯も，自分で選択をする自由はまったくないといってよい。したがって，病気による精神的・心理的圧迫は，入院患者の場合には，まずそうした生活環境の変化と生活条件の相違という問題から生じるといってもよい。現実に入院体験のある人びとの多くは，生活行動の不自由さを他人に援助してもらわなければならないことへの遠慮や気がねがもっとも苦痛であり，病気そのものの苦痛よりはるかに大きく根深いものである[4)]。

事例 1. 生活行動の規制から生じる不安１

患者が自力で日常生活の諸行動ができ，医師や看護師のアドバイスにより，自身も納得して生活できる場合には，とくに援助を必要としない。だが，自分で自分の身のまわりのことができず，また，適切な援助の手がさしのべられないときに，不安や苦痛が生じるものであることを知らねばならない。見当違いの援助（それは決して患者にとっての援助ではないのだが……）は，別の意味で患者を苦しませ，いらいらさせることになる。

著者が面接した慢性リポイド肝炎の若い女性は，入院中に肝生検を２度体験したが，そのとき彼女が看護師に求めたのは，検査そのものや検査の結果についての説明や励ましではなかった。彼女が切実に心配していたことは，検査後の安静期間のベッド上の排泄の問題であった。すなわち，自分の必要とするときに，気持よくベッド上での排泄を援助してもらえるかどうかということについて悩んだというのである。

事例 2. 生活行動の規制から生じる不安２

多発性関節リウマチの老婦人患者の場合も，身体的な苦痛と長期にわたる行動制限が彼女の性格までを変え，看護師とのコミュニケーションを拒否していた。何を話しかけても，“苦しいの”“痛いの”“死にたいの”しか返ってこず，終日変形固定した肢位でうずくまるように臥床していた。だが，看護チームの意志統一のもとで，関節痛の緩和をはかることに集中しながら，食事摂取の自立，排泄の自立へと向かう看護の過程で，閉ざされていた心を開き，笑顔で挨拶をしたり，思い出話を語るようになったのであった[5)]。

事例 3. 食生活の変化に適応できず口をきこうとしないK君

著者がまだ新米の看護師時代のことである。伊豆の小島に生まれ育った８歳の子どもの患者が，正体不明の発熱と四肢のしびれ感があり入院してきた。全身は真黒に陽焼けして，目だけが大きく，顔いっぱいに白癬が広がっていた。父親は何回も「よろしく頼みます」といって帰っていった。K君は看護師の質問にはうなずくが，自分からは一切口をきこうとしなかった。最初のうちは，親と離れ面会もないためであろうとか，都会の子どもたちの集団に馴染めないのであろうと思われていた。食事の摂取量の少ないのは，連日の発熱のためであろうと話されていた。ところが，こうした状態は20日近くも続いたのである。補液がされ，看護師も何とか食べてもらおうと努力したのだが，悲しそうな目で看護師の目を見ながら首をふって食べようとしない。そんなある日，祖母が島からやってきた。Kの好物だといって，風呂敷から出したのは，さつま芋の粉で作った餅と，くさやの干物であった。基準看護の病棟であったし，食物の差入れは許可しないのがたてまえであったが，主任のはからいでその日の夕食は，K君の好物が食膳に供された。その夕方のK君の表情は，入院以来はじめて見るものであった。

健康なときには少々の環境や生活条件の変化を無理なく受け入れられても，病状と，病気による環境の激変による葛藤，わけても，慣れない食生活は，8歳の彼にとって大きな負担となったのであろう。1日3回の食事が楽しくおいしいものでなかったら，入院生活のすべてが，不快や不安につながり，各種の適応障害を生む可能性のあることを銘記した次第であった。

以上の3例を通していえることは，健康であれば，あまり意識していない日常的な営みが，病気や入院によって規制されたり，他人にその世話を委ねなければならなかったり，また，自分の日常とはかけ離れたやり方や内容であることによる，不安や落ち込みへの配慮の重要性ということであろ。このことはまた，客観的に意識のない患者へのアプローチに際しても忘れてはならないことである。脳外科手術後や，認知症高齢者に対して，彼がかつて行なっていたような方法で，日常の生活リズムを整えることにより，種々の反応を引き出し，周囲の人びととの人間的交流ができるといったことにもつながることはよく経験することである[6)]。

5 病気に引き続く社会的な孤独感

次に問題となるのは，病気に引き続く社会的な孤独感からくる心身の反応である。これは，面会の少ない患者や，医療上，面会を制限されている患者によく見られる。病気の程度や予後にもよるが，また，機能障害や喪失の程度によっても異なるが，病人が自己の直面している事態を受け入れるまでには種々の段階があることは，すでに明らかである。否定や拒絶やあきらめを繰り返しながら，現実の局面に適応していくのである。その場合に，病人をとりまく社会的・人間的関係のあり方が適応への要件となることが多い。とくに高齢患者の占める比率の高まりの中での家族関係のありようは，高齢者の心身に複雑な反応として現われ，現場の看護師を右往左往させている。

事例 4．愁訴の多いZ氏の場合

Z氏は肺気腫と気管支喘息で入院している80歳の患者である。10人の子どもがいるが，親子関係は悪く病弱な妻と2人暮らしであった。夜間の発作が強く，入院となって加療した結果，血液ガス分析をはじめ客観的なデータはかなりよくなってきた。しかし，呼吸苦に対する訴えは当初の頃よりかえって増してきた。

看護師の話によると，看護師が見ていないところでは，隣の患者と談笑し，散歩に出掛けたりしているが，看護師の目を意識すると，喘ぎ呼吸を始め，看護師には「呼吸が苦しい」としきりに訴えるという。しかし，吸入は効果がないといって拒否し，注射の希望を述べることが多い。また，看護師が病室に入ると，何とかして引きとめようとしていろいろな訴えをするという。何か精神面の問題があるのではないかと，病棟で話題になった患者である。

以上のような情報があって，著者はZ氏のベッドサイドに行った。年齢のわりにZ氏は姿勢もよく背すじをのばし毅然とした印象を強く受けた。「呼吸の苦しさは他人にはなかなかわかってもらえないので辛いですね」と話を向けるとZ氏は，わが意を得たりとばかり，問わず語りに自分の病気や家族のことを話しはじめた。

「子どもの世話にはなりたくない」「息苦しいのはいやなものです」「何とか痰がきれるといいのだが」などから，日頃の看護師への不満などを次々と語るのであった。

著者は，ただ黙ってZ氏の話を聞き，時折，合槌を打っていた。著者の意識の底にあったのは，Z氏の訴えを決して否定すまいということだけであった。約30分近くZ氏の話を聞いて，何のコメントもせずにその日は帰ってきた。ところが，その夜Z氏は呼吸困難も訴えずに静かであったというのである。「昨日何を話したのか，どのような対応をしたのか」と看護師たちに聞かれたが，ただそばにいてZ氏の話を聞いただけだといったら，なかなか理解してもらえなかった。それから数日のあいだは，Ｚ氏の状態は落ち着いていた。

この頃の状況を見ると，医師や看護師がＺ氏のもとへ行くのは処置や検温のときだけであった。他用でその室へ行くことがあってもＺ氏の訴えをなるべく聞きたくないという看護師の姿勢があって，Ｚ氏とは目を合わさないようにさえしていたのである。さきにも述べたように，Ｚ氏は家族的にも恵まれず，孤独な毎日を過ごしていたのである。とにかく話を聞いてくれる人が欲しかったのである。呼吸困難を訴えることにより，医師や看護師の注意を自分に向けて欲しかったともいえよう。

この体験を総括しながら，できるだけ頻回にZ氏のもとへ行くこと，他用であっても声をかけること，呼吸困難に対しては，その訴えをそのまま受け入れて対応することなどを話し合ったのであった[7)]。

精神面での援助とか，精神生活の重視といっても，精神と身体は切り離されるものではなく，すべての精神的機能は，それに適応した身体の諸器官に依存することを忘れてはならないであろう。

ある原始的な種族は，「魂」をきわめて微細な蒸気であると考え，それが身体のなかに住んでいるが，身体から外へ出て独立の存在を続けることができると考えていたという。

このような考えは今日では通用しないが，精神と身体は２つの別個のものであるとする考えは今でもある。また一口に精神といわれるものには，人間の意識，思想，感情，意志，感覚などが含まれ，科学的な認識を超えるものがあるため，心や魂の問題を神秘的に観念的にとらえがちである。しかし，科学的には「精神機能とは脳髄の機能であり，精神的過程は，外界に対するもっとも複雑な関係の器官として脳髄がはたらく諸過程の一側面をあらわすにすぎない[8)]」。

だからといって，精神面の反応を直接的に身体面の問題との関連としてとらえようとしても，その時どきの状況や患者の状態によって，精神問題が独自の反応のようにしてあらわれたり，複雑にからみ合って反応したりすることの方が多い。

また，精神的な問題のありそうな患者への援助過程で，看護者からの一方的な援助により，患者が変容するのではなく，援助者と被援助者との相互交流による両者の変容により，ある目的に到達することを忘れてはならないであろう。

6 否定的反応を示す患者からの学び

オーランドは，「だれの活動が患者の不安をつのらせているかという点ではなく，患者が否定的な反応を示したときには看護婦のたすけを求めているのではないかと判断し，適切な援助の手をさしのべること[9]」といっているが，この言葉を実証するような２つの経験を紹介する。いずれも，外来通院患者であるが，医療チームのだれもが“うるさい患者”として敬遠していた。

1）Ｔ夫人の場合[10]

Ｔ夫人は61歳の女性である。慢性の舌炎と咽喉頭神経症で数年来耳鼻咽喉科に通院している他，神経痛，胃炎，白内障などのため，内科，整形外科，眼科，理学療法科にも併せて通院加療をしていた。

主治医をはじめ看護助手にいたるまでの医療スタッフのＴ夫人に対する評価は悪かった。Ｔ夫人は病院馴れしていることもあるが，高圧的に命令口調でものを言い，せかせかして落ち着かず，挨拶をすることさえあまりなかった。しかし注射の順番を待ちながらしゃべり始めると，嫁の悪口をならべたりして，看護師たちもあまりよい印象を持っていなかった。症状は慢性化していて，とくに好転も悪化もしない状態が続いていた。ある日，他科の看護師と衝突し，口論したことを当科に来てやや興奮気味に話していた。

著者は，他科でもＴ夫人に対して否定的な内容を持つ感情で接している事実があることを知り，その原因を追求しながら，長期通院患者のニードを探ることを目標に，Ｔ夫人に意識的に接近していこうとした。考えてみればＴ夫人に対する私たちの感情は，Ｔ夫人への接し方にもあらわれていた。多勢の通院患者の中でも，いつの間にかT夫人をさけようとしていた姿勢があったのである。そして，Ｔ夫人についてどの程度の情報を持ち合わせていたかというと，病名と年齢と健康保険の区分以外にＴ夫人の背景について何も知らないことに気づいたのであった。

Ｔ夫人に意識的に接近しようと看護スタッフのあいだで決め，

T夫人の背景について知ろうとした日から，看護師たちのT夫人に対する態度が変わってきた。それまではT夫人をさけるようにしていたのが，T夫人が外来に姿を現わすのを待ち望むようになった。T夫人について少しでも理解を深めようとして，どの看護スタッフも積極的にT夫人に話しかけるようになった。また，４回にわたる面接を行ない，T夫人の背景をつかむことができた。当時の記録によると，T夫人の社会的背景ならびに精神・身体的問題は次のようである。

(1) 社会的背景

・昭和24年，夫死亡（肝硬変）。当時高校２年，小学５年，３年の３人の息子をかかえたT夫人は，自宅２階を間貸し，針仕事などで生計をたてた。

・夫の退職金は息子たちの教育費として使い果たす（長男，次男は大学卒，三男は高校卒）。

・長男夫婦と最初同居したが，嫁姑の関係悪く別居。

・次男夫婦とも別居（嫁はT夫人のことを一度も母とよばず，折りから発熱中のT夫人を残して出ていった）。その後一度も訪ねてこない。

・現在三男と２人暮らしであるが，夜は帰宅が遅く，家で食事をしたことがない。最近婚約者ができた。

(2) 精神的問題

・三男が結婚したら同居したいといっているが，長男，次男夫婦のような結果になると近隣の手前もあるので悩んでいる。

・病院加療を終えて帰宅しても，話相手もなく，ぼんやりテレビを見たり，疲れて横になったりしている。夜は眠れないことが多い。

・独りぼっちで，死にかけてもだれにも気づかれないのじゃないかと思うと，不安と寂しさでどうしようもなくなる（この話をするとき，T夫人は日頃の高圧的な態度はまったくなく泣きじゃくっていた）。

・趣味も宗教もない。

(3) 身体的な問題

・精神的な悩みや不安が高じると，のどの調子が悪くなる。

・かぜをひきやすい。

・食欲がない。

このように，Ｔ夫人は家族関係をめぐる種々の問題と悩みを抱え，孤独に苦しんでいた。３人の子どもを残されて未亡人となったが，子どもたちは，Ｔ夫人の心理的な支えとなっていた。ところが結婚により次々とＴ夫人のもとから去って行った。いつも小さなふろしき包みをかかえ小走りに廊下を歩く，勝気そうなＴ夫人の人知れぬ苦しみを話されて，著者は，外来の看護師として，それまでのＴ夫人へのかかわり方があまりにも受け身であったことを反省した。

さて，看護師の態度の変化に合わせたように，Ｔ夫人の反応も著しく変化した。それは，態度が目に見えて明るくなり，親しみをこめて挨拶をするようになった。外来に入ってきても，静かに順番を待つようになった。看護師に話をすることを喜ぶようすが見られるようになった。種々の悩みや問題，ときには住宅や借地の問題まで，看護師に相談するようになった。そして，何よりもＴ夫人の主治医が，Ｔ夫人の変化について評価した。

Ｔ夫人への積極的なかかわりから学んだことは，その人をとりまく社会的背景，すなわち嫁姑の葛藤や息子への期待などが心理的な問題となり，身体的問題にもつながっていたことである。Ｔ夫人を援助しようとする過程で，看護師自身が変容していったことを率直に認めるとき，看護の１つの特質である患者と看護師の相互作用について新たな認識をしたのであった。

２）Ｍ夫人の場合[11)]

（1）医学用語を使って医師に迫る

Ｍ夫人は47歳の女性である。一見，非常に柔和でしとやかな立居振舞をする患者で，いつも季節にマッチしたセンスある和服を着こなしていた。数年来，２～３の科に通院していたが，各科の医師からあまりよい感情で迎えられていなかった。耳鼻咽喉科には，３～４年前にしばらく通院していたことがあったが，耳鼻科の主治医もこのＭ夫人がくると，やや逃げ腰であった。看護師はこのようなＭ夫人に対して，どちらかといえば傍観的であった。

そのＭ夫人がしばらくぶりで外来に姿を現わした。主治医は机の上のカルテを見て「またあの人がきた」と辟易気味につぶやいた。このしとやかな女性が，なぜ医師にあまり好かれていないのかということを，当時著者なりに分析したところによると次のようである。

この患者は実によく医学用語を使う。「先生私のblood pressureは，時どき変動するようですが心配ございませんでしょうね」「Painといわれる程のものではございませんが，X-rayの結果は如何でございまして？」というように。そして，自分の訴えに対する明快な回答を求めて，かなり長時間，しかも身体をくねくねとさせながら，医師にぴったりよりそうようなかっこうで迫るのである。その執拗さは第三者の目にも，少々異常に感じられ，医師はたじたじとなっていたようである。

(2) M夫人のカルテには

主訴：咽喉違和感

経過：本年6月頃より主訴があり，からつばをのむ時つかえる感じがする。嚥下普通，咽頭痛，咳嗽，嗄声などもない。

既往症：十二指腸潰瘍（昭和37年），静脈炎，なお現在|2の歯の治療を某大学病院で行なっている。

(3) M夫人との面接により

医師とM夫人との関係を改善するためには，彼女の抱えている問題を明確にすることが第一であると考え，意識的に接近することにした。

M夫人は約束した時間に廊下の椅子にかけていた。面接にあたって，M夫人は最初のうち「お医者様の悪口をいうことになりますから」といって，発病（そもそも病院通いを始めたこと）に関して話したがらないようすであった。そこで単刀直入に「Mさんは，医学に対するご造詣が深いようですね。お話の端ばしによく専門語を使われますが，特別に勉強をなさったのですか。それとも，医学関係のお仕事でもなさったことがおありですか」と聞くと，「実は……」といって次のようなことを話した。

・昭和36年自宅の高い踏台から転落した。某外科にてレントゲン撮影をした結果，異常なしといわれた。

・その後，約半年のあいだ腰痛が続き，医師はその理由について最初は打撲によるものといい，のちに神経痛のためといって，プレドニンを処方，約3か月間かなり大量に内服した。

・その頃より，胃の調子が悪くなり別の外科医を受診したところ，十二指腸潰瘍と診断され，プレドニンの副作用であるといわれた。時を同じくして，月経不順となり紫斑が全身にあらわれたりした。このような症状がすべてプレドニン内服のためであると知り，M夫人は心身ともに苦しめられたという。

・それまで病気をしたことがなかったが，プレドニンの副作用について知るため猛然と医学の勉強をした。

・一般外科で加療しても腰痛が長期間続くので，整形外科を受診し，最初に撮影したレントゲンフィルムを見せたところ，腰椎横突起に骨折があったことが判明した。M夫人の医師に対する不信感と，医療に関する不安はますます強まっていった。

・現在，最大の悩みは，|2歯のことである。約１年間通院しているが，上顎から左顔面，頭部にかけて錐でもむような痛みがあり，食事ができず，体重は57kgから37kgに減少したという。

以上のことが第１回目の面接により得られた。しかし，M夫人の，医師に執拗にくい下がる理由がおぼろげながら判明したことにホッとする反面，体重が歯の痛みのために20kgも減少したという表現は，ややオーバーな感じがしないでもなかった。つまり，看護師の意識の底にM夫人を一定の先入観で見ようとしていたことがあったのは事実である。

(4) 医師への働きかけ

しかし，一応その内容を主治医に話し，M夫人の持っている不信感は直接当科とは関係ないことかも知れないが，真剣にM夫人の話を聞いて欲しいことを話した。その結果，当科受診の主訴である咽喉の異常感については，レントゲン所見や間接喉頭鏡下でも特に異常は見られなかったが，|2の痛みについては，根端の残髄もあり得るので，歯科でレントゲンを撮り，抜歯をしてもらったらいいのではないかと助言されたようである。

(5) M夫人の反応

「抜歯はどうしてもいやだったけれど，やっと決心がつきました」といって５日後来院し，現在加療中の大学病院に行くといって帰宅した。２週間後，M夫人はいきいきした表情で来院，自分の順番がくると，バッグの中から大切そうに紙包みをとり出した。そのなかには抜歯をした歯とともに，抜髄の際使用するクレンザーの先端の一部があった。つまり，以前に根端治療を行なった折，あやまってクレンザーの先が折れ，その上を充填していたので，そのためにM夫人は長期間苦しみ，食事も摂れなかったのであった。

「お蔭様ですっかりよくなりました」といって，咽喉の違和感は忘れたような顔で帰宅した。

(6) M夫人とのかかわりから学んだこと

著者はこのM夫人とのかかわりの中で，〈相手の訴えを真摯に聞くことの大切さ〉をあらためて知らされた思いがした。「錐でもむように歯の奥が痛くて，そのため食事がとれませんでしょ。体重が20kgも減りましたのよ」という言葉を聞いたとき，前にも述べたような疑いの思いが頭をかすめたのを，あとで恥じたしだいである。

また，M夫人の一種独得の振舞と，医師とM夫人との好ましくない関係の底には，過去の彼女の体験が影響していることを知った。誤診とそれによる薬物の副作用による苦しみが医師への不信を生み，医学用語を使うことで，自分の不安を抑えていたのではないだろうか。表面に現われた患者の言動のみで，相手を評価することの誤りを教えられた。

重ねて医療過誤とも思えるクレンザーの残存に出会ったM夫人が，今後どのような反応を示し，それに対してどのように医療者側が対応していくかは，今後の課題である。さきに述べたT夫人とこのM夫人の両人に対する看護師のアプローチから学べることは何か。それは，どのような患者に対しても，またどのような患者の言動に出会っても，看護師の固定した観念やイメージを持って接してはならないということである。

患者は過去の経験の累積を感情的にあらわしている場合が多いことを知るなら，患者の不安や変わった行動を観察した看護師は，そこから逃げようとしたり，無関心をよそおったりせず，積極的にかかわっていくことが大切である。患者の言動が高圧的であったり，好ましくないとうけとめた場合には，そのことが〈患者を理解する手がかり〉となるのである。

7 時間を省くことによる問題発生

ますます複雑化する看護業務を，限られた時間内に次から次へと処理しなければならない看護師にとって，ともすると手を省いたり，必要な説明を省略したりする。その結果かえって問題がこじれて，節約した時間の数倍も時間を費すことはよくあることである。

事例：初めてトイレに行ったときの看護師の言動で，意気消沈してしまった患者

開腹術後，約１か月を経ているのに，終日臥床しがちで食欲もあまりなく，身のまわりのことを一切，付添いの夫に委ねている57歳の女性患者である。退院を目指して，早く自立へ向かわせようと話し合われていた患者であった。

ナースコールがあり，便器を使用したいという。看護師は「手伝ってあげますからトイレまで行ってみましょう」と，介助しながら連れていった。下肢に力が入らず，ふらつき気味である。トイレに行き排泄をすませたが，しゃがんだまま立ち上がれなくなる。看護師が力を貸しながら立ち上がらせようとしたが，患者の体重を１人で支え切れず，またしゃがんでしまった。次にしなければならない仕事への焦りがあって，「そんなに立てないなら，ここにこのままずっといるの？」と強い言葉を発してしまった。そしてもう１人の看護師の力を借りて，２人で抱え起こして病室へ戻りソファに休ませた。

その後約30分してから，患者の夫と息子が看護師室にきて，やや興奮気味で「本人がやる気がないのに，あまり無理強いしないでほしい。また自殺でもはかられると困ります」といった（この患者は，過去にも手術の経験があり，その時手術台から転落して外傷を受けたことがあって，過度の医療不信に陥り，病室の窓から投身しようとしたことがある）。

トイレに同行した看護師は，直ちに病室に行き，患者と約２時間にわたって話をして，どうやら患者の納得を得られたのであるが，一時は患者も涙を流して，自分の意気地なさを嘆き，「もう何も食べたくない，何もしたくない」といったりした。

この看護師は，看護記録にそのときの経緯を詳しく書いたあとで，次のような反省をしている。「終日臥床していることが多く，ほとんどが家人によって身の回りのことがなされているため，患者自身も他人任せ的なところがあった。創部もきれいになり，人工肛門からの便も硬くなってきたため本日より身の回りのことを少しずつやっていけば，自立可能になるのではないかと考え，介助してトイレ歩行を試みることにしたが，看護者側だけの計画であり，患者には納得いかず，強要的となったのだと思う。以後，患者と看護師が一致したところで計画を施行する必要がある」。

この事例から学べるものは2つある。

1つは，忙しさを意識して次の仕事の段取りを考えながら，この患者と接していたために，物理的には患者の側にいたのであるが，気持は患者を離れていた。そのため，患者が立ち上がれないようすに対して，その患者の気持を考えるゆとりがなく，機械的にしかも強い口調で，患者を絶望させるような言葉を吐き，しかも，その言葉が，患者にどのような影響を与えてしまったのかということを気づかなかった。そして，あとで，患者の家族からの申し出により，患者の自立をかえって障害する結果となった自己の言動に気づいたのである。短い時間を省略しようとしたことが，かえって，2時間もの時間をさくことになったのである。

第2に，当事者の看護師の反省にもあるように，一方的な看護者側の方針や価値観を，患者に押しつけてはならないということである。自立に向けて援助が必要であると決定したことは正しくとも，患者自身の納得や了解が必要であり，患者自身が決定に参加することが基本となる。この点に関しては“疼痛の緩解に対する看護の効果[12)]”についての研究で立証されている。

いつでも，無意識に機械的に行動する前に，予測をたて熟慮した行動に移るのがもっとも望ましいのであるが，それができないときには，せめてそのあとで，自分自身のとった行動を振り返る習慣をつけたいものである。

M. Carolyn Dyeは，次のような自問自答をすすめている[13)]。

・私はなにをしたか，そしてなんといったか。

・なぜ私はこれらのことをし，なぜこのようなことをいったか。

・患者がしていることを，私はどのように考えていたか。

・患者はなにをしていたか。最初私がこの患者を見たときとくらべて，いまどんな状態に見えるか。

・最初に見たとき苦痛があるように見えたならば，いまはよくなっているかどうか。

・もし患者の様子にまだ苦痛があるようであれば，私は患者になお質問してみなければならないのではないか。

8 精神生活にかかわる看護師として

患者の精神面でのケアを行なう場合に，人それぞれの精神生活のあり方は，実に多様で多彩であるということ，ある事象に対する反応の仕方も，その人の生育歴，年齢，性，性格，社会的環境，家庭の背景，疾病の種類と程度，知的レベルなどの諸因子により異なることは前述した。また，個個の患者の精神面での動きや反応を理解しなければならないが，だからといって精神の内側にまで入り込むということは，どのようなベテランであってもできないということを承知しておこう。その上で，その患者の気持に近づく努力が必要である。

患者を総合的に把握しなければならないということが強調されて，精神面での看護が重視されるようになったが，さまざまな患者がさまざまの種類のさまざまの感じ方を表現するために，この面に関する看護技術はまだかなり遅れている。あらゆる場面や状況における患者と看護師のコミュニケーションや相互関係についての事例の提供と集積および分析が必要なことはいうまでもない。

ここでは，患者の精神面にかかわるケアを行なう際に注意しなければならないことを述べてみようと思う。

1）患者の訴えや要求を聞く姿勢を持つ

患者が訴えていること，訴えようとしていることが何であるかを正しくとらえることが次の対応（解決策）を見出していく上で重要である。精神生活が多彩であることから，訴えの内容や訴え方も一様ではないし，また，その訴えを聞く側の条件が訴えの内容のとらえ方を左右することを銘記しなければならない。

前述したように，先入観や偏見を持って訴えを聞いたり，忙しさにとりまぎれて時間を省こうとしたりすると，患者の訴えようとしていることが聞こえなかったり歪んだりしてしまう。患者が何か訴えようとしているときには，そのことに関する看護師の回答（言葉によるものばかりでなく，直接的ケアの場合もある）を求めているのである。看護以前の人間的感情を大切にし，真摯な態度で〈ありのまま〉の訴えをくみとることが第1である。

また，訴えは言葉によるとは限らない。患者の目や表情，行動などがそれを表現している場合もある。ある看護学生の実習体験は，このことを証明している。

「その老人は，片麻痺があって意志の疎通のはかれない患者であった。経管栄養のためのチューブが挿入されていた。副睾丸炎を併発しており，時折，健側の手を陰部にもっていき，その手で鼻腔カテーテルに触れようとした。私は，手の清潔をはからなければならないと思い，手浴をすることにした。湯を運び健側の手を洗おうとしたとき，老人が鋭い目つきで“ギロリ”と私をにらみ，手浴を拒否した。そのときの目つきを私は忘れることができなかった。翌日，足浴を試みたあとで，再び手浴をすることにし，今度は麻痺側の手から行なった。老人は，足浴の快感を知ったせいか，今度は手浴を拒否しなかった。それ以後，私は老人の目の動きに注目することにした。

ある日，経管栄養を施行しながら老人の目を見ていると，老人は隣のベッドで食事をしている人の口許をじいっと見ている。“もしかしたら経口的に食べたいと思っているのかしら”と私は思った。病棟の看護師に相談して，試みにプリンを一匙口許に運んでみたら，老人は嚥下障害もなくのみこむことができた」

看護師に患者の訴えを聞く姿勢があれば，それは言葉による表現以外の，あるしぐさからでも読みとることができるのである。どうしてこのような目つきをするのか，どうしてこのようなしぐさをするのか，を分析し，予測したことを可能な限り確かめながら積極的に働きかけていくことにより，何を伝えたいかが明らかとなる。この看護学生は，老人の目を追うことで，老人の表現を助けようとして成功したのである。

2）要求をはっきりと表現できる人間関係

誰でもそうであるが，見知らぬ人や親しみのない人に対して，自分の気持を打ち明けたり，不安を訴える気にはならない。またつねに緊張をもたらす人に対してもそうである。看護師が患者の精神面に関与し，相手の要求や言いたいことの表現を助けようとするなら，まず患者と看護師とのあいだの人間関係を円滑にしていくことである。

看護師が患者のことを少しでも知りたいと，注意深く観察したり情報を得ようとするように，患者もまた日々の看護師の言動を観察していることを忘れてはならない。自分と直接かかわっていないようなときでも，たとえば多床室の隣のベッドの患者と看護師が話しているようなときでも，じいっと観察しているのである。患者にとって看護師を信頼する手がかりは，自分にとって何かをしてくれようとする態度や行動がいつでも感じられるかどうかということである。そして，それは日常的なあらゆる看護場面で，看護師は試されているといってもよいだろう。

人間関係の成立が，ある1回の決定的場面で左右されることもあるが，多くは毎日のふれあいの集積である。どんなに頻回に接触しても，それが物理的接触にとどまる限り，患者と看護師の関係の好転とはならない。要は1回ごとのふれあいを粗末にしないことである。同時にまた，患者は白衣を着て身近にいる人として看護師に期待している面もある。つまり，看護師は本来自分のためになる人であるという前提の上で，看護師に何かを訴えようとする。そのときの看護師の対応が，患者の期待を裏切るものであり，それが何度か続けば，その患者は，看護師全体に対して不信の念を抱き，自分の問題を解決してくれる人とは見なくなることも知らなければならないだろう。

3）見通しのもてる説明と患者の承諾

患者の不安の要因として，将来の見通しについての，情報のもてないことによるものがしばしばある。〈手術に伴う危険はないか〉〈痛みに耐えられるだろうか〉〈検査はいつまで続くのだろうか〉〈悪い病気ではないだろうか〉などなどである。そうした患者の不安に対する適切な説明が必要であるが，その場合でも患者のもっとも知りたいことが何かを確かめながら，的はずれにならぬようにしなければならない。また中途半端な知識は，知識をもたないよりも不安を増大させることがある。

看護の常識から“オリエンテーション”がされるのであるが，これが時に，一方通行的なものになっていることがないだろうか。1つの検査を行なうとき，その検査の必要性や検査前の注意を与えるだけでは，患者の不安を増しこそすれ，軽減することにはならない。患者の反応を観察しながら，検査によって生じる可能性についても，情報を提供することが大切である。

◇ある失敗例からの学び

著者の体験である。内視鏡検査を受けることになった男性。主訴は嗄声である。検査日を予約し，当日の注意についてはリーフレットと口頭により，説明がされていた。当日，検査施行直前のオリエンテーションとして，咽喉塗布麻酔時の説明と，検査時の体位，検査中の呼吸の方法，検査終了後の吸入，終了後の食事などについても説明し，患者は了解しているように思われた。麻酔薬による副作用の初発症状についても話された。

内視鏡検査実施の段階で，ポリープが発見され，鉗子による試験切除が行なわれた。医師の（医療者側の）検査の概念の中には，当然試験切除（組織検査）が含まれていたのである。だが，患者にとっては試験切除についての了解はなかった。あくまでも内視鏡検査であり，鏡を通して見るだけと考えていた。

検査終了後，切片を採取したので，１週間の沈黙療法と吸入のための通院が指示された。患者は当惑し怒った。沈黙の指示を無視して大声を出した。「俺は検査に来たのだ。１週間も黙って生活ができると思うか。一家中を干上がらせるつもりか。最初から言ってくれればそのような段取りをつけて来たのに！」と。この患者は個人で小さな青果業を営んでいた。毎日市場でセリのために大声を出さなければならなかったのである。小売の方は妻に任せるとしても，仕入れの方は自分でなければできないというのであった。

わが国の医療界では，患者と医師とのあいだの診療契約については，かなり曖昧に流れているきらいがあるが，検査による肉体的侵襲が予測される場合に，その程度についての説明を行ない，患者がそれを承諾した上で，患者自らその検査を受けることを決定するよう働きかけられなければならないのである。単に法的な意味からばかりではなく，患者を尊重する立場から実行しなければならないことを学んだのであった。

患者が自己の治療方針や検査の進行について，短期および長期の見通しのもてるような説明を受け，納得した場合には不安はかなり解消されるのである。

4）看護師の価値観を押しつけるな

看護師が精神面での援助を行なおうとして意識すればする程，自己の価値判断から，患者をある一定の方向に向かわせようとしていることがある。そして，そのような言動について自らは気がつかぬ場合が多い。

精神生活のあり方は，その人の生きてきた歴史や生活環境と有機的につながっている。とくに高齢者の場合など，療養期間が長びいてくる中で，家族との関係がクローズアップされてくる。夫婦のありようや，親子の関係を客観的に見て，それが，看護師の理想像とたとえかけ離れたものであっても，その関係の生まれてきた，長い過程を無視してはならないのである。父親だからこうあるべき，夫としてこうあるべきなどの価値判断からアプローチをしても効果は上がるどころか，新しい問題が生じることもある。要は，その人がその人なりに生きてきた背景を受け入れ，これから生きてゆくことを支え，健康上問題があるときには，焦らずに生活の仕方の修正をはかるなどの配慮が必要であろう。

5）客観的情報過信は患者を無視する

最近の医学の進歩や医療技術の発展は，実に多岐にわたる検査を開発した。そのため１つには，医師や看護師が検査にふりまわされて患者とふれあう時間を減らし，人間関係がうすれていくという現象が見られる。同時に，検査データに依存して患者の訴えの真実を見落としがちとなる。

明らかに〈痛みがいつもと違う〉と訴えても，〈検査データからそのようなはずはない〉と否定しがちである。否定しないまでも，軽視してしまうことがよくある。科学的にあり得ないことでも，主観的な患者の訴えや悩みを聞かずにすぎると，そのことから新しい不安を引き起こし，問題がますますこじれてしまう。とくに不定愁訴を訴える患者や心因性の苦痛をもっている患者に対しては，その人の苦痛をありのままに受け入れ，どうしたら少しでも軽減することができるかを，ともに解決策を求める方向に向かうことが大切である。

また，何もかも看護師がかかわらなくてはならないというのではなく，そのときの患者の不安を解決するのにもっとも適した人は誰かを選択する能力も必要である。それは保健チームの他のメンバーの場合であったり，家族の一員であったり，友人であることもある。またあるときは，患者その人自身が自己との葛藤とたたかわなければならないこともある。

精神生活面での援助は，あまりにも多様であるが，要は患者の人格を尊重し，その人なりの解決策を志向することである。また看護師として，多少の役に立つことはあっても，全面的に患者の不安を除去したり，精神面での問題解決をはかれるものであるなどという大それた考えはもつべきではないと思う。

6）より積極的な意味での患者の精神活動をめざして[14)]

これまでに述べてきたことは，いかなる理由にせよ，患者が直面している苦悩や不安の内容やその対処方法に関することである。また，精神的ストレスや葛藤の引き金となるような，看護師自身の言動への反省でもあった。医療の近代化に伴って，ますますこの面での看護師の役割は重視されることになろう。だが，看護学におけるもう１つの視点を忘れてはならないであろう。それは，より積極的な意味からの精神看護への接近である。

つまり，療養の主体は患者であるということを理解し，よりよい療養生活を継続したり，健康回復に向かう主体的な姿勢をつくるための援助である。もう１点は，不安や苦悩の程度の問題もあるが，人間が人間として生きていくとき，不安や苦悩の体験を“負”の要素として見ていくことでは解決のできない問題もあるということを知ることである。

トラベルビー[15)]のいう「病める人が病気や苦難の悲しみを体験しているときに，看護婦はそこにいあわせているのであり，病気や苦難をこうむっている人にたいして，直接的援助を与えるための戦略的な立場にある唯一の用意された保健医療従事者」であるということである。したがって，看護師として，その病人の体験する苦悩や悲しみを共感し分有して，その人自身がその病気や苦難をうけとめ，のりこえられるような援助方法を，看誰学の１つの領域としてうちたてる必要はあると考えている。

そこで，援助の出発点は，従来の“患者のための”の発想を“患者とともに”に変えていく必要がある。医療者は必要な情報を十分に提供し，患者自身に選択の余地を与えた上で，専門的な助言を惜しんではならない。著者の体験では２～３歳の幼児でも，看護師の援助があれば，すすんで不快な診療や検査を受けることが可能であった。患者自ら病気と共存し，病気と闘う姿勢をつくり出していく看護援助は，やはりひろい意味での精神看護の範疇に入ると思う。

また，疾病観や障害観にもつながるが，人生の途上における病気や，生来の障害を，負い目としてうけとめるのではなく，より積極的な価値をそこに見出すことを，対象の人びとともに考えるような看護の課題がある。これは，許容の限界はあるが，ある程度の苦痛に耐えつつ明るく生きる癌の末期患者や，重度の身体障害をもちながら，健康的な生活を続け周囲の人を励ましている人びとの生きざまから示唆を受けたことによる。

そうした考えの延長に立てば，高齢者の看護などにおいても，もっと積極的な意味での精神看護のあり方を追求しなければならないであろう。社会的存在である人間として，周囲の人びとの言葉や行動が気になったり，他人のことを気づかい心配したりする精神活動は，それなりに人間的であるといえよう。その意味からも，単調な生活や孤独にとじこもる高齢者の生活に刺激を与える看護活動は重要である。

したがって，看護学の精神的アプローチに関する視点の向け方としては次のようなことが考えられる。

1．より人間的なアプローチを可能にする基盤となるべき生命観や人間観の追求。
2．対象の直面している問題の診断（看護判断）による，精神看護問題のカテゴリー化。
3．看護独自の，患者の生活行動援助の技術の確立と，身体的苦痛緩和をはかる有効な手段の研究。

そして，以上に接近するための実践的な課題としては，毎日の看護場面でぶつかるさまざまな，精神心理面の看護問題を振り返り，その種類とそれぞれの場面での看護の対応の良否についての集積をはかることがとくに必要であると考える。

〈引用文献〉
1）中川米造：医学的認識の探究，医療図書出版社，1975.
2）C. H. クーレイ：Social Organization Book, 1909.（講座「現代の社会とコミュニケーション」，基礎理論），東京大学出版会.
3）ポール．ショシャール，吉倉範光訳：言語と思考，白水社，1957.
4）川島みどり：身体疾患における心の看護―病いに続発する心の変化への援助，心と社会，No.11，1984.
5）小谷順子：固定した症状と苦痛のために動こうとしなかった患者の自立への働きかけを通して，第7回日本看護学会集録成人看護，日本看護協会出版会，1977.
6）4）に同じ.

7)　4) に同じ.
8)　モーリス．コンホース，藤野渉ほか訳：認識論，理論社，1975.
9)　I. J. オーランド，稲田八重子訳：看護の探究，メヂカルフレンド社，1966.
10)　川島みどり・石丸美枝：接近による患者援助の例，看護教育，8(12)，1967.
11)　同上
12)　Fay T. MOSS / Burton Meyer，武山満智子訳：疼痛の緩解に対する看護の効果，看護研究，1(2)，1968.
13)　M. C. ダイ，綜合看護編集部訳:患者とのコミュニケーション（『患者の理解』所収)，現代社，1968.
14)　川島みどり：現代の看護婦の姿勢を通して精神看護の視点を考える，臨床精神医学11，1982.
15)　J. Travelbee・長谷川浩ほか訳：人間対人間の看護，p.28，医学書院，1974.

第 9 章

性の理解

自分自身が人間であり，この世にある２つの性のいずれかに属している以上，性に関して自分の問題でも悩むのは当然である。さらにまた，病人や障害者の，生活行動全般にかかわる責任をもつ看護師として，他人の性の問題について，理解をしたり助言をしなければならない立場にある。したがって，性の問題に関しては，生理的，心理的面での知識をもつと同時に，歴史的，社会的，文化的面からの接近もぜひ必要である。

性意識そのものが，永いあいだの社会体制に支配されて形成されてきた側面があり，とくに女性が性の問題について関心をもつのは，はしたないとされる感情は今日も残っている。一方，性は個人の私事であり“ひめごと”である故に他人は介入すべきではないとの思想もある。かと思えば，性産業といわれる商売が急速に成長して，昨今では〈性〉そのものが利潤追求の対象となり，巷には，商品化された性の氾濫ともいうべき現象が見られるのである。

このような状況にあって，看護師自身が性についての正しい観点をもつこと自体，大変困難である。何が正しいかという問題がつねに自らをせめることになろう。しかし，人類が歩んできた歴史をたどりながら，性の問題について，広い視野から見ていくことができるようにはしたいと思う。また，多面的で個別的な性を理解するためには，さまざまの文学作品を通して，人間の自然な感情から育っていく恋愛や結婚の問題についても語り合える機会を作ることをすすめたい。

1 性に対する偏見と無関心

▶事例 1　その患者は42歳の男性で，妻と２人の娘がおり，トラックの運転手であった。脳血管に閉塞性の障害があり，そのため脳の血流量が減少して，片側の上下肢に弛緩性麻痺があり，軽い構音障害を伴っているほか，入院来興奮気味で落ち着かぬようすであった。この興奮性も上記の病変からくるものであった。この病気は，閉塞した血行に対しバイパスができれば回復する。

さて，ある朝の申し送りで，深夜勤の看護師は困惑しきった表情でこの患者の前夜からの行動を報告した。それは次のようなことである。

「昨夕午後4時40分頃，付き添っていた妻のスカートをはき廊下を歩く。9時30分頃大声を出し騒ぐので，指示により，フェノバールとウインタミンの筋注をしたが，その後も廊下を徘徊し，午後11時下着を膝近くまでおろして，靴を片手にもち素足で廊下を歩いた。今朝はよく眠っているが，準夜勤務の人から，夕方になると興奮し，脈拍測定時に看護師の手をつかもうとするなど，性的な異常行動があるので何とかしてほしい」との申し送りがあった。

この患者のこのような行動は昨日が初めてではなく，その数日前から，人前で妻の着物を脱がせようとしたり，病室で妻に馬のりになり，首をしめようとしたり，スリッパで叩いたりなどしたことが看護記録に書かれている。

この申し送りに対する看護師たちの反応は一様に“いやらしい”“薄気味わるい”ということであり，内科病棟では手に負えないから，精神病院に転院させるべきとの強硬意見もあった。一方，主治医は原因疾患の改善の可能性から，内科的疾患の範疇に入るとの判断を示し，このまま当病棟で療養を続けるという方針であった。

▶事例2　患者は慢性肝炎の若い女性であった。職業婦人であった彼女は，結婚早々いくつもの過労の原因が重なり（遠距離通勤，睡眠不足，生活リズムの変化など）身体の不調を感じていた。近医受診の結果，急性肝炎の診断を受けたが，妊娠により増悪し，産婦人科で人工中絶を行なっている。その後引き続き症状改善できず，総合病院に入院して加療を続けている。

新婚早々で妻を入院させることになった夫は，連日のように面会にきていた。最近症状が安定してきたので，退院準備のために，一週一度の外泊が許可され，数回の外泊を行なっている。この女性に対して，外泊時の避妊のための諸注意を与えていたのは，医師でもなく看護師でもなかった。同室の入院中の年輩の女性患者のアドバイスのみであった。

年齢的に若い看護師の占める率が高くなっている昨今，上の2つの事例のような場合，適切に対応すべきであると理解していても，具体的にどうすればよいか迷うことも多いであろう。とくに，**事例1**のような異常とも思える行動をする患者に直接かかわった場合どうすればよいか。

若い看護師たちにとって，患者の関心や行動が妻に向かっているあいだは，一種の好奇心を伴った目でその成り行きをうかがっていた面は否定できない。しかし，患者の行動が看護師の方に及んでくるに至っては，もうそこには看護師対患者の関係というより，男の患者対女の看護師という関係で問題をとらえようとしている。しかもこの男性は中年で腕力があり，病気のためとはいえ興奮しやすくなっている。

そこで看護師は，患者の行動の背景となっている不安や，妻との関係の中から生じてきたかも知れない，欲求不満などの有無についての検討よりも，当面の異常行動＝精神病院行きといった短絡的な対応に走りがちになる。つまり，性の問題は，看護以外の問題として蓋をしてしまいがちなのである。

この患者の場合でも，口紅を塗ったり，スカートをはいたり，妻を追いかけたりすることを，いやらしい，異常だと決めつけてしまう看護師の目は，性を人間の基本的欲求の1つであると見る前に，歴史的，社会的にタブー視されてきた影響を強く受けている。

事例2の場合には，肝炎という疾患をもった患者に対して，疾患そのものに関するケアや指導を行なう看護師が，性の問題に関しては無関心であったり，なすすべを知らないといった傾向が見られることである。これは避妊の技術という問題ではなく，人間の日々の営みをどのように援助するかという問題である。健康のレベルを今の状態より悪い方向に向けてはならないことに責任をもつ看護師なら，妊娠というストレスが，この患者の病状を悪化させた過去の病歴を思い出し，新婚の若夫婦という状況にも心を配るべきであったろう。そして，このような場合の指導は，年齢的に若い看護師よりも，中堅以上の看護師のとらなければならない役割であろう。

2 歴史にみる性と結婚

原始の人類は，生物的な性の営みを行なっていた。人間の雄である男と雌である女がその結合の欲望おさえがたく性交し，女は子どもを産んだ。この時代は野蛮時代といわれているが，共同生活をしている男の全群と，女の全群が，たがいに相手を所有しあったのである。家族関係はまだなく，いわば今日でいうところの兄弟と姉妹，親子のあいだでさえ，無規律に性交が行なわれたのである。飢えと寒さに耐えながら食物を採取し，集団の中で子どもをふやしていった時代である。この時代では，性は他の自然の創造力と同じ神秘的なものであったらしい。宮本百合子は「未開な暗さのあらゆる隅々に溢れる自然の創造力の豊かさに驚き崇拝した原始の人類にとって，自分たちに性の別があって，その結合の欲望は彼等を狂気にし，その狂気への時期がすぎてある時がたつと，女の体は木の実のように丸くなってそこから人間そっくりの形をした小さな人間が現われてくるという神秘について，彼等は絶対の驚きをもっていた。太陽や月のように，人間を支配する性の力を崇拝した。原始社会に広く行なわれた信仰の一つである性器の崇拝は，人間創造の自然力に感嘆した我々の祖先の卒直な感情表現であった[1)]」という。

ついで未開時代には，火の発見に続いて，動物の馴致と飼育，植物の栽培が始まる。人間の活動によって生産を高める方法を習得する時代であるが，ここで人類が気づくことは父と娘，母と息子の性交渉から生まれる子どもは弱くてだめであり，すぐれた種族として生き残るためには第1に相互の性交関係の中からもっとも血縁関係の濃い親子を排除することであった。

第2には，まず共通の母から生まれた男の子と女の子は交わらないことが原則となり，姉妹以外の女性を求め，しだいに伯母や叔母，姪たちとも交わらない方が，優れた子孫ができることを学ぶのである。こうして長い年月をかけて，集団内での結婚の対象の範囲がせばめられ，男性は彼の妻たちの中のもっとも主要な妻を，女性はもっとも主要な夫を持つようになる。未開時代の対偶婚である。そして，この時代では，子にとってはっきりしている肉親の親は母である。母権の社会といわれ，母を中心とした家族形態であった。

だが，生産様式が発達するにつれて，奴隷が出現し，家畜や奴隷のふやし手である夫は，母系の相続権をくつがえし，男系による父方の相続権を確立する。「母権の転覆は女性の世界史的な敗北である[2)]」というエンゲルスのことばはあまりにも有名であるが，群婚から対偶婚への過程では，本質的に女性が主導権をとったが，やがて男性支配の単婚へと移行する。

しかし「単婚は決して個人的性愛の果実ではなく，それとは絶対に無関係であった。それは自然的条件にではなく，経済的条件にもとづく，すなわち原始の原生的な共同所有にたいする私的所有の勝利にもとづく最初の家族形態であった[3)]」のである。

つまり，比較的大きな富が１人の男のもとに集まり，やがてそれはどの子にゆずりわたされるかを決めるのに，その父親の子であるか否かをはっきりさせることが重要となり，ここに父権が確立し，家父長制家族が始まるのである。このことが，今日〈性〉の問題を考える上でとくに重要である。

時代の如何を問わず，自由な性への憧れが人間の基本的欲求の１つであったのだが，幾世紀にもわたる永いあいだ，「私有財産制と男性家系の維持を大前提とする社会において，性の本質は生殖にあり，結婚の目的は家系継承者づくりにあった[4)]」。性の自由，とくに女性や未婚者の性の自由を認めると，家族制度を基盤とする社会の秩序がゆらぐために，性は抑圧されタブー化されてきたともいえよう。

単婚――いわゆる一夫一婦制も，女性にとっての厳格な一夫一婦制であり，男性の側には身勝手が許されるという法律が，わが国でも1945年まで続くのである。公娼制や売春が保護され，家計の助けのために身を売り春をひさぐ娘や妻の話はあとを断たず，一部では美談として讃えられもしたのである。

「家」を中心とした家父長制家族制度のもとでは，配偶者の選択は，本人の意志があってもなきが如くで，たとえ男女のあいだに愛が生まれたとしても，家のつり合いや，打算によって成就できる方が少なかったのである。妻は夫への隷従を強制されるばかりか，「家」に嫁ぐのであって，「家風」に合わないというだけで離縁されもした。夫婦の性生活も，妻にとっては“閨のつとめ”であり，歓びを味わうものとして許されなかった。

乃木将軍夫人静子が，その姪に書きあたえた『母の訓』によれば「閨中に入るときは必ず幾年の末までも始めての如く恥しき面色を忘れ給うべからず…殿御用事にかかり給いなば，殿御の胸に顔をしかと差当て，しかと抱きつつ腰を余り動かし給うべからず。また，如何に心地よく耐（たま）りかね候とも，たわいなき事を言い，又は自分より口を吸い或は取り外したる声など出し給うべからず」とある。性行為に対して女性はあくまで受け身であるべきとのこの教えの根底に，原始時代の解放的な性の名残りは全く見られない。

高群は，家庭が家父長の君臨する場であると同時に，妻にとっては1日の休日もなく奴隷的労働を強いられる場であったとして，次のように述べている。「家父長とこのような妻とのきびしい主従関係，それの性交方式への反映ほど興味深いものはなかった。性交の関係は自然的には愛の関係である。無礼講の関係である。しかし家父長制の寝床では，そのような自然愛はゆるされない。すなわち家父長は，その場合ですら威厳を失うことを恐れた。だから殊更強姦的態度でのぞむか，さもなければ一種の礼儀作法によってこれを施行したのである[5)]」。

高群はまた，ギリシアの生殖観やインドの5世紀ごろの書物などの引用から如何に女性が性に対して受動的であったかを説き，「旧式の家庭制——亡びるべき家庭制——のもとでは，夫婦の性生活史は一貫して不具である[6)]」と述べている。

また，戦争の影響も性の問題を考える上で無視できないことである。強力な国家を作り，戦力となる人間を多く生産する必要性から，戦時中は，“産めよ殖せよ”のスローガンのもとで，女は子を産まされた。国家の枠組の中で，性は生殖の手段として限定されたのである。

同時に，生と死が背中あわせに存在する戦時下にあって，性は苦しみや恐怖，死別を忘れる一種の麻薬でもあった。また，軍隊では男ばかりの独身者集団の性欲のはけ口を，公娼や私的暴行によって維持していたという。そして，戦争による多数の兵士の死は，実に多数の未亡人を作り，結婚適齢期の娘たちは，相手としてふさわしい年齢層の男性を失って，自己の意志とはかかわりなく，永久に独身の道の選択を余儀なくされたのである。

戦後，性による如何なる差別もしてはならないことが憲法に書かれ，結婚についても，「婚姻は両性の合意のみにもとづいて成立し夫婦が同等の権利を有することを基本として相互の協力により維持されなければならない。配偶者の選択，財産権，相続，住居の選定，離婚ならびに婚姻及び家族に関するその他の事項に関しては，法律は，個々の尊厳と両性の本質的平等に立脚して制定されなければならない」（憲法24条）と述べている。

このしごく当然のことが，成文化されるまでには，前述のような長年月にわたる人間の婚姻史があったことを正しく見る必要がある。しかし，また，憲法や民法がどう変わろうと，人間としての両性が自覚的にめざめることが基本であることはいうまでもない。

3 性の抑圧と自由の条件

戦前の社会にあっては，その体制維持の上から性の自由が極端に抑圧されていたことは，前述の歴史からも明らかである。そして，ヨーロッパでは第一次大戦，わが国では第二次大戦を契機にして，性のあり方への意識が変わったといわれている。

だが，その変化の様相は果たして，あの暗い時代に多くの若者たちや，愛し合う男女が，渇望した方向へ向いているのだろうか。性の解放とか，性の自由ということがいわれているが，今日の多様化した性のありようやベールをはぎとられた性に関する情報は――それはしばしば興味本位のものが多い。アダルトショップやポルノの氾濫は，決して正しい情報源を提供しているとはいえない――，人間がより人間的であるために如何ほどの貢献をしているであろうか。

戦前に比較すれば，避妊技術の確立により性行為と生殖を切り離して考えることが可能になったため，妊娠がブレーキとなって性行為を抑制することはなくなった。また，「家」制度の崩壊や国家宗教の廃止は，親の権威や古いモラルの個人に対する力を失わせもした。同時に人口の都市集中と核家族化により，個人を中心とした生活が定着しつつある。男性依存によってのみ生活していた女性の社会的進出は，女性の経済的自立を促し，性に対しての主体性も，わずかながら生まれてきている。これらの諸要因が，性の意識を変える上に果たした役割は認めなければならないであろう。

しかし，現代におけるさまざまな現象を見るとき，性の問題が人間の尊厳を傷つけない方向に向かっているといえないのではないだろうか。人間は動物と異なり，社会的，文化的存在である。人間の性欲を動物のそれと同じものとして考え，衝動的な性欲のおもむくままに行為することをよしとする一部の風潮は，決してあの暗い時代にのぞんだ“自由”ではないはずである。一方で，核戦争の危機をはらむ世界情勢は，人類の未来に暗い影を落とし，若者たちのあいだに虚無的な風潮を生み，そうした事態からの逃避ともいえる性の放縦が現象として現われているといってよい。

性を不潔視したりタブー化するのではなく，男女が平等に自分の意志と，相手を必要とし大切に思う気持から出発する〈性〉，愛によって結ばれる〈性〉の自由の実現は，決してモラルの問題として片づけられるものではない。人間が人間らしく生きていく上での基本でもあろう。

4 性教育の課題

文明の進歩とともに性的成熟の傾向が早まるといわれている。わが国でも，明治から大正にかけての女性の初潮年齢は16歳，大正末から昭和初期では14歳であったのが，昭和44年には12〜13歳，昭和50年には11歳前後になっている。そのおもな理由に，栄養状態の改善や住生活様式の変化，男女共学や社会的な男女関係の変化，性情報の氾濫などがある。

週刊誌やポスターによるどぎつい描写，マンガや劇画における性行為そのものの表現は，子どもの手の届くところにあるため，ともすると，現代の子どもは性に関する知識をもっていると大人は思いがちであるが，あくまでも歪んだ性の一部であり，好奇心の延長から垣間見た知識である。したがって，このような時代であるからこそ，正しい生物学的な性の本質と，人間的な美しい性愛とを結合させた性教育が必要となる。

著者の知り得た範囲では，一部の性教育に熱心な教師のいる学校は例外として，一般にはまだきわめて消極的な性教育への態度は共通しているようである。小学校の上級学年で，修学旅行の数日前に女生徒にだけ見せる映画，男生徒にとって，女生徒だけが呼ばれたということへの関心は，生半可な好奇心をそそるだけである。教師と子どもたちが膝つき合わせて性の問題を語り合うことを求めるのはまだ無理なのだろうか。

保健衛生教育の一端を担う看護職としてもこの問題を真剣に考える必要がありそうである。そして，看護師や保健師自身が性教育を担当する場合と，両親や教師の相談相手として性教育を側面から援助する場合がある。いずれにしても，看護師や保健師の性に対する正しい認識が基本になる。

また，性教育は何も児童や生徒が対象であるとは限らない。

患者の全生活に対して責任を負う看護師として，当然専門職としての性教育は基礎教育のカリキュラムの中に組み入れるべきであろう。だが，実際には，学生時代に人間のセクシュアリティについての正しい知識や態度について教えられることはきわめて少ない。性器の解剖学的な知識や，泌尿器科や産婦人科での知識については教授されるが，健康生活の上での性生活の位置づけや，病人のそれに対しては全く教えられていないといってよい。セクシュアリティとは，「性に関する人間の全人格的な存在を表わす概念で，心理的・社会的な面にも重点を置いた点に意味がある[7)]」。また，「セクシュアリティという言葉は，アメリカ性情報性教育列会（SIECUS）のカルデローン博士が創作したものである[8)]」。

「1973年にWHOが，世界各国の医学および看護学部のカリキュラムの中の性に関する内容調査を行なったが，それによるとほとんどのカリキュラムに性のインフォメーションが入っていなかった。その結果に基づいて国連では，学校でのカリキュラム作成の指針として，翌1974年に“医療専門職のための学校における性教育”（The Teaching of Human Sexuality in Schools for Health Professionals）と題する小冊子を発行した。

〈性健康の概念要旨〉

・社会的・個人的倫理に沿って，生殖および性行為をエンジョイし，コントロールすることのできる能力
・性関係を障害し，性反応を阻害する恐怖，しゅう恥，罪悪感，迷信や偏見およびその他の精神的要素からの自由
・性行動を愛情の表現や親密な人間関係を育てることに役立てること[9)]

関戸は，「看護婦の場合にはただ学ぶだけでなく，教えたりカウンセリングしたりすることがゴールであるだけに，非常に重要

である。患者の性問題を理解するに当たって必要な基礎知識は，性的発達段階，生殖機能，性表現，性機能障害，性病，社会的習慣・風俗の性，結婚，家族の性影響等であり，さらに追加知識として，患者の道徳的・美学的・宗教的感受性を理解することが要求される。同時に，看護独自の知識として，病気への精神的反応と身体病理を含む，その他の要素の性へ及ぼす影響が挙げられる[10)]」と述べている。

5 性に関する看護師の意識・態度

大谷ら[11)]は，看護における〈性〉を考えるグループ討議を継続する過程で，「患者の性反応，性行動および性的問題を検討しながら，そこに投影されている自分自身の性的感情や態度を，新たに認識している自分に気づきました。そして，看護者自身の感情や態度が，患者のそれを知る有力な手がかりともなっていることがわかってきました」と述べた。そして，「自分自身が性について触れられることに不安をもっているために，職業的な立場に立っても自分の感情をコントロールできないという状態が生じていたためではないかと思われます。また，自らの性的感情をコントロールする訓練が十分なされていなかったこと」をあげ，「看護行為の際，看護者に性的反応を示す患者に対して，その反応が患者にとってどんな意味をもつのかと自問するより前に，表面上の行動だけで自らの性的感情や価値観をもって患者を判断してしまう，という行動によく現れているように思われます」と，性に対する看護師の自己洞察を行なっている。

関戸[12)]は，「看護師は普通自分の信じている性行為の正常・異常という考え方を基にして，患者の性的問題をとらえる傾向にある。しかし，前述したように，この判断は大変難しい。果たして何が正常であり何が異常かという場合，大別して以下の５つの解釈がある。

①ストレスや順応性の悪さを意味する病理的・臨床的センス：すなわち，不安感や自己敗北感の強い人は“異常”であるとする考え

②道徳的モデル：すなわち，“異常”は何事によらず“悪い”とする考え

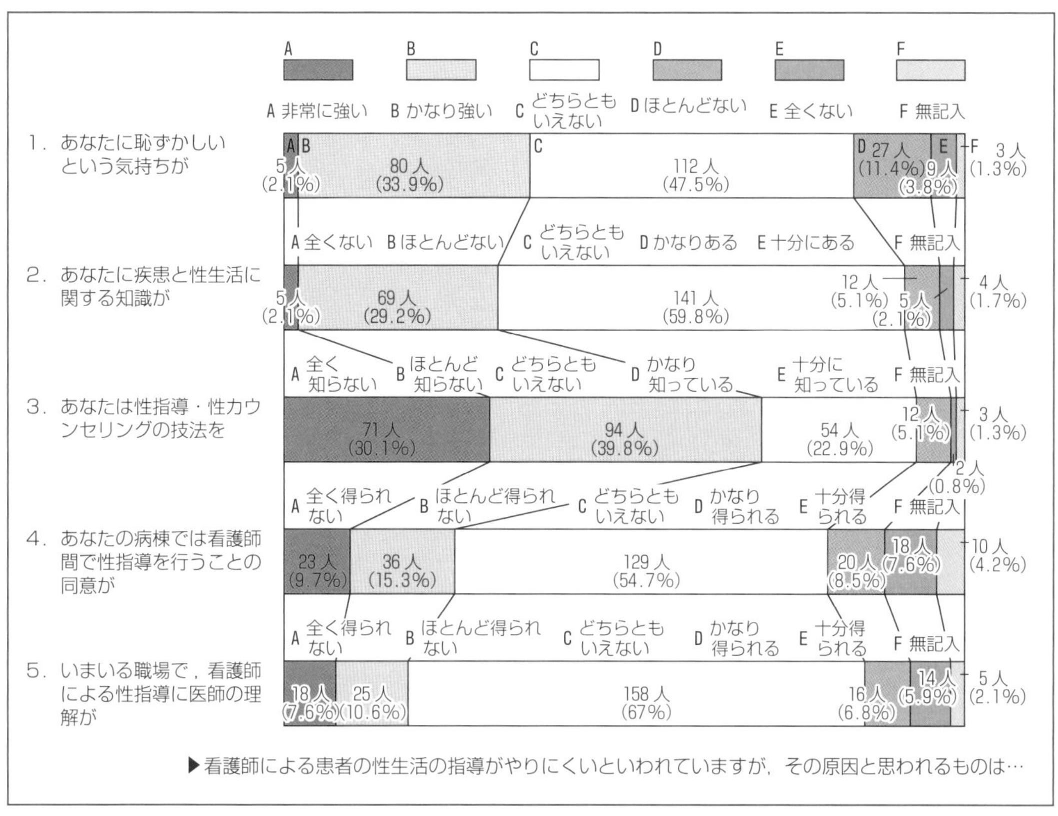

図30[13)]

③習慣･風俗モデル:すなわち社会が“正常”と定義したことは，正常とする考え

④統計的モデル：すなわち，75%以上の大多数の人がしていることをしていれば“正常”であるとする考え

⑤自分と他の人とを比較しての個人的見解：すなわち，自分のしていることは“正常”で，だからそれと同じことをしている人は“正常”，逆にしていなければ“異常”とする考え

看護師は自分の判断がどれに起因しているかを，これら5つのモデルを詳細に検討し，確認することが大切である。また，これらを基にして……自分の態度や価値観が患者の性を理解する上で，どのように作用しているか，果たして性を否定しているのか，禁止しているのか，あるいは許可しているのか等をも理解する必要がある」として，「その理解のために，以下のような一連の質問を，折にふれて自問し，分析することにより，看護師個々の性へのより客観的な態度と解釈が得られるものと思う」と述べている。

・他の人はあなたをどうみているか？
・患者が自分の問題を理解してくれる人としてあなたを認めているか？
・あなたは快く性に関する思惑を受け入れ，相談相手になることができるか？
・あなたの性に関する考えや態度——性は汚ないとか，他人に話すものではないなど——が，性の問題を話す上で妨げになっていないか？
・患者に，性の問題を話すことを遠慮させる，“無言のメッセージ”を送っていないか？
・沈黙している患者やはっきりと表現しない患者の性問題のニードに敏感だろうか？
・あなたは，性行為や性についてあなたとは違う考え方の患者に対して，最小限の不十分な看護を急いで行なったり，避けたりすることで，その患者を罰していないか？

6 臨床看護場面における性

小此木[14)]は，臨床家が性とかかわる心の準備として次のような点をあげている。
・性というのは決して生理的な現象だけを指すのではないし，また，性そのものについての心理的な問題だけを言うわけでもないという事実である。むしろそれは，人と人の最も親密なコミュニケーションの様式である。
・厳密な言い方をすれば，臨床家が性の問題にかかわるには，こうした自分自身の心的世界としての性の領域について，どれだけの洞察をもち，臨床家として適切な役割をとることのできるだけの成熟を遂げているかが重要な課題になる。
・この心の準備は，男性とのかかわり方，妊娠，出産，育児，社会における女性のあり方といった，より全体的な視点をも含むものになるべきだと思う。

急性期の患者や手術直後の患者，あるいは身体的な苦痛が持続したり，重症期の患者の場合には，性の問題はあまり表面にはあらわれてこない。しかし，症状の固定した患者や慢性疾患の患者，あるいは局所的な疾患で全身にあまり影響のない患者，とくに男子患者の場合には，入院生活という制約がかえって性の問題への関心をよびさますことがある。男性患者にとってもっとも身近に接触できる女性は看護師であるから，検脈のときに胸に手をふれたり，手を握ろうとしたりする行動に出たり，多床室などでは，若い看護学生や看護師を集団で冷やかしたりなどの行為をすることがある。そのような患者に対しては，家族や恋人，友人などの面会を取りはからうなどの配慮をする必要がある。「失礼な！」と道徳的に非難するよりも，「元気が出てきたようですね。退院にむかって頑張りましょう」と軽く励ます位の方がよい場合もある。どうしても手に負えないときは，師長や主任の力を借りなければならないだろう。

しかし，問題は内向的な患者である。性の抑圧から不眠やノイローゼに進展することもある。同性の医師が悩みを聞いてあげることにより解決することもあるが，関心を他に向けさせるなどの配慮が望ましい。

次によく問題となるのが男性患者の導尿の問題である。若い男性患者が若い看護師に導尿される場面で，相互の情緒面に影響のあらわれる場合は少なくない。

▶**事例**　痔の手術後，自然排尿がなく苦しんでいた男性患者がいた。夜になって夜勤看護師が導尿をしたところ，900 mLの排尿があり，その患者は生き返った思いがして「ああ，気持が良くなった。また，おねがいします」と感謝の思いをその看護師に告げたら，「いやらしい！」と叱りつけられた。そればかりでなく，他のスタッフに申し送りがされたとみえ，入院の期間中，変な目で見られて困ったという。

このほか，若い男性患者が尿閉をきたし，若い看護師が慣れない手技で導尿しようとしたら，反射的に勃起してしまい，男性の方もいたたまれない思いをしたし，看護師の方もいやな思いをしてしまったという。

この問題に関して，国分は「たとえ相手が男性であっても，健康な粘膜を通して行なう導尿は，便秘に対する浣腸と同様，看護師が行なってさしつかえない[15)]」と述べている。

シェーファーらは，感染防止の見地から「男性には絶対に必要な場合をのぞき導尿すべきではない。尿道の感染が非常に急速に生殖器にひろがるからである。自然に排尿できるよう男性患者に対してはあらゆる手をつくす。たとえ床上安静をまもらねばならない患者でも，排尿に際しては立つのを許される場合も多い[16]」と述べている。また，「生殖器疾患のある男性患者の反応と感情についてとくに熟知している必要がある。医師に処理してもらうのが最適であると思われるときには，看護師はためらわずに患者のもとへ医師をさし向ける[17]」と述べている。

臨床場面で出会う性的な問題は，その患者の個別性により実に多様であり，前述したように，この面での援助の知識や場所をもち合わせない看護師にとって，負担となる場合も多い。新婚夫婦の性生活上の問題や，妊娠中や出産後あるいは生殖器手術後の性生活や，不妊の相談にも応じなければならないこともある。その場合，抽象的な表現や曖昧な助言はかえって混乱を招くので，相手の知りたいことを明確にして，適切で具体的な指導が必要である。質問に対して答える自信がないときには，医師や先輩看護師の指示をもとめたり，専門のカウンセラーの助力を求めた方がよい。

公的総合病院としてはじめてのセックスカウンセリングの部門をもつ日赤医療センター[18]は，「性に関するあらゆる相談が寄せられている。たとえば，子供の性器いじりや性器の発育に関する相談，あるいは思春期の性非行の問題などもある。これらのうち，子供の性に関しては小児科と小児保健部で，思春期に関しては思春期相談で応じているが，数にして圧倒的に多いのはやはり，成人の性の問題である」という。

そして，「男性の相談の常に第一位を占めているのはインポテンスで，約60％である。最近は中年以降のインポテンスの相談も増加しているが，そのほとんどはいわゆる“新婚インポテンス”と呼ばれる，結婚直後から生じるそれである。女性の場合はすなわち性障害をもつ夫についての相談である。また，不感症の相談の場合でも，自分の性的能力の完全そのものを目的としているというよりは，それを通して夫との関係を改善したいためであることが多い。性相談の窓口からみるかぎりでは，女性の性はまだまだ保守的である」。

注目しなければならないのは，「種々の手術後にインポテンスになったといって来院する男性は，入院中に性生活に関するオリ

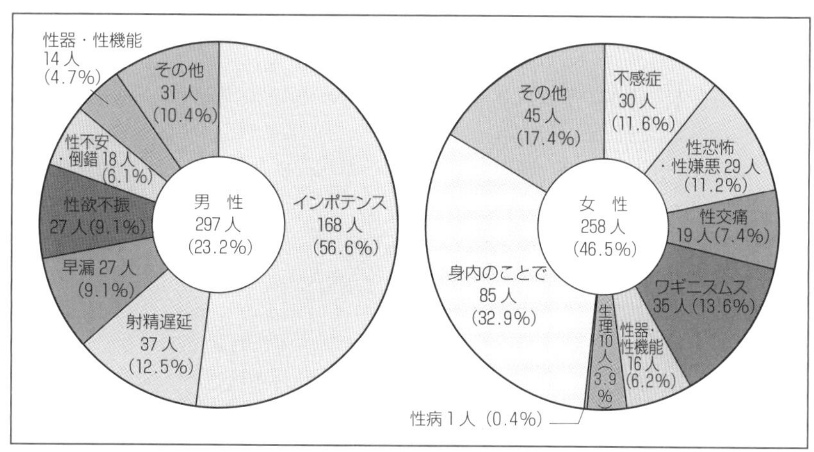

図31　セックス・カウンセリングにおける相談内容[19)]
（日赤医療センター：1981年1月～1983年12月，初診のみ）

エンテーションをほとんど受けていない。退院後しばらくして体調がもとに戻り，性生活を再開してそれがうまくいかないと1，2度は主治医に相談する。しかし医師からは“もうすこし様子をみましょう”“そろそろ年のせいでしょう”などという回答が返ってくることが多い。そこで患者はしばらく様子をみるが，好転しないために民間薬を買ったりする。そうした人たちが口をそろえていうことは，“手術前にこうなることがわかっていたら手術は受けなかった”ということである[20)]。

こうした性の悩みの直接の相談をうけ，援助するセックスカウンセラーの立場から，金子は次のような看護師への注文を述べている。

「入院生活も人生の一部である以上，患者にとって，病気だけを中心にみつめる医療ばかりではなく，人間全体への援助を目的とする医療体制になってほしい。そして，そこには当然のことながら性の問題も含まれてくると確信しているが，患者の一番近くにいるナースが，これを嫌悪したり避けたりせずにしっかりと受け止め，性の問題に対する医療の受け入れを前進させてほしいと願っている[21)]」。

〈引用文献〉

1） 宮本百合子：人間の結婚，宮本百合子評論選集3，新日本出版社，1964.
2） F.エンゲルス・村井康男ほか訳：家族，私有財産および国家の起源，p.73，国民文庫，1954.
3） 2）のp.83.
4） 村松博雄：性，万有百科大辞典，小学館，1972.

5）　高群逸枝：女性の歴史（下），講談社，1973.
6）　同上.
7）　大谷真千子ほか：看護における“性”を考える（6），月刊ナーシング，3（9），1983.
8）　長谷川美津子：“性”について，月刊ナーシング，2（5），1982.
9）　関戸好子：アメリカ合衆国での性問題への取り組みを中心に，看護学雑誌，47（3），1983.
10）　同上
11）　7）に同じ.
12）　9）に同じ.
13）　7）に同じ.
14）　小此木啓吾：臨床家が性とかかわる心の準備，看護技術，通巻429号，1984.
15）　国分あい子・川島みどり：対談―身につけたい看護技術，看護実践の科学，3（4），1978.
16）　キャサリン．N. シェーファーほか・小玉香津子訳：改訂新装版―内科・外科の看護Ⅱ，p.421，日本看護協会出版会，1980.
17）　同上，p.420.
18）　金子和子：“全人的医療”の視点からするアプローチ；セックス・カウンセリングの現場から，月刊ナーシング，5（2），1985.
19）　同上.
20）　同上.
21）　同上.

〈参考文献〉

1）　西沢舜一：愛とモラル，新日本新書222，1976.
2）　江守五夫：愛の復権，大月書店，1977.

著者略歴

川嶋 みどり　Kawashima, Midori

1931年5月18日、京城（現在のソウル市）に生まれる。看護師。
1951年日本赤十字女子専門学校（現在の日本赤十字看護大学の前身）卒業、日本赤十字社中央病院（現在の日本赤十字社医療センター）勤務。
その後、卒後研修、看護基礎教育に携わる。看護の自立をめざして、看護に対するゆるぎない信念は多くの看護師の共感と信頼を得ている。
現在、健和会臨床看護学研究所所長、日本赤十字看護大学名誉教授。一般社団法人 日本て・あーて（TE・ARTE）推進協会代表理事。
1995年若月賞、2007年ナイチンゲール記章、2015年山上の光賞受賞。
著書：「ともに考える看護論」（1973年、医学書院）、「キラリ看護」（1993年、医学書院）、岩波新書「看護の力」（2012）、「いのちをつなぐ―移りし刻を生きた人とともに」（2018、看護の科学社）、最新刊「川嶋みどり看護の羅針盤 366の言葉」（2020年、ライフサポート社）、「看護詞花集 あなたの看護は何色ですか」（2021、看護の科学新社）など、130冊を超える。

＊本書は川島みどり著『第3版 生活行動援助の技術―ありふれた営みを援助する専門性』（看護の科学社，2014）をもとに復刊したものです
＊表紙
メアリー・カサット（Mary Cassatt）．Mother About to Wash Her Sleepy Child（1880）．Original portrait painting from Los Angeles County Museum of Art.
https://collections.lacma.org/node/233513

川嶋（かわしま）みどりコレクション
生活行動援助の技術 改訂第3版（せいかつこうどうえんじょのぎじゅつ かいていだい3はん）

2022年3月20日　第1版　第1刷 ©

著　者　川嶋みどり
発行者　濱　崎　浩　一
発行所　看護の科学新社
https://kangonokagaku.co.jp/
〒 161-0034　東京都新宿区上落合2-17-4
☎ 03-6908-9005
印刷・製本／スキルプリネット

Printed in Japan

ISBN978-4-910759-04-3